Klinisch redeneren volgens de HOAC II

Klinisch redeneren volgens de HOAC II

Onder redactie van:

dr. Raoul Engelbert
dr. Harriët Wittink

Bohn Stafleu van Loghum
Springer Media

Houten 2010

ISBN 978 90 313 7727 5
NUR 894

Eerste druk, eerste oplage 2010

Ontwerp omslag: Houdbaar, Deventer
Ontwerp binnenwerk: Studio Bassa, Culemborg
Automatische opmaak: Pre Press Media Groep, Zeist

Bohn Stafleu van Loghum
Het Spoor 2
Postbus 246
3990 GA Houten

www.bsl.nl

Inhoud

Voorwoord

De laatste 25 jaar heeft de fysiotherapie als vakgebied ontzagwekkende veranderingen ondergaan. Van een discipline die deed wat er door een arts werd voorgeschreven, heeft de fysiotherapie zich ontwikkeld tot een zelfstandig vakgebied, met een eigen theoretisch kader, een eigen diagnostiek en indicatiestelling. Tegelijkertijd vond er een versnelde wetenschappelijke ontwikkeling plaats, wat geleid heeft tot meerdere hoogleraren aan Nederlandse universiteiten en tot een universitaire studierichting in de Fysiotherapiewetenschap.
De ontwikkelingen in de patiëntenzorg, in het bijzonder op het gebied van de diagnostiek, hebben een onmiskenbare invloed op de opleiding. Het gaat nu niet meer alleen om kennis (over de uitvoering) van therapieën; het gaat thans om de vraag wanneer wel en wanneer niet, en vooral bij wie wel en bij wie niet, een bepaalde therapie toe te passen. De indicatiestelling is heden ten dage een zaak van de therapeut zelf, waarbij hij/zij een eventueel advies van de aanvragende arts al dan niet betrekt in de besluitvorming. Een dergelijke intellectuele procesgang wordt ook wel aangeduid met de term 'klinisch redeneren' of 'clinical reasoning'. Anders dan bij artsen, is dit proces niet gericht op het onderzoeken en wegen van symptomatologie in relatie tot het morfologisch substraat: fysiotherapeuten onderzoeken en wegen bewegingsproblemen en de effecten daarvan op het functioneren in de sociaal-maatschappelijke context. Opvattingen en wensen van de patiënt zijn daarin even belangrijke elementen als de objectieve bevindingen tijdens het lichamelijk onderzoek. Het proces van klinisch redeneren behoort niet therapeut- of therapiespecifiek te zijn, maar vakgebiedspecifiek. Het dient de kenmerken van het vakgebied te representeren; het onderscheidt het onderzoek van de fysiotherapeut van dat van de huisarts, neuroloog of chirurg.
Het is daarom verheugend dat deze indicatiestellende systematiek in de vorm van een hypothesegeoriënteerd algoritme, zoals ontwikkeld door Amerikaanse collegae, nu ook beschikbaar is voor het Neder-

landse taalgebied en wordt onderwezen aan de Nederlandse opleidingen.
Met recht een mijlpaal die kan dienen als fundament voor de verdere ontwikkeling van de fysiotherapie als zelfstandige discipline in de Nederlandse gezondheidszorg.

Utrecht, najaar 2010,
Prof. dr. Paul J.M. Helders
medisch fysioloog/kinderfysiotherapeut,
Wilhelmina Kinderziekenhuis / Universitair Medisch Centrum Utrecht

1 Inleiding

Raoul Engelbert, Harriët Wittink

In dit leerboek willen wij u laten kennismaken met het klinisch redeneren volgens het Hypothese-geOriënteerde Algoritme voor Clinici (Hypothesis Oriented Algorithm for Clinicians II, beter bekend als HOAC II).
Dit algoritme werd in 2003 door Rothstein, Echternach en Riddle beschreven in *Physical Therapy* en wordt (inter)nationaal steeds vaker gebruikt.[1] Klinisch redeneren vormt een essentieel onderdeel in de diagnostiek en behandeling door de fysiotherapeut. Aan de hand van klinisch redeneren kunnen gegevens uit het onderzoek (hulpvraag van de patiënt en de omgeving, het klinisch onderzoek gecombineerd met gegevens verzameld met behulp van meetinstrumenten) gekoppeld worden aan de kennis vanuit de wetenschap. Op grond hiervan kan een (preventieve) behandeling worden gestart. De meerwaarde van de HOAC II is het systematisch ordenen van gegevens, waarbij huidige en te verwachten (toekomstige) problemen stapsgewijs kunnen worden geïnventariseerd. Rothstein et al. omschrijven in de inleiding van hun artikel dat dit model de terminologie van het disablement-model van Nagi gebruikt om clinici en studenten gegevens van de patiënt en zijn/haar omgeving systematisch in kaart te brengen, waarbij de wetenschap wordt ingevoerd in de praktijk.[2]
De HOAC II kan bij iedere patiënt worden toegepast, ongeacht de leeftijd en aandoening van de patiënt, en identificeert de ontstane problemen in het bewegend functioneren, zelfs als de patiënt niet in staat is om zelf de ontstane problemen te verwoorden.
In dit leerboek worden de lezer – aan de hand van uitgebreide casuïstiek – alle facetten van het klinisch redeneren uitgelegd. De hypothesevorming die al bij het eerste contact met de patiënt plaatsvindt (initiële hypothese), wordt in detail uitgewerkt en aangescherpt totdat uiteindelijk na uitgebreid onderzoek en klinimetrie een definitieve

hypothese kan worden opgesteld. Vanuit deze definitieve hypothese kan worden gekozen voor een (preventieve) behandeling.

In Nederland werken steeds meer professionals met de HOAC II. Wij zijn er dan ook over verheugd dat de auteurs hun kennis van klinisch redeneren bij verschillende, frequent voorkomende pathologie, variërend van de kinderleeftijd tot de geriatrie, met u willen delen.
In dit leerboek vormt de HOAC II de rode draad. De auteurs maken in hun hypothesevorming en hun klinische beslissingen gebruik van hun kennis, valide en betrouwbare meetinstrumenten en baseren hun behandelconcepten op de 'state of the art' literatuur.

1.1 Klinisch redeneren

Klinisch redeneren (Engels: *clinical reasoning*) is een complex proces met elementen die voor elke discipline, ongeacht het gehanteerde model, gelijk zijn: de toepassing van (klinische) kennis, de rol van cognitieve en metacognitieve vaardigheden en de contextafhankelijkheid.[3,4] Om effectief te redeneren moet de (toekomstig) beroepsbeoefenaar beschikken over degelijke beroepsspecifieke kennis van waaruit contextafhankelijke kennis kan worden afgeleid. Hij moet in staat zijn om op effectieve wijze denkvaardigheden – zoals analyseren, hypothesevorming en besluitvorming, synthetiseren en evalueren van gegevens – te gebruiken. En hij moet in staat zijn metacognitieve vaardigheden – zoals bewustzijn van het denkproces, reflecteren, beschouwen en het ontwikkelen van (nieuwe) concepten – toe te passen.[3,4] Het stellen van de indicatie voor fysiotherapie, juiste diagnose en prognose en het vakkundig behandelen en herevalueren van de patiënt is gebaseerd op dit denk- en redeneerproces.
Het proces van klinische redeneren wordt eigengemaakt tijdens de opleiding fysiotherapie. Door patiënten te onderzoeken en te behandelen en bevindingen te bespreken met verwijzers en medebehandelaars, neemt de kennis van inzichten en theorieën toe. Door de koppeling van deze kennis met de ervaringen uit de praktijk zal de fysiotherapeut meer klinisch toepasbare competenties verwerven.[5] Klinisch redeneren is dan ook op te vatten als een spiraalvormig denkproces: een zoekproces naar toenemend begrip van de klinische situatie als basis voor de klinische interventie. Beroepsspecifieke competenties moeten dan ook door gerichte na- en bijscholing worden onderhouden.[5] De opgedane kennis en ervaring moeten voortdurend ter discussie worden gesteld om te kunnen voldoen aan de

eisen van externe legitimering die door de overheid gesteld worden.[5,6]
Kennis van bovenstaande moet worden geïntegreerd in de kennis omtrent classificatie, evidence-based handelen en klinimetrie.

1.2 Classificatie

De International Classification of Functioning, Disability and Health (ICF)[2] is een internationaal veelgebruikte classificatie om het menselijk functioneren te beschrijven in de volgende domeinen:
- het domein van het menselijk organisme (functies en anatomische eigenschappen);
- het menselijk handelen (activiteiten);
- de mens als deelnemer aan het maatschappelijke leven (participatie).

Daarnaast worden in de ICF persoonlijke en externe factoren (samen ook contextuele factoren genoemd) beschreven, die van invloed kunnen zijn op de verschillende domeinen. Het ICF is een classificatie om gezondheid en ziekte binnen verschillende domeinen (functies en anatomische eigenschappen, activiteiten en participatie) in te delen, zowel voor volwassenen als ook voor kinderen (figuur 1.1). Het ICF-model voor kinderen wordt beschreven in de ICF-CY.
In de verschillende hoofdstukken worden de patiëntkarakteristieken beschreven en geclassificeerd met behulp van de ICF. In enkele hoofdstukken wordt de classificatie in detail beschreven, waarbij gebruik wordt gemaakt van de ICF-coderingen. Zo kan bijvoorbeeld een probleem als pijn in een bovenste extremiteit worden beschreven in het domein van het menselijk organisme (functies en anatomische eigenschappen) en volgens de ICF-codering worden ondergebracht onder code B28014.
De fysiotherapeut is de deskundige waar het het bewegend functioneren van gezonde mensen en van mensen met een aandoening in het bewegingsapparaat betreft. De fysiotherapeut richt zijn onderzoek en behandeling primair op de hulpvraag van de patiënt. Deze hulpvraag ligt veelal in het domein 'activiteiten'. Van daaruit wordt – op grond van wetenschappelijke evidentie – de interactie met enerzijds het domein 'functies en anatomische eigenschappen' en anderzijds het domein 'participatie' gezocht. De kennis van het bewegingsapparaat – de aansturing vanuit het centraal zenuwstelsel (het neurologische systeem), de anatomie en fysiologie van spieren en gewrichten (het musculoskeletale systeem) en de energievoorziening vanuit hart en

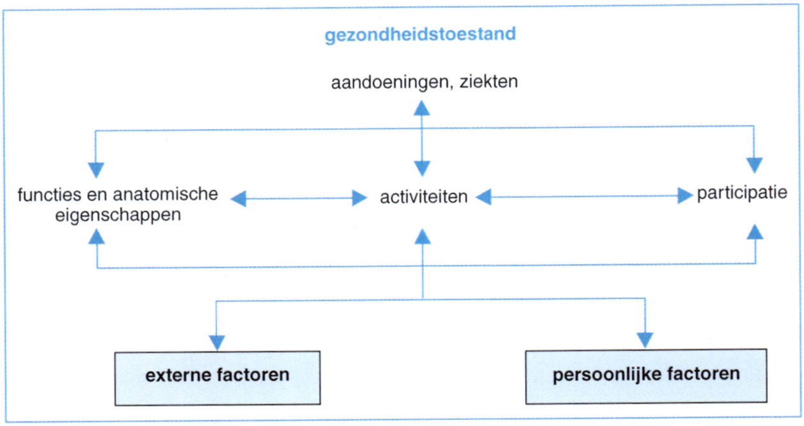

Figuur 1.1 ICF-model.

longen (het cardiopulmonale systeem) – wordt geplaatst in een functionele context. De kennis van schade en herstel binnen deze orgaansystemen en de invloed van de leeftijd hierop dragen bij aan de kennis over de pathofysiologie van verschillende aandoeningen en de hieraan gekoppelde functionele en maatschappelijke mogelijkheden. Daarnaast is de fysiotherapeut deskundig in de psychosociale factoren die het bewegen beïnvloeden.
Om de pathofysiologie in de genoemde orgaansystemen te objectiveren, en te begrijpen wat dit betekent voor het functioneren van de individuele patiënt, wordt gebruikgemaakt van het ICF om beter klinisch te kunnen redeneren.

1.3 Evidence-based practice

Evidence-based practice (EBP) impliceert 'het integreren van individuele klinische expertise met het beste externe bewijsmateriaal dat vanuit systematisch onderzoek beschikbaar is. De voorkeuren, wensen en verwachtingen van patiënten spelen bij de besluitvorming een centrale rol.'[7] EBP stelt de patiënt centraal en staat een integratie voor van kennis uit wetenschappelijk onderzoek en de ervaringsdeskundigheid van de zorgverlener, om in samenspraak met de patiënt tot de beste zorg te komen. De 'vierde dimensie' van EBP is de klinische expertise van de zorgverlener: het stellen van de indicatie voor fysiotherapie, juiste diagnose en prognose en het vakkundig en wetenschappelijk onderbouwd behandelen en herevalueren van de patiënt.[8]

EBP is een wezenlijk onderdeel van het denken en handelen van de fysiotherapeut en is ook niet uit de opleiding tot fysiotherapeut weg te denken. Bij het hanteren van de principes van de EBP gaat het om de beoordeling van de literatuur en wetenschappelijke onderzoek, bij voorkeur gepubliceerd in peer reviewed tijdschriften, als ook om het kennisnemen van de gepubliceerde mening van deskundigen.

1.4 Klinimetrie

Klinimetrie is een methodologische discipline die zich bezighoudt met het meten van klinische verschijnselen. De meetinstrumenten kunnen gebaseerd zijn op lichamelijk onderzoek, zelfrapportage (vragenlijsten), functietests, laboratoriumbevindingen, beeldvormende technieken enzovoort. Meetinstrumenten kunnen gebruikt worden om bijvoorbeeld de kwaliteit en intensiteit van pijn, de mate van functionele beperkingen of de algehele gezondheidsstatus te meten. Klinimetrie draagt bij aan het zichtbaar maken van de uitkomsten van zorg en daardoor aan de transparantie van het zorgverleningsproces. Daarnaast draagt het stelselmatig meten bij aan de algehele ontwikkeling van de zorgverleners in het nemen van meer verantwoordelijkheid ten aanzien van het kritisch evalueren en vervolgens verbeteren van hun eigen handelen.[9]
Ondanks het feit dat in elke richtlijn die door het Koninklijk Nederlands Genootschap voor Fysiotherapie (KNGF) is ontwikkeld, het gebruik van meetinstrumenten wordt aanbevolen, hebben fysiotherapeuten (in opleiding) nog onvoldoende kennis van klinimetrie en vindt het toepassen van klinimetrie op geringe schaal plaats. Het KNGF, in samenwerking met de Hogeschool Utrecht en Hogeschool Zuyd, is daarom gestart met een project dat zich richt op implementatie van meetinstrumenten. In dit project zijn de belemmerende en faciliterende factoren in kaart gebracht voor het gebruik van meetinstrumenten in de praktijk. Deze factoren lagen op het gebied van de meetinstrumenten zelf (beschikbaarheid, keuze uit aanbod), de fysiotherapeut (inzicht, attitude en deskundigheid), de organisatie (beleid, digitalisering), de patiënt (gewenning, inzicht behandeling) en de sociale context (zorgverzekeraars, collegae, artsen).

1.5 HOAC II

Door integratie van de kennis uit de ICF-classificatie en EBP, en door gebruik te maken van meetinstrumenten, kan de fysiotherapeut met klinisch redeneren een wezenlijke bijdrage leveren aan diagnostiek en

behandeling. Het diagnostisch proces is gericht op de herkenbaarheid van de pathofysiologie die leidt tot het probleem in het bewegend functioneren. Het is dan ook belangrijk om over een conceptueel model te beschikken ter ondersteuning van de diagnostiek, en om de beslissingen over de behandeling daarop te baseren. Aan de hand van dit model moeten dan ook de beslissingen worden gedocumenteerd. Om het diagnostisch en therapeutisch proces te beschrijven, zijn verschillende theorieën en modellen ontwikkeld. Een algoritme dat nationaal en internationaal steeds vaker gebruikt wordt, is de Hypothesis Oriented Algorithm for Clinicians II (HOAC II). Problemen in het bewegend functioneren worden geïdentificeerd door de patiënt zelf (patiëntgeïdentificeerde problemen; Engels: *Patient Identified Problems* ofwel PIP's) en anderen in de omgeving van de patiënt (niet door de patiënt zelf geïdentificeerde problemen; Engels: *Non-Patient Identified Problems* ofwel NPIP's).
Na de analyse van de gegevens uit anamnese en onderzoek worden *bestaande problemen* geformuleerd, evenals *te verwachten/toekomstige problemen*. Hiermee worden dan ook preventieve aspecten betrokken in de behandeling. Naast het klinisch redeneren in het onderzoek wordt ook de behandeling uitgebreid in het algoritme betrokken.

De eerste kennismaking met de patiënt, al dan niet ondersteund met informatie van de verwijzer, leidt tot de vorming van een initiële hypothese, op grond waarvan de anamnese en aanvullend onderzoek worden ingezet. Anamnese en onderzoek worden uitgewerkt binnen de domeinen van het ICF, waardoor een voorlopige hypothese wordt geformuleerd. Verder onderzoek zal meer richting geven aan voorlopige hypothese(s) en informatie van de patiënt (PIP's: door de patiënt ervaren problemen) en zijn omgeving (NPIP's: door anderen gesignaleerde problemen). Ook uitgebreider onderzoek zal uiteindelijk bijdragen aan de definitieve hypothese. Hierbij wordt een mening geformuleerd over elk bestaand en elk te verwachten probleem. De verschillende stappen in hypothesevorming worden gevisualiseerd in het stroomdiagram dat op een uitklapbaar vel aan de achterzijde van het omslag staat afgebeeld (stappen I t/m IV in genoemd stroomdiagram).
In dit boek zijn in het stroomdiagram van het originele artikel van Rothstein et al.[1] enkele minimale wijzigingen toegepast. Deze wijzigingen zijn gemaakt om de verschillende fases van onderzoek beter te kunnen onderscheiden. In het stroomdiagram zijn nu vier fases in

het klinisch redeneren met betrekking tot het onderzoek te onderscheiden:

- Fase I: verwijzing, aanmelding en initiële hypothese;
- Fase IIa: anamnese en bijgestelde hypothese;
- Fase IIb: onderzoek op ICF-niveau;
- Fase III: definitieve hypothese, advies en behandeldoelstelling;
- Fase IV: meetinstrumenten, behandeling en evaluatie.

In dit boek wordt ook de initiële hypothese geïntroduceerd. Dit begrip wordt in het oorspronkelijke artikel niet gebruikt, maar is een toevoeging gebaseerd op de zin: *Practitioners appear to approach each patient with a set of hypotheses and collect data to confirm or refute those hypotheses.* (Rothstein et al.[1], p. 458, part 1: collect initial data (includes the history)
In het algoritme met betrekking tot de behandeling worden bestaande problemen geïnventariseerd als ook de te verwachten/toekomstige problemen (zie het stroomdiagram aan de achterzijde van het omslag: 'Schema 2 Bestaande problemen' en 'Schema 3 Verwachte problemen').

In de literatuur omtrent de HOAC II ligt het accent op het proces van klinisch redeneren en de domeinen van de ICF. In de behandeling, gebaseerd op de hulpvraag van de patiënt, wordt veelal primair ingestoken op het domein 'activiteiten', met interactie naar het domein 'functies en anatomische eigenschappen' en het domein 'participatie'. Deze interactie dient waar mogelijk gebaseerd te zijn op wetenschappelijke evidentie.
In dit boek worden daaraan de EBP, klinimetrie en het gebruik van richtlijnen toegevoegd, waarbij ook de accentverschuiving wordt belicht dat niet iedere interventie in het domein 'functies en anatomische eigenschappen' ook automatisch leidt tot verbetering van activiteiten.

In dit boek zijn diverse casussen uitgewerkt met behulp van de HOAC II. In sommige casuïstiek ligt het accent op de diagnostiek, in andere casuïstiek op de behandeling en preventie en het voorkomen van toekomstige problematiek. De uitgebreide casuïstiek varieert van een 11 maanden oud kind met tenengang tot een geriatrische patiënt. Ook wordt de rol van de omgeving belicht. Deze wordt beschreven bij een jong kind van wie de ouders in de behandeling een belangrijke rol spelen, maar ook in een casus van een kind uit India, waar het beeld over ziekte en gezondheid anders is dan in de westerse wereld. Daarnaast varieert de ernst van de aandoening per casus. Hoe zou u een patiënt met heupartrose diagnosticeren en behandelen? Hoe wordt met behulp van klinisch redeneren volgens de HOAC II een patiënt met heupartrose en een cardiaal probleem begeleid?

De HOAC II is een waardevol algoritme voor de student en de werkzame fysiotherapeut. Wij willen u uit eigen ervaring aangeven dat omgaan met de HOAC II een intensief proces is, dat echter bij frequent gebruik inslijpt in diagnostiek en behandeling, om uiteindelijk onmisbaar te worden.

Literatuur

1 Rothstein JM, Echternach JL, Riddle DL. The Hypothesis-Oriented Algorithm for Clinicians II (HOAC II): a guide for patient management. Phys Ther 2003;83:455-70.
2 International Classification of Functioning, Disability and Health. Geneve: World Health Organization, 2002.
3 Higgs J, Jones M. Clinical reasoning in the health professions. Oxford: Butterworth-Heinemann, 1995.
4 Edwards I, Jones M, Carr J, et al. Clinical reasoning strategies in physical therapy. Phys Ther 2004;84(4):312-30.
5 Nijhuis-van der Sanden R, Hartman A, Empelen R van. Werkwijze binnen de kinderfysiotherapie. In: R. van Empelen, R. Nijhuis-van der Sanden, A. Hartman (eds.), Kinderfysiotherapie, p. 151-182. Maarssen: Elsevier Gezondheidszorg, 2e herziene druk, 2006.
6 Londen J van. Fysiotherapie en oefentherapie: de positionering van de paramedische zorg. Zoetermeer: Voorlopige Raad van de Volksgezondheid en Zorggerelateerde Dienstverlening, 1996.
7 Offringa M, Assendelft WJJ van, Scholten RJPM. Inleiding in evidence-based medicine. Houten, 2de herziene druk, Bohn Stafleu van Loghum, 2007.
8 Haynes RB, Deveraux PJ, Guyatt GH. Clinical expertise in the area of evidence based medicine and patient choice. EBM Notebook, 2002.
9 Beurskens AJHM, Peppen RPS van, Stutterheim E, Swinkels RAHM, Wittink H (eds.). Meten in de Praktijk. Houten: Bohn Stafleu van Loghum, 2008.

2

Kind met idiopathische en niet-idiopathische tenengang

Raoul Engelbert, Pauline de Bakker

2.1 Inleiding

Tenengang kan een normale fase in de vroege ontwikkeling van het gangpatroon zijn, maar persisterende tenengang kan ook een uitingsvorm zijn van onderliggende pathologie (bijv. centraal neurologische of neuromusculaire aandoening). Daarnaast wordt tenengang vaak gezien bij kinderen met gedragsstoornissen, zoals stoornissen in het autistiforme spectrum en bij taal- en communicatiestoornissen. Bij sommige kinderen is echter geen oorzaak voor het ontstaan van of persisteren in tenengang vast te stellen.

Casus A: Niels

Door de afdeling kinderorthopedie wordt een 13 maanden oude zuigeling, Niels, verwezen in verband met persisterende tenenstand tijdens het staan en lopen, die gepaard gaat met een normale gewrichtsmobiliteit van beide enkelgewrichten.

Initiële hypotheses casus A, Niels	
H1	De tenenstand is een normale fase in de vroege ontwikkeling van het gangpatroon zonder onderliggend lijden en behoort tot de normale variatie in het motorisch ontwikkelingsprofiel.
H2	De tenenstand wordt veroorzaakt door een structurele afwijking van het enkelgewricht en/of de kuitmusculatuur.
H3	De tenenstand treedt nu op, secundair aan toename in de lengtegroei.
H4	De tenenstand wordt veroorzaakt door vroegtijdige verticalisatie, zoals gezien bij het gebruik van een loopstoeltje.
H5	De tenengang is het gevolg van een tonusregulatiestoornis, passend bij bijvoorbeeld cerebrale parese (CP).

Casus B: Myrthe

Door de afdeling kinderorthopedie wordt een 14 maanden oude zuigeling, Myrthe, verwezen in verband met persisterende tenenstand tijdens staan en lopen, die gepaard gaat met een structurele contractuur van beide enkelgewrichten.

Initiële hypotheses casus B, Myrthe	
H1	De tenenstand is een normale fase in de vroege ontwikkeling van het gangpatroon zonder onderliggend lijden; door langdurige voorkeurshouding treden structurele contracturen op.
H2	De tenenstand wordt veroorzaakt door een structurele afwijking van het enkelgewricht en/of de kuitmusculatuur.
H3	De tenenstand treedt nu op, secundair aan toename in de lengtegroei.
H4	De tenenstand wordt veroorzaakt door vroegtijdige verticalisatie, zoals gezien bij het gebruik van een loopstoeltje.
H5	De tenengang is het gevolg van een tonusregulatiestoornis, passend bij bijvoorbeeld CP.

Casus C: Sebastiaan

Door de afdeling kinderorthopedie wordt een 18 maanden oude zuigeling, Sebastiaan, verwezen in verband met onderzoek van de vertraagde neuromotorische ontwikkeling bij hypertonie in de onderste extremiteiten, in combinatie met persisterende tenenstand links > rechts, vermoedelijk op basis van CP[1], spastisch, bilateraal aangedaan[2], GMFCS I/II[3-5].

Initiële hypotheses casus C, Sebastiaan	
H1	De tenenstand wordt veroorzaakt door een structurele afwijking van het enkelgewricht en/of kuitmusculatuur.
H2	De tenenstand wordt veroorzaakt door vroegtijdige verticalisatie, zoals gezien bij het gebruik van een loopstoeltje.
H3	De tenengang is het gevolg van een tonusregulatiestoornis, passend bij bijvoorbeeld CP.

2.2 Uitwerking casus A

STROOMDIAGRAM FASE II: ANAMNESE EN BIJGESTELDE HYPOTHESES

PIP's

Anamnestisch is er sprake van een gecompliceerde zwangerschap. Een keizersnede (sectio caesarea) is geïndiceerd wegens dwarsligging. Niels had echter een goede start (normale Apgar-score). In de eerste maanden bestaan voedings- en buikproblemen, waarbij hij zich vaak overstrekt. In verband met de 'grote behoefte' om te gaan staan, schaffen zijn ouders als Niels 6 maanden oud is een loopstoeltje aan, waarmee hij zich enkele uren per dag verplaatst. De ouders geven aan dat er in de armen en benen gevarieerd wordt bewogen, hetgeen zij herkennen bij een buurmeisje van dezelfde leeftijd. Niels kan de tenenstand goed doorbreken en kan ook op de platte voeten staan. Als het kind 'opgewonden' is, neemt de tenenstand toe. De ouders zien hierin geen verandering sinds het kind is gaan lopen op de leeftijd van 13 maanden. Het kind kan de voeten goed bewegen en heeft geen beperkingen in het enkelgewricht.[1]

Bijgestelde hypotheses casus A, Niels	
H1	De tenenstand is een normale fase in de vroege ontwikkeling van het gangpatroon zonder onderliggend lijden en behoort tot de normale variatie in het motorisch ontwikkelingsprofiel. (AANHOUDEN)
H2	De tenenstand wordt veroorzaakt door een structurele afwijking van het enkelgewricht en/of de kuitmusculatuur. *(VERWERPEN op grond van anamnese)*
H3	De tenenstand treedt nu op, secundair aan toename in de lengtegroei. *(VERWERPEN op grond van anamnese)*
H4	De tenenstand wordt veroorzaakt door vroegtijdige verticalisatie, zoals gezien bij het gebruik van een loopstoeltje. (AANHOUDEN)
H5	De tenengang is het gevolg van een tonusregulatiestoornis, passend bij bijvoorbeeld CP. *(VERWERPEN op grond van anamnese)*

1 Opmerking: omdat het kind gezien de leeftijd geen vragen kan beantwoorden, wordt de informatie door de ouders verstrekt. Op de kinderleeftijd zijn de definities voor de patient identified problems (PIP's) en non-patient identified problems (NPIP's) niet goed te onderscheiden.

STROOMDIAGRAM FASE II: ONDERZOEK OP ICF-CY-NIVEAU

CY staat voor Children and Youth.

Methode

De fysiotherapeut kiest voor relevante, dikwijls ziektespecifieke, meetinstrumenten om de aangehouden bijgestelde hypotheses te toetsen. Alle gekozen instrumenten zijn geschikt om in een eerstelijnspraktijk af te nemen. De resultaten van de afgenomen tests staan verderop in tabel 2.1.

Functies en anatomische eigenschappen

Bij onderzoek wordt een stevige en alerte zuigeling gezien (lengte en gewicht 97ste percentiel). In de romp en bovenste extremiteiten zijn normale bewegingspatronen aanwezig. In de onderste extremiteiten is het motorisch profiel dubieus afwijkend. In alle houdingen zien we gevarieerd bewegen met een voorkeur voor een adductie-extensiepatroon, dat gepaard gaat met een reversibele spitsvoetstand beiderzijds. In de tenen zien we geïsoleerde bewegingen. Het kind is niet in staat zich kruipend te verplaatsen. De spiertonus, vastgesteld volgens de criteria van Amiel-Tison, is normaal.[6] De reflexen zijn eveneens normaal. De gewrichtsmobiliteit in de benen is normaal.

Activiteiten

Transfers van liggende naar zittende positie zijn niet mogelijk. Omrollen gaat moeizaam. Tijdens het onderzoek vertoont Niels een grote behoefte om te gaan staan. De kwantitatieve motorische ontwikkeling, vastgesteld met behulp van de Bayley Scale of Infant Development II (Bayley Ontwikkelingsschaal II; BSID-II), is conform de leeftijd. In de kwalitatieve ontwikkeling bestaat discrepantie tussen motorische vaardigheden in het verticale en horizontale vlak.[6]

Participatie

Het kind manipuleert de ouders in het gaan staan en huilt ontroostbaar als het zijn zin niet krijgt en moet blijven zitten.

Tabel 2.1 Bevindingen onderzoek casus A, Niels

Test	Resultaat	Interpretatie
	Functies en anatomische eigenschappen	
lengte en gewicht	lengte en gewicht 97ste percentiel	stevige zuigeling
kwaliteit van bewegen	– in romp en bovenste extremiteiten: normale bewegingspatronen – in benen: voorkeur voor een adductie-extensiepatroon, met een reversibele spitsvoetstand beiderzijds.	suspecte kwaliteit van bewegen in de benen
spiertonus (volgens Amiel-Tison)	normaal	geen aanwijzingen voor een pathologisch bewegingspatroon
gewrichtsmobiliteit	normaal	geen bewegingsbeperkingen
	Activiteiten	
motorische ontwikkeling m.v.v. BSID-II	normaal	geen motorische achterstand
kwaliteit van bewegen	discrepantie tussen motorische vaardigheden in het verticale en horizontale	
	Participatie	
observatie	het kind manipuleert de ouders in het gaan staan en huilt ontroostbaar als het zijn zin niet krijgt en moet blijven zitten	bedreigde ouder-kindinteractie

Samenvatting onderzoeksbevindingen – problemen

Er is sprake van een variant in de normale neuromotore ontwikkeling, het meest gelijkend op idiopathische tenengang, die wordt versterkt door het vroegtijdig gebruik van een loopstoeltje. Dit is gebaseerd op de normale partus en neonatale periode, de normale kwantitatieve motorische ontwikkeling en de niet-structurele afwijkingen bij onderzoek.

De actuele problemen zijn het gebruik van het loopstoeltje en het disharmonisch ontwikkelingsprofiel.

Te verwachten problemen

De te verwachten problemen zijn het disharmonisch ontwikkelingsprofiel met een mogelijke invloed hiervan op de ontwikkeling van motorische vaardigheden.

STROOMDIAGRAM FASE III: DEFINITIEVE HYPOTHESES, ADVIES EN BEHANDELDOELSTELLINGEN

Definitieve hypotheses casus A, Niels	
H1	De tenenstand is een normale fase in de vroege ontwikkeling van het gangpatroon zonder onderliggend lijden en behoort tot de normale variatie in het motorisch ontwikkelingsprofiel. (AANGENOMEN)
H2	De tenenstand wordt veroorzaakt door een structurele afwijking van het enkelgewricht en/of de kuitmusculatuur. (VERWORPEN *op grond van anamnese en klinisch onderzoek*)
H3	De tenenstand treedt nu op, secundair aan toename in de lengtegroei. (VERWORPEN *op grond van anamnese en klinisch onderzoek*)
H4	De tenenstand wordt veroorzaakt door vroegtijdige verticalisatie, zoals gezien bij het gebruik van een loopstoeltje. (AANGENOMEN)
H5	De tenengang is het gevolg van een tonusregulatiestoornis, passend bij bijvoorbeeld CP. (VERWORPEN *op grond van anamnese en klinisch onderzoek*)

Verklaring

Tenengang kan een normale fase in de vroege ontwikkeling van het gangpatroon zijn, maar persisterende tenengang kan ook een uitingsvorm zijn van onderliggende pathologie. Zo kan bij kinderen die bij verticalisatie op hun tenen gaan lopen, als onderliggend lijden een centraal neurologische of neuromusculaire aandoening worden vastgesteld, zoals respectievelijk een cerebrale parese of een spierdystrofie van Duchenne. Daarnaast wordt tenengang vaak gezien bij kinderen met gedragsstoornissen, zoals stoornissen in het autistiforme spectrum en bij taal- en communicatiestoornissen. Bij sommige kinderen is echter geen oorzaak voor het ontstaan van of persisteren in tenengang vast te stellen. Deze vorm wordt beschreven als 'idiopathische tenengang' (in oudere literatuur ook wel als 'habituele tenengang'). De prevalentie van idiopathische tenengang (ITG) wordt geschat op 7-24% van de gezonde kinderen. ITG lijkt vaker voor te komen bij jongens dan bij meisjes.
De gevolgen van persisterende en onbehandelde tenengang komen niet duidelijk naar voren uit de literatuur. Volgens Caselli et al.[2] leidt tenengang, wanneer onbehandeld, tot een verhoogde kans op strui-

2 De in deze passage genoemde studies zijn beschreven in referenties 7 en 8.

kelen of vallen en daarnaast is ook de kans op het ontwikkelen van ernstiger beperkingen in enkelmobiliteit en structurele afwijkingen op latere leeftijd verhoogd. Ook Hemo et al. benadrukken dat kinderen met onbehandelde tenengang de neiging hebben op de tenen te blijven lopen en dat zich bij hen na verloop van tijd, ondanks een initieel normale passieve dorsaalflexie, een contractuur van de achillespees ontwikkelt. Stricker et al. daarentegen concluderen op grond van een follow-up onder 80 kinderen – van wie er 48 niet werden behandeld, maar slechts gevolgd – dat aanhoudende tenengang niet resulteert in significante verstoring van functioneren of in afwijkingen aan de voet, zoals beperking in mobiliteit en pijnklachten. Gormley et al. geven aan dat ITG ook nadelige sociale gevolgen kan hebben voor deze kinderen.[7,8]

Probleemstelling

Een 13-maanden oude zuigeling met disharmonisch ontwikkelingsprofiel op basis van snelle verticalisatie in een loopstoeltje. De baby heeft de neiging tot tenengang zonder structurele afwijking. Zijn ouders hebben moeite met het temperament van hun zoontje en het valt hen zwaar hem te hanteren.

STROOMDIAGRAM FASE IV: MEETINSTRUMENTEN, BEHANDELING EN EVALUATIE

Evaluatieve meetinstrumenten en evaluatie plan

De kwalitatieve en kwantitatieve aspecten van de motorische ontwikkeling worden gevolgd met het hiervoor meest geschikte meetinstrument, de BSID-II. Follow-up: 1 maand.

Indicatie kinderfysiotherapie

Aan de ouders worden de nadelige gevolgen van een loopstoeltje uitgelegd. Ook krijgen zij hanteringsadviezen over hoe de transities tussen het horizontale en verticale vlak van de motorische ontwikkeling kunnen worden gestimuleerd. De ouders krijgen ook pedagogische adviezen.[7]

Doelstelling

De loopstoel wordt ontraden en binnen twee weken zijn de ouders van Niels op de hoogte hoe zij de motorische ontwikkeling kunnen stimuleren.

2.3 Uitwerking casus B

STROOMDIAGRAM FASE II: ANAMNESE EN BIJGESTELDE HYPOTHESES

PIP's

Anamnestisch is er sprake van een gecompliceerde zwangerschap. Een keizersnede (sectio caesarea) is geïndiceerd wegens dwarsligging. Myrthe had echter een goede start (normale Apgar-score). In de eerste maanden bestaan voedings- en buikproblemen, waarbij zij zich vaak overstrekt. In verband met de 'grote behoefte' om te gaan staan, schaffen haar ouders als Myrthe 6 maanden oud is, een loopstoeltje aan, waarmee zij zich enkele uren per dag verplaatst. De ouders geven aan dat er in de armen en benen gevarieerd wordt bewogen, hetgeen zij herkennen bij een buurmeisje van dezelfde leeftijd. Echter in haar voeten is continu een spitsstand aanwezig, die noch passief, noch actief doorbroken kan worden.

Als Myrthe 'opgewonden' is, neemt haar tenenstand toe. Haar ouders zien hierin verandering vanaf het moment dat zij is gaan lopen op de leeftijd van 13 maanden. Het lijkt erop dat een toename in de groei ook de tenenstand beïnvloedt.

Bijgestelde hypotheses casus B, Myrthe	
H1	De tenenstand is een normale fase in de vroege ontwikkeling van het gangpatroon zonder onderliggend lijden; door langdurige voorkeurshouding treden structurele contracturen op. (AANHOUDEN)
H2	De tenenstand wordt veroorzaakt door een structurele afwijking van het enkelgewricht en/of de kuitmusculatuur. (AANHOUDEN)
H3	De tenenstand treedt nu op, secundair aan toename in de lengtegroei. (AANHOUDEN)
H4	De tenenstand wordt veroorzaakt door vroegtijdige verticalisatie, zoals gezien bij het gebruik van een loopstoeltje. (AANHOUDEN)
H5	De tenengang is het gevolg van een tonusregulatiestoornis, passend bij bijvoorbeeld CP. (VERWERPEN)

STROOMDIAGRAM FASE II: ONDERZOEK

Methode

De fysiotherapeut kiest voor relevante meetinstrumenten om de bijgestelde hypotheses te toetsen. Alle gekozen instrumenten zijn geschikt om in een eerstelijnspraktijk af te nemen. De resultaten van de afgenomen tests staan verderop in tabel 2.2.

Functies en anatomische eigenschappen

Bij onderzoek wordt een stevige en alerte zuigeling gezien (lengte en gewicht 97ste percentiel). In de romp en bovenste extremiteiten van Myrthe zijn normale bewegingspatronen aanwezig. In de onderste extremiteiten is het motorisch profiel dubieus afwijkend. In alle houdingen zien we gevarieerd bewegen met een voorkeur voor een adductie-extensiepatroon, dat gepaard gaat met een irreversibele spitsvoetstand beiderzijds.

De spiertonus, vastgesteld volgens de criteria van Amiel-Tison, is normaal.[6] De reflexen zijn eveneens normaal. De gewrichtsmobiliteit is in het enkelgewricht ernstig verminderd (plantairflexie – dorsaalflexie in graden volgens de 0-methode: 50°/30°/0°).

Activiteiten

In de tenen zien we geïsoleerde bewegingen. Myrthe is niet in staat zich kruipend te verplaatsen. Transfers van liggende naar zittende positie zijn niet mogelijk. Omrollen gaat moeizaam. Tijdens het onderzoek vertoont zij een grote behoefte om te gaan staan.

De kwantitatieve motorische ontwikkeling, vastgesteld met behulp van de BSID-II, is conform de leeftijd. In de kwalitatieve ontwikkeling bestaat discrepantie tussen motorische vaardigheden in het verticale en horizontale vlak.[6]

Participatie

Myrthe manipuleert haar ouders in het gaan staan en huilt ontroostbaar als zij haar zin niet krijgt en moet blijven zitten.

Tabel 2.2 Bevindingen onderzoek casus B, Myrthe

Test	Resultaat	Interpretatie
	Functies en anatomische eigenschappen	
lengte en gewicht	lengte en gewicht 97ste percentiel	stevige zuigeling
kwaliteit van bewegen (observatie)	– in romp en bovenste extremiteiten: normale bewegingspatronen – in benen: voorkeur voor een adductie-extensiepatroon, met een *irreversibele* spitsvoetstand beiderzijds	– suspecte kwaliteit van bewegen in de benen – beperking in het enkelgewricht
spiertonus (volgens Amiel-Tison)	normaal	geen aanwijzingen voor een pathologisch bewegingspatroon
gewrichtsmobiliteit met goniometer	niet normaal (plantairflexie – dorsaalflexie in graden volgens de 0-methode: 50°/30°/0°)	ernstige bewegingsbeperkingen in het enkelgewricht
	Activiteiten	
motorische ontwikkeling m.b.v. de BSID-II	normaal	geen motorische achterstand
kwaliteit van bewegen	discrepantie tussen motorische vaardigheden in het verticale en horizontale	
	Participatie	
observatie	het kind manipuleert de ouders in het gaan staan en huilt ontroostbaar als zij haar zijn zin niet krijgt en moet blijven zitten	bedreigde ouder-kindinteractie

Samenvatting onderzoeksbevindingen – problemen

Variant in normale neuromotore ontwikkeling, het meest gelijkend op idiopathische tenengang, die wordt versterkt door het vroegtijdig gebruik van een loopstoeltje.
De structurele afwijkingen van het enkelgewricht passen hier echter niet bij. Dit is gebaseerd op de normale partus en neonatale periode, de normale kwantitatieve motorische ontwikkeling met afwijkingen in de kwalitatieve ontwikkeling en de beperkingen in de enkel.
De actuele problemen zijn het gebruik van het loopstoeltje en het disharmonisch ontwikkelingsprofiel, alsmede de structurele beperking van de enkels.

STROOMDIAGRAM FASE III: DEFINITIEVE HYPOTHESES, ADVIES EN BEHANDELDOELSTELLINGEN

Definitieve hypotheses casus B, Myrthe	
H1	De tenenstand is een normale fase in de vroege ontwikkeling van het gangpatroon zonder onderliggend lijden; door langdurige voorkeurshouding treden structurele contracturen op. (DEELS VERWORPEN: *beperking in enkel mogelijk congenitaal of door langdurige voorkeurshouding)*
H2	De tenenstand wordt veroorzaakt door een structurele afwijking van het enkelgewricht en/of kuitmusculatuur. (AANGENOMEN)
H3	De tenenstand treedt nu op secundair aan toename in de lengtegroei. (AANGENOMEN)
H4	De tenenstand wordt veroorzaakt door vroegtijdige verticalisatie, zoals gezien bij het gebruik van een loopstoeltje. (DEELS VERWORPEN: *beperking in enkel mogelijk congenitaal of door langdurige voorkeurshouding)*
H5	*(Was reeds verworpen)*

Verklaring

Zie bij casus A.

De term ITG wordt zowel voor kinderen met als kinderen zonder een beperking van de dorsaalflexie gebruikt en zelfs voor een groep met alleen een beperking in dorsaalflexie van de enkel. Een van de verklaringen voor deze verwarrende situatie is dat er eigenlijk twee verschillende diagnoses bestaan:

- een groep kinderen met ITG die een beperking in de dorsaalflexie hebben;
- een groep kinderen met ITG zonder beperking in dorsaalflexie.

De relatie tussen tenengang, een structurele beperking van het enkelgewricht, en het gebruik van een loopstoeltje werd in de literatuur beschreven.[9]

Het idee dat de beperking in dorsaalflexie congenitaal is, impliceert dat de kinderen intra-uterien en bij de geboorte een bewegingsbeperking ontwikkelen. Geen enkele studie heeft kinderen echter vanaf de geboorte gevolgd en daarom kan deze conclusie niet getrokken worden.

Een alternatieve verklaring is dat de verkorting van de achillespees als een secundaire stoornis ontstaat na een lange periode van tenengang. Deze theorie wordt bevestigd door Furrer et al.[3], die aantoonden dat de meeste jonge kinderen worden geclassificeerd als 'habituele tenenlopers' en oudere kinderen vaker als kinderen met een verkorte achillespees. Shulman et al. vonden een matig negatieve correlatie tussen leeftijd en graden van dorsaalflexie. Sobel et al. beschreven dat er mogelijk een verband bestaat tussen aanhoudende tenengang en de ontwikkeling van spitsvoetstand van de enkel, met een koppeling naar de interventies om progressie van tenengang af te remmen.
Fox et al. onderzochten het effect van seriële gipsbehandeling op 44 kinderen met ITG. Uit deze studie blijkt dat de behandeling met gips bij 66% van de kinderen een verbetering van het gangpatroon laat zien: bij de meerderheid van de kinderen werd na de behandeling zelfs helemaal geen tenengang meer waargenomen en de dorsaalflexie van het enkelgewricht nam significant toe. Deze positieve resultaten leken vaker te worden behaald bij jongere kinderen.
Brouwer et al. onderzochten een behandeling met serieel gips (3-6 weken) bij acht kinderen met ITG en acht met CP. In beide groepen nam de dorsaalflexie significant toe. Direct na het afnemen van het gips liep geen enkel kind meer op de tenen en bij follow-up na zes weken liepen alleen twee kinderen met CP weer op hun tenen. De auteurs trekken de conclusie dat serieel gipsen positieve uitkomsten oplevert, die langer blijven bestaan bij kinderen met ITG dan bij kinderen met CP.
Er werd echter geen langetermijn-follow-up verricht om te onderzoeken of het gangpatroon normaal bleef. Stricker et al., Eastwood et al. en Stott et al. waren daarentegen niet in staat om aan te tonen dat gipsbehandeling een langdurig effect heeft op tenengang of contractuur van de achillespees.[7,8]

Probleemstelling

Een 14-maanden oude zuigeling met disharmonisch ontwikkelingsprofiel op basis van snelle verticalisatie in een loopstoeltje. Structurele tenengang met ernstige beperking enkelgewricht. De ouders hebben moeite met temperament en hantering.

3 De in deze passage genoemde studies zijn beschreven in referenties 7 en 8.

STROOMDIAGRAM FASE IV: MEETINSTRUMENTEN, BEHANDELING EN EVALUATIE

Evaluatieve meetinstrumenten en evaluatie plan

De kwalitatieve en kwantitatieve aspecten van de motorische ontwikkeling worden gevolgd met de BSID-II. De gewrichtsmobiliteit wordt met goniometrie vastgelegd. Follow-up: 6 maanden.

Indicatie kinderfysiotherapie

Er wordt gestart met kinderfysiotherapeutische behandeling die gericht is op het optimaliseren van de ontwikkelingsvoorwaarden in het horizontale vlak en het verbeteren van de enkelmobiliteit. Daarnaast worden orthesen vervaardigd ter correctie van de spitsvoetstand. Het gebruik van het loopstoeltje wordt ontraden. Op het tijdstip dat het kind geheel zelfstandig gaat staan, worden semi-orthopedische schoenen aangemeten, waarbij in eerste instantie wordt toegegeven aan de spitsvoetstand met een afname van de hakverhoging. De ouders krijgen ook pedagogische adviezen.
Indien de mobiliteit niet toeneemt naar een plantigrade stand van de voet, wordt rond de leeftijd van 3 jaar gipsredressie overwogen.

2.4 Uitwerking casus C

STROOMDIAGRAM FASE II: ANAMNESE EN BIJGESTELDE HYPOTHESES

PIP's

Anamnestisch is er sprake van een gecompliceerde zwangerschap. Een keizersnede (sectio caesarea) is geïndiceerd wegens dwarsligging. Sebastiaan heeft een slechte start en moet enkele dagen worden opgenomen ter observatie (Apgar-score na 1 minuut: 3, na 5 minuten: 5, en na 10 minuten: 9. In de eerste maanden heeft hij voedings- en buikproblemen, waarbij hij zich vaak overstrekt. In verband met de 'grote behoefte' om te gaan staan, schaffen zijn ouders op de leeftijd van 6 maanden een loopstoeltje aan, waarmee Sebastiaan zich enkele uren per dag verplaatst.

Bijgestelde hypotheses casus C, Sebastiaan	
H1	De tenenstand wordt veroorzaakt door een structurele afwijking van het enkelgewricht en/of de kuitmusculatuur. (AANHOUDEN)
H2	De tenenstand wordt veroorzaakt door vroegtijdige verticalisatie, zoals gezien bij het gebruik van een loopstoeltje. (AANHOUDEN)
H3	De tenengang is het gevolg van een tonusregulatiestoornis, passend bij bijvoorbeeld CP. (AANHOUDEN)

STROOMDIAGRAM FASE II: ONDERZOEK OP ICF-CY-NIVEAU

Methode

De fysiotherapeut kiest voor relevante meetinstrumenten om de bijgestelde hypotheses te toetsen. Alle gekozen instrumenten zijn geschikt om in een eerstelijnspraktijk af te nemen. De resultaten van de afgenomen tests staan verderop in tabel 2.3.

NPIP's

Functies en anatomische eigenschappen

Bij onderzoek wordt een ondernemende en explorerende peuter gezien, die proportioneel klein is (lengte, gewicht en schedelomtrek van $\leq$ P3). In de onderste extremiteiten is er sprake van asymmetrisch en verminderd gedissocieerd bewegen. De houdings- en bewegingspatronen in de bovenste extremiteiten zijn echter niet afwijkend. Sebastiaan komt vanuit kruiphouding tot zit en trekt zich op tot stand via zijn linkerbeen. In staande houding worden de voeten symmetrisch maar in spitsstand belast. Onderzoek van de gewrichtsmobiliteit is niet afwijkend.
De spiertonus, vastgesteld volgens de criteria van Amiel-Tison, is normaal in de romp en de bovenste extremiteiten. In de proximale musculatuur van de onderste extremiteiten is de spierspanning matig tot sterk verhoogd.
De plantaire grijpreflex is beiderzijds zeer levendig.

Activiteiten

De motorische mijlpalen, vastgesteld met behulp van de BSID-II, zijn vertraagd (< -2 standaarddeviaties (SD)).[6] Er wordt een inventarisatie gedaan met een aandoeningsspecifiek instrument (de Gross Motor

Function Measure, GMFM, een evaluatieve test, die hiaten in de motorische ontwikkeling laat zien, vooral in het horizontale en verticale vlak[3-5]). Indeling van de cerebrale parese volgens het Gross Motor Function Classification System (GMFCS) is lastig bij kinderen onder de 2 jaar, maar lijkt uit te komen op GMFCS-niveau I of II (lopen zonder hulpmiddelen; belemmeringen in grofmotorische vaardigheden/belemmeringen in buitenshuis lopen).[3-5]

Participatie

Sebastiaan legt weinig contact en het spel is stereotiep.

Tabel 2.3 Bevindingen onderzoek casus C, Sebastiaan

Test	Resultaat	Interpretatie
	Functies en anatomische eigenschappen	
lengte en gewicht	lengte, gewicht en schedelomtrek van ≤ P3 percentiel	Sebastiaan is te klein en te licht voor zijn leeftijd en heeft een afwijkende schedelomtrek
kwaliteit van bewegen (observatie)	in de onderste extremiteiten is er sprake van asymmetrisch en verminderd gedissocieerd bewegen	er is sprake van pathologische motorische ontwikkeling in de benen; dit kan duiden op een cerebrale bewegingsstoornis
spiertonus (volgens Amiel-Tison)	– normaal in de romp en de bovenste extremiteiten – in de proximale musculatuur van de onderste extremiteiten is de spierspanning matig tot sterk verhoogd	Er zijn aanwijzingen voor een pathologisch bewegingspatroon met hypertonie in de benen.
gewrichtsmobiliteit met goniometer	normaal	de spitsvoetstand wordt niet veroorzaakt door een beperking van de gewrichtsmobiliteit
	Activiteiten	
motorische ontwikkeling m.b.v. de BSID-II	< -2 SD	er is sprake van een ernstige motorische achterstand
motorische ontwikkeling m.b.v. de GMFCS	GMFCS-niveau I of II	de toekomstverwachting: – lopen zonder hulpmiddelen – belemmeringen in grofmotorische vaardigheden/belemmeringen in buitenshuis lopen
	Participatie	
observatie	legt weinig contact en het spel is stereotiep	er zijn mogelijk aanwijzingen voor een mentale ontwikkelingsachterstand

STROOMDIAGRAM FASE III: DEFINITIEVE HYPOTHESES, ADVIES EN BEHANDELDOELSTELLINGEN

Definitieve hypotheses casus C, Sebastiaan	
H1	De tenenstand wordt veroorzaakt door een structurele afwijking van het enkelgewricht en/of de kuitmusculatuur. (VERWORPEN)
H2	De tenenstand wordt veroorzaakt door vroegtijdige verticalisatie, zoals gezien bij het gebruik van een loopstoeltje. (AANGENOMEN)
H3	De tenengang is het gevolg van een tonusregulatiestoornis, passend bij bijvoorbeeld CP. (AANGENOMEN)

Verklaring

Voor een verklaring en de eventuele behandeling van kinderen met een cerebrale parese wordt verwezen naar hoofdstuk 3.

STROOMDIAGRAM FASE IV: MEETINSTRUMENTEN, BEHANDELING EN EVALUATIE

Evaluatieve meetinstrumenten en evaluatie plan

De kwalitatieve en kwantitatieve aspecten van de motorische ontwikkeling worden gevolgd met de GMFM en GMFCS.

Indicatie kinderfysiotherapie

Er zijn sterke aanwijzingen voor een perinatale asfyxie met een motorische expressie, passend bij een (asymmetrische) cerebrale bewegingsstoornis, vooral in de onderste extremiteit.
In verband met de actuele problemen (gebruik van loopstoeltje, groei afwijkend, abnormale kwalitatieve en kwantitatieve motorische ontwikkeling) en de te verwachten problemen (problematiek passend bij cerebrale bewegingsstoornis) wordt de patiënt aangemeld bij een revalidatiecentrum, waar een multidisciplinaire behandeling wordt gestart.
De motorische en cognitieve ontwikkelingsaspecten worden met aandoeningsspecifieke meetinstrumenten geobjectiveerd (bijv. GMFM, GMFCS).[3-5] Met behulp van deze instrumenten kunnen uitspraken worden gedaan omtrent de toekomstige motorische ontwikkeling. Voor uitgebreide informatie wordt verwezen naar de casuïstiek in hoofdstuk 3 omtrent de behandeling van kinderen met een cerebrale parese.

2.5 Afkortingen en begrippen

In de volgende tabel staan de afkortingen en begrippen die in dit hoofdstuk ter sprake zijn gekomen bij de behandeling van de verschillende patiënten.

Afkortingen en begrippen	
	Verklaring
o-methode	de gewrichtsmobiliteit wordt gemeten met een gradenboog waarbij de leggers van de gradenboog langs de anatomische assen van een gewricht worden gelegd, evenwijdig aan de botten die het gewricht vormen; de gewrichtsuitslagen worden gemeten in graden, waarbij o graden de neutrale stand van het gewricht is (bijv. plantiar-dorsaalflexie van de enkel: 50°/0°/20°)
Amiel-Tison	met passieve manoeuvres van de extremiteiten rond een gewricht kan een indruk worden verkregen van de spiertonus (de mate van ondervonden weerstand), ingedeeld volgens de criteria van Amiel-Tison
Apgar-score	score die aangeeft hoe goed het met een kind gaat onmiddellijk na de geboorte, gebaseerd op onder andere kleur, bewegen en ademhaling
BSID-II	Bayley Scale of Infant Development II, ofwel: Bayley Ontwikkelingsschaal II instrument om de kwantitatieve motorische ontwikkeling te meten
GMFCS	Gross Motor Function Classification System valide en betrouwbare classificatie die een onderscheid maakt naar de ernst van de cerebrale parese op activiteitenniveau
GMFM	Gross Motor Function Measure instrument om motorische mogelijkheden van kinderen en jongeren met cerebrale parese te meten
NPIP's	Non-Patient Identified Problems door anderen gesignaleerde problemen
PIP's	Patient Identified Problems door de patiënt ervaren problemen

Literatuur

1 Rosenbaum P, Paneth N, Leviton A, Goldstein M, Bax M, Damiano D, et al. A report: the definition and classification of cerebral palsy April 2006. Dev Med Child Neurol Suppl. 2007;109:8-14.

2 Becher JG, Pangalila RF, Vermeulen RJ, Barneveld TA, Raats CJI. Richtlijn diagnostiek en behandeling van kinderen met spastische Cerebrale Parese. Utrecht: Nederlandse Vereniging van Revalidatieartsen, 2006.

3 Palisano RJ, Rosenbaum P, Bartlett D, Livingston MH. Content validity of the expanded and revised Gross Motor Function Classification System. Dev Med Child Neurol 2008;50(10):744-50.
4 Bodkin AW, Robinson C, Perales FP. Reliability and validity of the gross motor function classification system for cerebral palsy. Pediatr Phys Ther 2003;15(4):247-52.
5 Palisano R, Rosenbaum P, Bartlett D, Livingston M. GMFCS-E&R. Internet: www.canchild.ca. 2007. Ref Type: Electronic Citation.
6 Schoemaker M, Keetelaar M, Smits-Engelsman B. Meetinstrumenten voor de motorische ontwikkeling van kinderen. In: R. van Empelen, R. Nijhuis-van der Sanden, A. Hartman (eds.), Kinderfysiotherapie, p. 151-182. Maarssen: Elsevier Gezondheidszorg, 2e druk, 2006.
7 Bakker PB de, Becker F, Gorter JW, Engelbert RHH. Idiopathische tenengang op de kinderleeftijd: een systematische literatuurstudie naar prevalentie en etiologie. Ned Tijdschr Kinderfysiother 2010;22:14-25.
8 Bakker PB de, Gorter JW, Engelbert RHH. Idiopathische tenengang op de kinderleeftijd: een systematische literatuurstudie naar behandeling. Ned Tijdschr Kinderfysiother 2010;22:26-33.
9 RHH Engelbert, Schoenmakers MAGC, Haastert IC van, Helders PJM. Loopstoeltjes: panacee of plaag. Ned Tijdschr Kindergeneeskd 1994;62(6):277-9.

3 Kind met cerebrale parese

Manon Bloemen, Jacqueline Nuysink

3.1 Inleiding

Cerebrale parese (CP) is een klinisch syndroom met een houdings- of bewegingsstoornis, dat beperkingen in activiteiten veroorzaakt. CP komt voort uit een niet-progressieve hersenbeschadiging die voor de eerste verjaardag is ontstaan.[1-3] De aandoening gaat vaak gepaard met stoornissen in de sensoriek, evenals met secundaire stoornissen van het bewegingsapparaat en stoornissen van perceptie, cognitie, communicatie en gedrag. Ook kan er sprake zijn van epilepsie. Door groei en ontwikkeling kan de klinische manifestatie naarmate het kind ouder wordt, veranderen.[1,2,4,5]
De centraal-motorische stoornissen van kinderen met CP worden ingedeeld op basis van type bewegingsstoornis, lokalisatie en ernst.[1-3,6,7] De indeling van de Surveillance of Cerebral Palsy in Europe (SCPE-)group is de meest recente en internationaal geaccepteerde classificatie met betrekking tot de indeling naar het type bewegingsstoornis.[1,2] In de classificatie wordt een onderscheid gemaakt tussen spastische, atactische en diskinetische bewegingsstoornissen en mengbeelden. De spastische bewegingsstoornissen kunnen qua lokalisatie worden ingedeeld in eenzijdige vormen (unilateraal) en tweezijdige vormen (bilateraal).
Het Gross Motor Function Classification System (GMFCS) is een valide en betrouwbare classificatie die een onderscheid maakt naar de ernst van de CP op activiteitenniveau. Het kind wordt beoordeeld op zijn functionele mogelijkheden om te zitten en zichzelf te verplaatsen. De GMFCS bestaat uit vijf verschillende functieniveaus en kent vier verschillende leeftijdsgroepen. Kinderen met niveau I hebben de beste functionele mogelijkheden, kinderen met niveau V de minste. De leeftijdsgroepen zijn 0 tot 2, 2 tot 4, 4 tot 6 en 6 tot 12 jaar.[7,8] De GMFCS is recent gereviseerd en uitgebreid (GMFCS E&R); de leef-

tijdsband 6 tot 12 jaar is aangepast en er is een vijfde leeftijdsband van 12 tot 18 jaar aan toegevoegd.[9,10]
Het Manual Ability Classification System (MACS) is een betrouwbare classificatie voor kinderen van 4-18 jaar met CP op het gebied van handvaardigheid en het hanteren van voorwerpen. De inzet van beide handen samen wordt beoordeeld. De MACS bestaat uit vijf verschillende functieniveaus, waarbij kinderen met niveau I de meeste mogelijkheden hebben om hun handen in te zetten en kinderen met niveau V de minste mogelijkheden.[11,12]
De prevalentie van CP is sinds midden jaren 70 van de vorige eeuw gestegen en werd in de periode 1986-1988 geschat op 2.4 per 1000 inwoners in Nederland. Dit is vergelijkbaar met cijfers gevonden in andere studies.[13] Ongeveer 90% van alle kinderen met CP heeft een spastische bewegingsstoornis.[14]
Voor meer informatie met betrekking tot CP wordt verwezen naar het boek *Kinderfysiotherapie*[15] en het boek *Kinderrevalidatie*.[5]

STROOMDIAGRAM FASE I: VERWIJZING, AANMELDING EN INITIËLE HYPOTHESES

Casus A: Jaap

Door de huisarts werd een 7-jarige jongen, Jaap, verwezen naar de kinderfysiotherapeut met de diagnose CP, spastisch, bilateraal aangedaan, GMFCS I[16], MACS I. De reden van verwijzing was: problemen met lopen en rennen.

Initiële hypotheses casus A, Jaap	
H1	De problemen met lopen en rennen zijn ontstaan door een toename van secundaire problemen als gevolg van de cerebrale bewegingsstoornis.
H2	De problemen met lopen en rennen zijn ontstaan door lichamelijke groei.
H3	De problemen met lopen en rennen zijn ontstaan door inactiviteit.
H4	De problemen met lopen en rennen zijn ontstaan door overvraging.
H5	De problemen met lopen en rennen zijn ontstaan door een tonustoename bij een verhoogd activiteitenpatroon.
H6	De problemen met lopen en rennen zijn ontstaan doordat de primaire problemen op deze leeftijd meer tot uiting komen, waarbij het kind aan zijn maximale functionele mogelijkheden komt.

Casus B: Oscar

Door de huisarts werd een 7-jarige jongen, Oscar, verwezen naar de kinderfysiotherapeut met de diagnose CP, spastisch, bilateraal aangedaan, GMFCS II, MACS I. De reden van verwijzing was: problemen met lopen en rennen.

Initiële hypotheses casus B, Oscar	
H1	De problemen met lopen en rennen zijn ontstaan door een toename van secundaire problemen als gevolg van de cerebrale bewegingsstoornis.
H2	De problemen met lopen en rennen zijn ontstaan door lichamelijke groei.
H3	De problemen met lopen en rennen zijn ontstaan door inactiviteit.
H4	De problemen met lopen en rennen zijn ontstaan door overvraging.
H5	De problemen met lopen en rennen zijn ontstaan door een tonustoename bij een verhoogd activiteitenpatroon.
H6	De problemen met lopen en rennen zijn ontstaan doordat de primaire problemen op deze leeftijd meer tot uiting komen, waarbij het kind aan zijn maximale functionele mogelijkheden komt.

Casus C: Tim

Door de revalidatiearts werd een 7-jarige jongen, Tim, verwezen naar de kinderfysiotherapeut met de diagnose CP, spastisch, bilateraal aangedaan, GMFCS III, MACS II. De reden van verwijzing was: problemen met loslopen en stagneren van de loopfunctie.

Initiële hypotheses casus C, Tim	
H1	De problemen met loslopen en het stagneren van de loopfunctie zijn ontstaan door een toename van secundaire problemen als gevolg van de cerebrale bewegingsstoornis.
H2	De problemen met loslopen en het stagneren van de loopfunctie zijn ontstaan door lichamelijke groei.
H3	De problemen met loslopen en het stagneren van de loopfunctie zijn ontstaan doordat de primaire problemen op deze leeftijd meer tot uiting komen, waarbij het kind aan zijn maximale functionele mogelijkheden komt.
H4	De problemen met loslopen en het stagneren van de loopfunctie zijn ontstaan door een tonustoename bij een verhoogd activiteitenpatroon.
H5	De problemen met loslopen en het stagneren van de loopfunctie zijn ontstaan door inactiviteit.

3.2 Uitwerking casus A

STROOMDIAGRAM FASE II: ANAMNESE EN BIJGESTELDE HYPOTHESES

PIP's

Jaap heeft in zijn leven meermaals een periode met kinderfysiotherapeutische behandeling gehad bij dezelfde kinderfysiotherapeut. De laatste keer was twee jaar geleden. Bij de anamnese vertellen de ouders dat Jaap ten opzichte van een jaar daarvoor een kwantitatieve achteruitgang laat zien in de vaardigheden lopen en rennen. De loopafstand is verminderd; hij houdt het bijvoorbeeld niet meer vol om een boswandeling van een uur te maken. Daarnaast kosten activiteiten als springen hem meer moeite en is hij sneller vermoeid bij buitenspelen. Jaap houdt van computeren en met lego spelen. Hij houdt niet zo van buitenspelen en was dit het afgelopen jaar minder gaan doen. Zijn ouders geven aan dat ze dit wel prettig vinden, omdat ze Jaap goed in de gaten kunnen houden wanneer hij binnen speelt. Ook wordt hij dan niet zo snel moe. Gezien zijn aandoening vinden ze dat hij het beter rustig aan kan doen. Jaap is het afgelopen jaar niet opvallend gegroeid. Jaap zit sinds kort in groep 3 van het regulier onderwijs. Hij moet vaker aan tafel werken dan in groep 1 en 2. De leerkrachten van Jaap stellen motorisch weinig eisen aan hem, zowel tijdens buitenspelen als tijdens de gymnastiek. Het is opgevallen dat Jaap sneller vermoeid raakt, zowel bij gym als bij buitenspelen. De leerkrachten denken dat het belangrijk is dat hij het rustig aan doet om niet te veel last te hebben van spasme.

Bijgestelde hypotheses casus A, Jaap	
H1	De problemen met lopen en rennen zijn ontstaan door inactiviteit, waardoor het kind een verminderd aeroob en/of anaeroob uithoudingsvermogen heeft. (AANGEPAST)
H2	De problemen met lopen en rennen zijn ontstaan door een toename van secundaire problemen als gevolg van de cerebrale bewegingsstoornis. (AANHOUDEN)
H3	De problemen met lopen en rennen zijn ontstaan doordat de primaire problemen op deze leeftijd meer tot uiting komen, waarbij het kind aan zijn maximale functionele mogelijkheden komt. (AANHOUDEN)
H4	De problemen met lopen en rennen zijn ontstaan door overvraging. (VERWERPEN *op basis van anamnese*)

H5	De problemen met lopen en rennen zijn ontstaan door lichamelijke groei. *(VERWERPEN op basis van anamnese)*
H6	De problemen met lopen en rennen zijn ontstaan door een tonustoename door een verhoogd activiteitenpatroon. *(VERWERPEN op basis van anamnese)*

STROOMDIAGRAM FASE II: ONDERZOEK OP ICF-CY-NIVEAU

CY staat voor Children and Youth.

Methode

De therapeut kiest voor relevante, dikwijls ziektespecifieke, meetinstrumenten om de drie aangehouden bijgestelde hypotheses te toetsen. Alle gekozen instrumenten zijn geschikt om in een eerstelijnspraktijk af te nemen. De resultaten van de afgenomen tests staan verderop in tabel 3.1.

NPIP's

Functies en anatomische eigenschappen

Met de 10-meter Shuttle Run Test protocol-I (SRT-I) wordt Jaaps aerobe capaciteit getest. Dit is een maximale aerobe veldtest die specifiek ontwikkeld is voor kinderen en jongeren met CP, GMFCS-niveau I.[17] Na afloop van deze test wordt bij Jaap de OMNI-schaal voor ervaren vermoeidheid afgenomen[18], waarbij kinderen en jongeren op een schaal van 0-10 (0 is niet vermoeid en 10 is zeer vermoeid) kunnen aangeven hoe moe ze zijn.

Ook de Muscle Power Sprint Test (MPST) wordt afgenomen. Deze veldtest voor het testen van het anaerobe uithoudingsvermogen is specifiek ontwikkeld voor kinderen en jongeren met CP, GMFCS-niveau I en II.[19] Na afloop van deze test is opnieuw de OMNI-schaal voor ervaren vermoeidheid afgenomen.

De kinderfysiotherapeut test de behendigheid tijdens rennen met de 10 × 5 Meter Sprint Test, gevolgd door een OMNI-score. Ook de 10 × 5 Meter Sprint Test is een veldtest voor kinderen en jongeren met CP, GMFCS-niveau I en II.[19]

De Functionele Spierkracht Tests (drie) volgens het 30-seconden-herhalingsmaximum worden afgenomen om een indruk te krijgen van Jaaps functionele spierkrachtcapaciteit.[20] Deze drie tests zijn geschikt voor kinderen en jongeren met CP, GMFCS-niveau I en II. Er zijn helaas geen referentiewaarden voorhanden; het kind kan alleen vergeleken worden met zichzelf.

De mobiliteit van relevante gewrichten, de lengte van de spieren, de selectiviteit van de spierfunctie, de tonus en spasticiteit worden getest volgens het protocol *Lichamelijk onderzoek bij kinderen en volwassenen met Centraal Motorische Parese.*[21]
Voor een indruk van het looppatroon wordt het gangbeeld van Jaap geklasseerd met de typering volgens Becher.[3] Er worden in dit classificatiesysteem vijf verschillende looppatronen beschreven en per been wordt gekeken welk looppatroon wordt waargenomen.

Activiteiten

De Gross Motor Function Measure (GMFM) is afgenomen om een indruk te krijgen van de motorische mogelijkheden van Jaap.[22,23] De GMFM is specifiek ontwikkeld voor kinderen en jongeren met CP. De GMFM-66 versie geeft een totaalbeeld van de motorische mogelijkheden van Jaap. De GMFM-88 versie domeinen D en E geeft een beeld van zijn motorische mogelijkheden op het gebied van staan (domein D) en lopen, rennen, springen (domein E).
Door de ouders te interviewen met de Pediatric Evaluation of Disability Inventory (PEDI)[23,24], domein Ambulantie, Functionele Vaardigheden Schaal en Verzorgingsassistentie Schaal, brengt de kinderfysiotherapeut in kaart wat Jaap zelfstandig kan qua ADL en verplaatsen, en vooral welke hulp hij hierbij krijgt van zijn omgeving.

Tabel 3.1 Bevindingen onderzoek casus A, Jaap

Test	Resultaat	Interpretatie
	Functies en anatomische eigenschappen	
SRT-I	– trap 2 – hartfrequentie$_{max}$ 190 slagen per minuut – OMNI-score 10 – indruk fysiotherapeut: maximaal – percentielscore < 3[25]	Jaap scoort lager dan verwacht.
MPST	– mean power 10,1 watt – OMNI-score 9 – indruk fysiotherapeut: maximaal – percentielscore < 3[26]	Jaap scoort lager dan verwacht.
10 × 5 Meter Sprint Test	– 36,1 seconden – OMNI-score 9 – indruk fysiotherapeut: maximaal – percentielscore < 25	Jaap scoort lager dan verwacht.

Test	Resultaat	Interpretatie
Functionele Spierkracht Meting	– zit - stand: 12 keer – lateral step-up links: 11 keer – lateral step-up rechts: 10 keer – schuttershouding - stand: beiderzijds 4 keer – indruk fysiotherapeut: maximaal	Jaap haalt niet helemaal het verwachte niveau. Vergeleken met het uithoudingsvermogen waren deze beperkingen minder groot.
gewrichtsmobiliteit	geen bewegingsbeperkingen	Vergelijkbaar met twee jaar geleden: geen bijzonderheden.
spierlengte	spierlengte voldoende	Vergelijkbaar met twee jaar geleden: geen bijzonderheden.
tonus	normotonus	Vergelijkbaar met twee jaar geleden: geen bijzonderheden.
spasticiteit	– mm. hamstrings beiderzijds (score 1) – mm. gastrocnemii beiderzijds (score 2) – mm. soleii beiderzijds (score 2)	Vergelijkbaar met twee jaar geleden: geen bijzonderheden.
selectiviteit	de dorsaalflexoren lieten beiderzijds een gedeeltelijke synergie zien tijdens bewegen (score 1)	Vergelijkbaar met twee jaar geleden: geen bijzonderheden.
looppatroon Becher	type 0 beiderzijds: er is sprake van een normaal looppatroon	Vergelijkbaar met twee jaar geleden: geen bijzonderheden.
	Activiteiten	
GMFM-66	– 87,99 (95% confidence interval = 81,31-94,67) – net onder 75ste percentiel[27]	Jaap functioneert volgens de ontwikkelingscurve GMFCS I motorisch goed.
GMFM-88 domein D	95%	Jaap functioneert goed.
GMFM-88 domein E	97%	Jaap functioneert goed.
PEDI-ambulantieschaal	normatieve standaardscore 32,6 met een standaardfout van 1.9	Jaap scoort, vergeleken met zich normaal ontwikkelende leeftijdgenoten, binnen de norm.
PEDI-verzorgingsassistentie	normatieve standaardscore < 10	Jaap wordt door zijn ouders meer geholpen dan nodig is.

Samenvatting onderzoeksbevindingen – problemen

Uit de anamnese komt naar voren dat de patiënt inactief is. Op basis van de SRT-I en MPST kan worden geconcludeerd dat hij over zowel een verminderde aerobe als een verminderde anaerobe capaciteit beschikt. Middels de 10 × 5 Meter Sprint Test blijkt zijn lage behendigheid. En ten slotte staat vast dat hij door zijn ouders meer wordt geholpen dan nodig op het domein Ambulantie (PEDI).

Te verwachten problemen

Een inactieve levensstijl kan leiden tot gezondheidsrisico's en deconditionering.[28] Daarnaast kunnen er participatieproblemen ontstaan, wanneer Jaap niet goed kan meekomen met zijn leeftijdgenoten.

STROOMDIAGRAM FASE III: DEFINITIEVE HYPOTHESES, ADVIES EN BEHANDELDOELSTELLINGEN

Definitieve hypotheses casus A, Jaap	
H1	De problemen met lopen en rennen zijn ontstaan door inactiviteit, waardoor het kind een verminderd anaeroob en aeroob uithoudingsvermogen heeft. (AANGENOMEN)
H2	De problemen met lopen en rennen zijn ontstaan door een toename van secundaire problemen als gevolg van de cerebrale bewegingsstoornis. (VERWORPEN *op basis van standaard lichamelijk onderzoek*)
H3	De problemen met lopen en rennen zijn ontstaan doordat de primaire problemen op deze leeftijd meer tot uiting komen, waarbij het kind aan zijn maximale functionele mogelijkheden komt. (VERWORPEN *op basis van SRT-I, MPST, 10 × 5 Meter Sprint Test*)
H4	*(Was reeds verworpen)*
H5	*(Was reeds verworpen)*
H6	*(Was reeds verworpen)*

Verklaring

De problemen met lopen en rennen lijken ontstaan door inactiviteit, waardoor Jaap een verminderd anaeroob en aeroob uithoudingsvermogen heeft. Hierdoor kan hij activiteiten minder lang volhouden en is hij sneller vermoeid. De inactiviteit komt naar voren uit de anamnese: zowel zijn ouders als school lijken op motorisch gebied weinig eisen aan Jaap te stellen en hem te onderstimuleren. Dit blijkt ook uit de discrepantie bij de PEDI. Jaap krijgt van zijn ouders meer hulp dan noodzakelijk.

Uit de SRT-I, MPST en de 10 × 5 Meter Sprint Test komt naar voren dat Jaap erg laag scoort in vergelijking met kinderen met dezelfde lengte. De groep kinderen die getest zijn voor de referentiewaarden van deze tests, bestaat uit kinderen die onder behandeling waren van een revalidatiecentrum of onderwijs volgden in het speciaal onderwijs. Jaap gaat naar het reguliere onderwijs en heeft geen cognitieve beperkingen. De verwachting vooraf was dan ook dat Jaap goed zou moeten kunnen meekomen met deze groep; zijn lage score komt onverwacht.

Probleemstelling

De patiënt is een 7-jarige jongen die een minder actieve levensstijl heeft. Hij wordt qua bewegen en fitheid ondergestimuleerd door zijn ouders en school. Dit heeft geresulteerd in een verminderd aeroob en anaeroob uithoudingsvermogen, waardoor hij activiteiten minder lang volhoudt en sneller vermoeid is.

Indicatie kinderfysiotherapie

In verband met de actuele problemen (inactiviteit, verminderde aerobe capaciteit en verminderde anaerobe capaciteit) en de te verwachten problemen (gezondheidsrisico's en participatieproblemen die hieruit kunnen ontstaan[28]) is kinderfysiotherapeutische behandeling geïndiceerd. Deze bestaat naast individuele behandeling uit begeleiding van ouders en omgeving met betrekking tot de mogelijkheden van Jaap en de eisen die aan hem gesteld kunnen en moeten worden.

Doelstellingen

1 Binnen 2 weken zijn de ouders en de omgeving op de hoogte van de motorische mogelijkheden van Jaap en de gevaren van inactiviteit. Zij moeten in staat zijn Jaap te motiveren en te stimuleren om te bewegen.
2 In een periode van 3 maanden zullen de aerobe en anaerobe capaciteit van Jaap verbeterd moeten zijn, waardoor hij goed kan meekomen bij activiteiten als buitenspelen en gymmen.

STROOMDIAGRAM FASE IV: MEETINSTRUMENTEN, BEHANDELING EN EVALUATIE

Evaluatieve meetinstrumenten en evaluatie plan

1 In een gesprek van de fysiotherapeut met de ouders en school wordt gecontroleerd of het belang van bewegen voor Jaap wordt onderkend en hoe de toepassing is in het dagelijks leven van Jaap. Aan het einde van de therapie van Jaap wordt nogmaals gecontroleerd of

deze doelstelling behaald is. Ook zal worden gekeken of het activiteitenpatroon gecontinueerd wordt na stoppen van de behandeling. De effecten van training gaan namelijk verloren wanneer kinderen met CP stoppen met bewegen.[29]

2 Door hernieuwde afname van de PEDI, Functionele Vaardigheden Schaal en Verzorgingsassistentieschaal domein Ambulantie zal worden geëvalueerd of de ouders hem niet meer te veel hulp bieden. Deze afname zal plaatsvinden na drie maanden.
3 Aan de hand van hernieuwde afname na drie maanden van de SRT-I, MPST en de 10 × 5 Meter Sprint Test wordt gemeten of de aerobe en anaerobe capaciteit zijn toegenomen.

Behandeling

Kinderfysiotherapie zal bestaan uit functionele intervaltraining. Bij kinderen met CP is aangetoond dat functionele intervaltraining leidt tot verbetering van zowel de aerobe als anaerobe capaciteit, maar ook tot verbetering van behendigheid, spierkracht en aspecten van participatie.[29] Uit het oogpunt van kosteneffectiviteit en het aspect van 'samen sporten' geniet het de voorkeur om deze behandeling groepsgewijs aan te bieden. In tabel 3.2 staat welke FITT-factoren (frequentie, intensiteit, tijd en type) tijdens de behandeling zullen worden gehanteerd.

Tabel 3.2 FITT-factoren[29,30]

Frequentie	minimaal 2 keer per week
Intensiteit	90-100% maximale hartfrequentie: maximaal
Tijd	45 minuten
Type	functionele oefeningen gericht op het lopen/rennen

Instructie aan de ouders en omgeving van Jaap (bijvoorbeeld school) is gericht op het inzien van het belang van bewegen bij kinderen met CP[30] en om duidelijk te maken hoe Jaap een actief levenspatroon kan realiseren, op de integratie van een actieve levensstijl in zijn dagelijks leven en op het oppakken van een sport.

3.3 Uitwerking casus B

STROOMDIAGRAM FASE II: ANAMNESE EN BIJGESTELDE HYPOTHESES

PIF's

Oscar heeft in zijn leven meermaals een periode met kinderfysiotherapeutische behandeling gehad bij dezelfde kinderfysiotherapeut. Toen hij 5 jaar was, is hij nog een keer helemaal getest in het revalidatiecentrum. Zijn ouders zijn nu naar de huisarts gegaan omdat Oscar steeds duidelijker een kwantitatief verschil in lopen en rennen laat zien in vergelijking met zijn klasgenootjes. Hij speelt veel buiten en zit nu twee jaar op voetbal. De laatste tijd valt het zijn ouders steeds meer op dat hij niet zo goed meer kan meekomen met bijvoorbeeld rennen. Hij ontwikkelt zichzelf nog wel in de snelheid van rennen, maar hij kan zijn leeftijdgenoten toch niet meer zo goed bijhouden als voorheen. Hierdoor wordt hij bijvoorbeeld minder gekozen met tikspelletjes of partijtjes voetbal, en ontstaan er ook problemen bij bijvoorbeeld de voetbaltraining. Oscar doet wel erg zijn best om mee te komen en is erg actief. Zijn ouders stimuleren hem en gaan bijvoorbeeld extra met hem trainen. Zij vinden ook dat hun zoon het afgelopen jaar achteruit is gegaan in zijn manier van lopen: hij belast zijn voeten niet meer plantigraad tijdens de midstance. Oscar draagt sinds een halfjaar semi-orthopedische schoenen. Zijn ouders zijn niet tevreden over de schoenen, omdat Oscars looppatroon niet is verbeterd. Oscar zit sinds het begin van het nieuwe schooljaar in groep 3 van het regulier onderwijs. Hij moet vaker aan tafel werken dan in groep 1 en 2. Hij houdt van buitenspelen en sporten, en is een zeer actieve jongen. Tijdens het buitenspelen en de gymles verwachten de leerkrachten dat hij gewoon meedoet met zijn leeftijdgenoten: ze stellen aan hem dezelfde eisen. Wel is het hen opgevallen dat Oscar niet meer zo gemakkelijk meekomt en dat hij hierdoor minder snel gekozen wordt. Hij vindt dit vervelend en doet hierdoor alleen nog maar meer zijn best.
Oscar is het afgelopen jaar niet opvallend gegroeid.

Bijgestelde hypotheses casus B, Oscar	
H1	De problemen met lopen en rennen zijn ontstaan doordat de primaire problemen op deze leeftijd meer tot uiting komen, waarbij het kind aan zijn maximale functionele mogelijkheden komt. (AANHOUDEN)
H2	De problemen met lopen en rennen zijn ontstaan door overvraging. (AANHOUDEN)
H3	De problemen met lopen en rennen zijn ontstaan door een toename van secundaire problemen als gevolg van de cerebrale bewegingsstoornis. (AANHOUDEN)
H4	De problemen met lopen en rennen zijn ontstaan door een tonustoename door een verhoogd activiteitenpatroon. (AANHOUDEN)
H5	De problemen met de kwaliteit van zijn looppatroon zijn te wijten aan onvoldoende ondersteuning van het looppatroon bij het dragen van semi-orthopedisch schoeisel. (TOEVOEGEN)
H6	De problemen met lopen en rennen zijn ontstaan door inactiviteit. (VERWERPEN *op basis van anamnese)*
H7	De problemen met lopen en rennen zijn ontstaan door lichamelijke groei. (VERWERPEN *op basis van anamnese)*

STROOMDIAGRAM FASE II: ONDERZOEK OP ICF-CY-NIVEAU

Methode

De therapeut kiest voor relevante, dikwijls ziektespecifieke, meetinstrumenten om de vijf aangehouden bijgestelde hypotheses te toetsen. Alle gekozen instrumenten zijn geschikt om in een eerstelijnspraktijk af te nemen. De resultaten van de afgenomen tests staan verderop in tabel 3.3.

Functies en anatomische eigenschappen

De mobiliteit van de gewrichten, de lengte van de spieren, de selectiviteit van de spierfunctie, de tonus en spasticiteit worden getest conform het protocol *Lichamelijk onderzoek bij kinderen en volwassenen met Centraal Motorische Parese.*[21]
Door het gangbeeld van Oscar te classificeren met de typering volgens Becher, werd een indruk verkregen van zijn looppatroon. Zijn gangbeeld werd ook geanalyseerd met de methode volgens het Human Movement Laboratory (quickscan) om een indruk te krijgen van de

voorwaarden voor het lopen (stabiliteit in standfase, loskomen van de voet in de zwaaifase, voorbereiden van stand van de voet in zwaaifase op voetcontact, voldoende stapgrootte, behoud van energie).

Activiteiten

De GMFM is afgenomen om een indruk te krijgen van de motorische mogelijkheden van Oscar.

Tabel 3.3 Bevindingen onderzoek casus B, Oscar

Test	Resultaat	Interpretatie
	Functies en anatomische eigenschappen	
gewrichtsmobiliteit	lichte bewegingsbeperkingen aanwezig in de heupextensie en heupexorotatie beiderzijds	Vergelijkbaar met twee jaar geleden: geen bijzonderheden.
spierlengte	popliteale hoek licht beperkt (extensie knie met 90 graden heupflexie, de lengte van de mm. hamstrings wordt gemeten)	Vergelijkbaar met twee jaar geleden: geen bijzonderheden.
tonus	normotonus	Vergelijkbaar met twee jaar geleden: geen bijzonderheden.
spasticiteit	– mm. abductoren beiderzijds (score 1) – mm. hamstrings beiderzijds (score 2) – mm. gastrocnemii beiderzijds (score 2) – mm. soleii beiderzijds (score 2)	Vergelijkbaar met twee jaar eleden: geen bijzonderheden.
selectiviteit	– er is sprake van een gedeeltelijke synergie bij het bewegen van de extensoren van de knie en abductoren van de heup (score 1) – geen selectiviteit mogelijk (totale synergie) in de dorsaalflexoren van de enkels (score 0 beiderzijds)	Vergelijkbaar met twee jaar geleden: geen bijzonderheden.
looppatroon Becher, quickscan	– type IV beiderzijds (geen hakcontact tijdens midstance met flexie van de knie) – met semi-orthopedische schoenen een vergelijkbaar looppatroon	Het belangrijkste probleem in de voorwaarden voor het lopen lijkt te liggen in een verminderde stabiliteit tijdens de standfase.
	Activiteiten	
GMFM-66	– 72,16 (95% confidence interval = 68,83-75,49) – hoger dan 75ste percentiel en lager dan 90ste percentiel	Oscar functioneert volgens de ontwikkelingscurve GMFCS II motorisch goed.
GMFM-88 domein D	90%	Oscar functioneert goed.
GMFM-88 domein E	74%	Oscar functioneert goed.

Samenvatting onderzoeksbevindingen – problemen

De semi-orthopedische schoenen voldoen niet: ze beïnvloeden het looppatroon van Oscar onvoldoende en bieden hem onvoldoende stabiliteit.
Oscar lijkt, gezien zijn aandoening, prima te functioneren binnen zijn motorische mogelijkheden: geen problemen.

Te verwachten problemen

Indien de eisen die aan hem gesteld worden, te hoog blijven, kan er bij Oscar onzekerheid ontstaan over zijn functioneren.

STROOMDIAGRAM FASE III: DEFINITIEVE HYPOTHESES, ADVIES EN BEHANDELDOELSTELLINGEN

Definitieve hypotheses casus B, Oscar	
H1	De problemen met lopen en rennen zijn ontstaan doordat de primaire problemen op deze leeftijd meer tot uiting komen, waarbij het kind aan zijn maximale functionele mogelijkheden komt. *(AANGENOMEN op basis van anamnese en onderzoeksgegevens)*
H2	De problemen met lopen en rennen zijn ontstaan door overvraging. *(AANGENOMEN op basis van anamnese en onderzoeksgegevens)*
H3	De problemen met de kwaliteit van zijn looppatroon zijn te wijten aan onvoldoende ondersteuning van het looppatroon bij het dragen van semi-orthopedisch schoeisel. *(AANGENOMEN op basis van ganganalyse)*
H4	De problemen met lopen en rennen zijn ontstaan door een toename van secundaire problemen als gevolg van de cerebrale bewegingsstoornis. *(VERWORPEN op basis van standaard lichamelijk onderzoek)*
H5	De problemen met lopen en rennen zijn ontstaan door een tonustoename door een verhoogd activiteitenpatroon. *(VERWORPEN op basis van standaard lichamelijk onderzoek en gangbeeldanalyse)*
H6	*(Was reeds verworpen)*
H7	*(Was reeds verworpen)*

Verklaring

Oscar functioneert motorisch prima. Hij beheerst goed de motorische vaardigheden die passen bij zijn ontwikkelingsprofiel. Dit komt naar voren in een percentielwaarde tussen de 75 en 90, gemeten met de GMFM-66. Daarnaast is hij dagelijks erg actief en heeft hij gezien zijn actieve levensstijl en sportbeoefening voldoende bewegingsmomenten. Oscar lijkt aan het plafond van zijn mogelijkheden te functione-

ren. De kwantitatieve problemen die worden aangegeven bij het lopen en rennen lijken dan ook gebaseerd te zijn op het feit dat het verschil met 'zich normaal ontwikkelende leeftijdgenootjes' nu duidelijker naar voren komt. De ouders en omgeving van Oscar hebben onvoldoende inzicht in zijn ontwikkelingsprofiel en overvragen hem op dit gebied.
Daarnaast lijkt het probleem in de kwaliteit van het looppatroon te kunnen worden verklaard door onvoldoende ondersteuning door het semi-orthopedisch schoeisel. Oscar lijkt, gezien het feit dat er sprake is van een looppatroon type IV volgens Becher, meer baat te hebben bij enkel-voetortheses (EVO's). Deze EVO's zullen hem helpen met het creëren van een volledig voetcontact tijdens de midstance en zullen tevens de strekking van de knieën en heupen ondersteunen.

Probleemstelling

De patiënt is een 7-jarige jongen die, gezien zijn aandoening, motorisch prima functioneert. Hij heeft een actieve levensstijl en participeert goed binnen de maatschappij. Zijn ouders en omgeving hebben onvoldoende inzicht in zijn mogelijkheden. Hierdoor verwachten ze motorische vaardigheden van hem die hij niet kan waarmaken. Hij functioneert momenteel motorisch aan het plafond van zijn kunnen. Daarnaast zijn de huidige schoenen ontoereikend.

Indicatie kinderfysiotherapie

Individuele kinderfysiotherapeutische behandeling is niet geïndiceerd. Wel zal er instructie aan de ouders en omgeving worden gegeven over de motorische mogelijkheden van Oscar. Ook zal de ouders geadviseerd worden contact op te nemen met de revalidatiearts in verband met het advies voor het gaan dragen van EVO's. Oscar kan dan gezien worden door een orthopedisch instrumentmaker in een revalidatiecentrum waar, in overleg met de revalidatiearts, EVO's aangemeten kunnen worden.

Doelstellingen

1 De ouders en omgeving van Oscar zijn op de hoogte van zijn motorische mogelijkheden, die passen bij zijn aandoening: zij zullen hem niet meer overvragen.
2 Oscar wordt terugverwezen naar de revalidatiearts voor het aanmeten van EVO's.

STROOMDIAGRAM FASE IV: MEETINSTRUMENTEN, BEHANDELING EN EVALUATIE

Evaluatieve meetinstrumenten en evaluatie plan

Wanneer Oscar zijn nieuwe EVO's heeft gekregen en deze goed zijn afgesteld, zal er een nieuwe ganganalyse worden uitgevoerd. Hiermee zal de kwaliteit van zijn looppatroon geëvalueerd worden.

Behandeling

Er is geen indicatie voor fysiotherapeutische behandeling.

3.4 Uitwerking casus C

STROOMDIAGRAM FASE II: ANAMNESE EN BIJGESTELDE HYPOTHESES

PIP's

Tim heeft gedurende zijn leven meermaals een periode kinderfysiotherapeutische behandeling gehad bij dezelfde kinderfysiotherapeut. Hij heeft zich het laatste jaar goed ontwikkeld en is een actieve jongen. Tim loopt middellange en korte afstanden met een dorsale rollator type Nurmi en draagt statische EVO's. Hij kan nu vijf seconden los staan en loopt heel kleine stukjes los (tussen objecten 1 meter uit elkaar); de ontwikkeling van het lopen stagneert nu echter. Tims ouders merken op dat onder meer het traplopen problemen oplevert. Hij kan thuis niet veilig de trap op- en aflopen en wordt te zwaar om te tillen. Daarnaast is er de laatste maanden een lichte achteruitgang waarneembaar in de kwaliteit van zijn looppatroon; Tim loopt meer met gebogen knieën en heupen en meer op zijn tenen.
De ouders hebben een realistische kijk op de mogelijkheden van Tim en stimuleren hem voldoende in de thuissituatie. Tim is het afgelopen jaar hard gegroeid; het activiteitenpatroon is gelijk gebleven.
Tim zit sinds het begin van het schooljaar in groep 3 van het regulier onderwijs. Hij moet vaker aan tafel werken dan in groep 1 en 2. De leerkrachten weten wat ze motorisch van Tim kunnen vragen en zorgen er ook voor dat hij motorisch actief is op school. Er is een periode ambulante begeleiding geweest, waardoor de leerkrachten goed zijn begeleid in hetgeen ze van Tim kunnen vragen en hoe ze het schoolprogramma, zoals de gymles, op zijn mogelijkheden kunnen aanpassen. Tim maakt op school voor alle afstanden gebruik van zijn looprek. De cognitie van Tim is gemiddeld.

Bijgestelde hypotheses casus C, Tim	
H1	De problemen met de ontwikkeling van de loopvaardigheid en het loslopen zijn ontstaan door een toename van secundaire problemen als gevolg van de cerebrale bewegingsstoornis. (AANHOUDEN)
H2	De problemen met de ontwikkeling van de loopvaardigheid en het loslopen zijn ontstaan door lichamelijke groei. (AANHOUDEN)
H3	De problemen met de ontwikkeling van de loopvaardigheid en het loslopen zijn ontstaan doordat de primaire problemen op deze leeftijd meer tot uiting komen, waarbij het kind aan zijn maximale functionele mogelijkheden komt. (AANHOUDEN)
H4	De problemen met de ontwikkeling van de loopvaardigheid en het loslopen zijn ontstaan door inactiviteit. (VERWERPEN *op basis van anamnese*)
H5	De problemen met de ontwikkeling van de loopvaardigheid en het loslopen zijn ontstaan door een tonustoename door een verhoogd activiteitenpatroon. (VERWERPEN *op basis van anamnese*)

STROOMDIAGRAM FASE II: ONDERZOEK OP ICF-CY-NIVEAU

Methode

De therapeut kiest voor relevante, dikwijls ziektespecifieke, meetinstrumenten om de drie aangehouden bijgestelde hypotheses te toetsen. Alle gekozen instrumenten zijn geschikt om in een eerstelijnspraktijk af te nemen. De resultaten van de afgenomen tests staan verderop in tabel 3.4.

NPIP's

Functies en anatomische eigenschappen

De mobiliteit van de gewrichten, de lengte van de spieren, de selectiviteit van de spierfunctie, de tonus en spasticiteit worden getest met het protocol *Lichamelijk onderzoek bij kinderen en volwassenen met CMP*. Door het afnemen van de grofmotorische vaardigheden, beschreven in dit protocol, wordt een indruk verkregen van de spierfunctie.
Door het gangbeeld van Tim te classificeren met de typering volgens Becher, wordt een indruk verkregen van zijn looppatroon. Tevens wordt zijn gangbeeld geanalyseerd met de methode volgens het Human Movement Laboratory (quickscan) om een beeld te krijgen van de voorwaarden voor het lopen (stabiliteit in standfase, loskomen van de voet in de zwaaifase, voorbereiden van stand van de voet in zwaaifase

Tabel 3.4 Bevindingen onderzoek casus C, Tim

Test	Resultaat	Interpretatie
	Functies en anatomische eigenschappen	
gewrichtsmobiliteit	lichte bewegingsbeperkingen aanwezig in de heupextensie en heup-exorotatie beiderzijds	vergelijkbaar met 1 jaar geleden: geen bijzonderheden
spierlengte	– lengte mm. hamstrings is onvoldoende: popliteale hoek links 70 graden, rechts 50 graden – lengte mm. gastrocnemii beiderzijds verkort; dorsaalflexie links en rechts met correctie subluxatie os naviculaire 0 graden	spierlengte is verminderd vergeleken met 1 jaar geleden: er is sprake van een achteruitgang
tonus	normotonus	vergelijkbaar met 1 jaar geleden: geen bijzonderheden
spasticiteit	– mm. abductoren beiderzijds (score 2) – mm. hamstrings beiderzijds (score 3) – mm. soleii beiderzijds (score 2) – mm. gastrocnemii beiderzijds (score 3)	De kwaliteit van de spierreactie van de mm. hamstrings en de mm. gastrocnemii is veranderd van score 2 naar score 3. Tevens treedt de angle of catch eerder op bij de mm. hamstrings, de mm. soleii en de mm. gastrocnemii vergeleken met 1 jaar geleden. Er is sprake van een achteruitgang.
selectiviteit	de selectiviteit van de spierfunctie is verminderd in de onderste extremiteiten: heupflexoren, heupabductoren en knie-extensoren beiderzijds score 1; in de dorsaalflexoren van de enkel is er sprake van een parese, waardoor het niet mogelijk is dit item uit te voeren	vergelijkbaar met 1 jaar geleden
grofmotorische vaardigheden	– hielenloop, tenenstand, schuttershouding en stand op één been kunnen niet worden uitgevoerd – squatten vijf keer met lichte steun aan de handen	vergelijkbaar met 1 jaar geleden; er is sprake van spierfunctieproblemen in de onderste extremiteiten
looppatroon Becher, quickscan	– type IV beiderzijds (geen hakbelasting tijdens midstance met flexie van de knie) – met schoenen en EVO's vergelijkbaar looppatroon	vergeleken met 1 jaar geleden is de flexie van de knieën en heupen toegenomen tijdens de midstance; er zijn problemen in de voorwaarden van het lopen met de stabiliteit in de standfase en het vrijmaken van de voet

Test	Resultaat	Interpretatie
	Activiteiten	
GMFM-66	– 53,62 (95% confidence interval = 51,21-56,03) – 50ste percentiel	enkele passen los lopen ligt binnen het bereik van Tim
GMFM-88 domein D	38%	vergeleken met 1 jaar geleden heeft Tim zich goed doorontwikkeld
GMFM-88 domein E	15%	Vergeleken met 1 jaar geleden heeft Tim zich goed doorontwikkeld.

op voetcontact, voldoende stapgrootte, behoud van energie). Het gaan is bekeken met behulp van zijn dorsale rollator.

Activiteiten

De GMFM is afgenomen om een indruk te krijgen van de motorische mogelijkheden van Tim.

Samenvatting onderzoeksbevindingen – problemen

De spierlengte van de mm. hamstrings en mm. gastrocnemii is verminderd in vergelijking met 1 jaar geleden: er is sprake van onvoldoende spierlengte.
De spasticiteit lijkt toegenomen. De kwaliteit van de spierreactie is veranderd van 2 naar 3 bij de mm. hamstrings en de mm. gastrocnemii beiderzijds. Ook is de angle of catch eerder gemeten in de mm. hamstrings, mm. soleii en de mm. gastrocnemii beiderzijds.
De kwaliteit van het looppatroon is verslechterd in vergelijking met 1 jaar geleden: er is sprake van een toegenomen heup- en knieflexie tijdens midstance. Ook zijn er problemen met de stabiliteit in de standfase en het vrijmaken van de voet.

Te verwachten problemen

Wanneer er geen interventie plaatsvindt, zal de spierlengte van de spieren van de onderste extremiteiten waarschijnlijk afnemen, de spasticiteit toenemen en de kwaliteit van het lopen verder verslechteren. De functionele mogelijkheden van Tim zullen hierdoor waarschijnlijk afnemen.

STROOMDIAGRAM FASE III: DEFINITIEVE HYPOTHESES, ADVIES EN BEHANDELDOELSTELLINGEN

Definitieve hypotheses casus C, Tim	
H1	De problemen met de ontwikkeling van de loopvaardigheid en het loslopen zijn ontstaan door een toename van secundaire problemen als gevolg van de cerebrale bewegingsstoornis. *(AANGENOMEN op basis van standaard lichamelijk onderzoek)*
H2	De problemen met de ontwikkeling van de loopvaardigheid en het loslopen zijn ontstaan door lichamelijke groei. *(AANGENOMEN op basis van anamnese)*
H3	De problemen met de ontwikkeling van de loopvaardigheid en het loslopen zijn ontstaan doordat de primaire problemen op deze leeftijd meer tot uiting komen, waarbij het kind aan zijn maximale functionele mogelijkheden komt. *(VERWORPEN op basis van GMFM-gegevens en standaard lichamelijk onderzoek)*
H4	*(Was reeds verworpen)*
H5	*(Was reeds verworpen)*

Verklaring

De stagnatie in de ontwikkeling van de loopvaardigheid en het loslopen lijkt te maken te hebben met een toename van secundaire problemen. Tim heeft het afgelopen jaar een groeispurt doorgemaakt en uit de afname van het protocol *Lichamelijk onderzoek bij kinderen en volwassenen met Centraal Motorische Parese* blijkt dat er bij hem momenteel spierverkortingen van de mm. hamstrings en de mm. gastrocnemii aanwezig zijn. Daarnaast is de mate van spasticiteit toegenomen in de mm. hamstrings en mm. gastrocnemii. Dit alles leidt tot een verslechtering van het looppatroon; er is namelijk sprake van een toename van de flexie in heupen en knieën tijdens midstance. Tevens is de stabiliteit en het vrijmaken van de voet verslechterd.
Uit de GMFM blijkt dat Tim zich wel heeft ontwikkeld in vergelijking met een jaar geleden, voornamelijk op de items met betrekking tot het staan en lopen. Gezien zijn ontwikkeling tot nu toe is de verwachting dat Tim zich nog verder kan ontwikkelen. Er moet echter wel rekening gehouden worden met het feit dat deze ontwikkeling waarschijnlijk minder snel zal gaan dan bij gewone kinderen en dat er een plafond zit aan zijn ontwikkelingsmogelijkheden.[27]
De statische EVO's die hij draagt, lijken zijn looppatroon onvoldoende te ondersteunen. Hij lijkt meer stabiliteit nodig te hebben, evenals meer stimulatie tot extensie in zijn knieën en heupen.

Probleemstelling

De patiënt is een 7-jarige jongen bij wie de ontwikkeling van de loopvaardigheid en het loslopen stagneert. Hij is actief en participeert goed. Zijn ouders en omgeving hebben een realistisch beeld van zijn mogelijkheden. Door de groei en toename van secundaire problemen (toename spasticiteit, afname spierlengte) is er een achteruitgang van de kwaliteit van het looppatroon te zien en wordt het voor de jongen moeilijker om activiteiten op het gebied van staan en lopen uit te voeren. De statische EVO's lijken niet meer te voldoen.

Indicatie kinderfysiotherapie

Individuele kinderfysiotherapeutische behandeling is geïndiceerd. Er zal overleg met de revalidatiearts plaatsvinden in verband met een indicatie voor botulinetoxine A-behandeling (BTX-A-behandeling) en het aanmeten van Floor Reaction Ortheses (FRO's). Door toediening van BTX-A wordt de spinale reflex in het efferente deel ter plaatse van de neuromusculaire overgang partieel tijdelijk geblokkeerd, waardoor er een tijdelijke verlaging van de spasticiteit in de ingespoten spieren wordt verwacht. Het gevolg daarvan zal zijn dat Tim zijn loopvaar-

digheden beter kan trainen.[15] Een FRO corrigeert knieflexie naar knie-extensie door de grondreactiekracht in de standfase na voorvoetlanding.[5]
Indien de revalidatiearts een indicatie BTX-A-behandeling stelt met nabehandeling onderbeengips gedurende drie weken, zal er een intensieve nabehandeling kinderfysiotherapie plaatsvinden.

Doelstellingen (na BTX-A-behandeling)

1 Tim loopt over 2 maanden veilig en met behulp van twee leuningen de trap op en zet zijn andere voet bij.
2 Tim staat over 3 maanden 10 seconden los.
3 Tim loopt over 4 maanden veilig en met behulp van twee leuningen de trap af en zet zijn andere voet bij.
4 Tim loopt over 6 maanden los tussen objecten die 3 meter van elkaar staan.

STROOMDIAGRAM FASE IV: MEETINSTRUMENTEN, BEHANDELING EN EVALUATIE

Evaluatieve meetinstrumenten en evaluatie plan

1 Door observatie en een gesprek met de ouders zal gekeken worden of de doelstellingen behaald zijn. Er wordt gekeken of Tim de activiteiten, genoemd in de doelstellingen, kan uitvoeren en of hij ze ook daadwerkelijk uitvoert in de thuis- en schoolsituatie.
2 De herhaalde GMFM kan objectiveren of Tim zich grofmotorisch verder ontwikkeld heeft.[22,23] Alleen domein D en E (zowel met als zonder FRO's) zullen afgenomen worden, aangezien deze domeinen aansluiten bij de hulpvraag van Tim en zijn ouders.

Behandeling

De kinderfysiotherapie zal bestaan uit functionele oefentherapie, die gericht is op het lopen en staan van Tim, in een frequentie van vier keer per week gedurende drie maanden. Hierna zal de frequentie aangepast worden aan de situatie zoals die op dat moment is.[31,32] De behandeling zal twee keer per week op de school van Tim plaatsvinden en twee keer per week in de praktijk. Activiteiten die geoefend worden zijn onder meer het staan met weinig steun, losstaan, op- en afstappen met steun, lopen met een loophulpmiddel (eiffeltjes) en lopen tussen objecten. De principes van motorische controle en van motorisch leren worden toegepast en er zal gebruik worden gemaakt van extrinsieke feedback en feedforward. Er wordt zowel gewerkt aan het aanleren

van de juiste motorprogramma's, als aan aspecten van spierfunctie en coördinatie.
Tim krijgt het advies zijn FRO's met regulier schoeisel de gehele dag te dragen.

3.5 Afkortingen en begrippen

In de volgende tabel staan de afkortingen en begrippen die in dit hoofdstuk ter sprake zijn gekomen bij de behandeling van de verschillende patiënten.

Afkortingen en begrippen

	Verklaring
10 × 5 Meter Sprint Test	veldtest voor kinderen en jongeren met CP om hun behendigheid tijdens rennen te meten
Becher, typering volgens	classificatiesysteem in vijf verschillende looppatronen en waarbij per been wordt gekeken welk looppatroon wordt waargenomen
CP	cerebrale parese klinisch syndroom met een houdings- of bewegingsstoornis, dat beperkingen in activiteiten veroorzaakt
Functionele Spierkracht Test	test om de functionele spierkrachtcapaciteit te meten
GMFCS	Gross Motor Function Classification System valide en betrouwbare classificatie die een onderscheid maakt naar de ernst van de CP op activiteitenniveau
GMFM	Gross Motor Function Measure instrument om motorische mogelijkheden van kinderen en jongeren met CP te meten
MACS	Manual Ability Classification System betrouwbare classificatie in vijf niveaus voor kinderen van 4-18 jaar met CP, op het gebied van handvaardigheid en het hanteren van voorwerpen
MPST	Muscle Power Sprint Test veldtest, specifiek voor kinderen en jongeren met CP, om hun anaerobe uithoudingsvermogen te meten
NPIP's	Non-Patient Identified Problems door anderen gesignaleerde problemen
OMNI-schaal	ordinale schaal van 0-10 om (bij inspanning) ervaren vermoeidheid aan te geven
PEDI	Pediatric Evaluation of Disability Inventory vragenlijst die bij ouders van jonge kinderen afgenomen wordt in de vorm van een gestructureerd interview en is bedoeld voor het beoordelen van de functionele status van kinderen van 6 maanden tot $7^1/_2$ jaar met aandoeningen die resulteren in fysieke beperkingen, eventueel gecombineerd met cognitieve beperkingen

	Verklaring
PIP's	Patient Identified Problems door de patiënt ervaren problemen
quickscan	methode volgens het Human Movement Laboratory om een indruk te krijgen van het gangbeeld (looppatroon)
SCPE	Surveillance of Cerebral Palsy in Europed de meest recente en internationaal geaccepteerde classificatie met betrekking tot de indeling naar het type bewegingsstoornis
SRT-I	Shuttle Run Test protocol-I instrument om de aerobe capaciteit te testen

Literatuur

1 Rosenbaum P, Paneth N, Leviton A, Goldstein M, Bax M, Damiano D, et al. A report: the definition and classification of cerebral palsy April 2006. Dev Med Child Neurol Suppl 2007;109:8-14.
2 The Definition and Classification of Cerebral Palsy. Dev Med Child Neurol 2007; 49(s109):1-44.
3 Becher JG, Pangalila RF, Vermeulen RJ, Barneveld TA, Raats CJI. Richtlijn diagnostiek en behandeling van kinderen met spastische Cerebrale Parese. Utrecht: Nederlandse Vereniging van Revalidatieartsen, 2006.
4 Kwakkel G, Gorter JW. Centraal neurologische aandoeningen. In: R. van Empelen, R. Nijhuis-van der Sanden, A. Hartman (eds.), Kinderfysiotherapie, p. 151-182. Maarssen: Elsevier Gezondheidszorg, 2e druk, 2006.
5 Becher JG, Gorter JW, Vermeulen RJ. Cerebrale Parese. In: M.J. Meihuizen-de Regt, J.M.H. de Moor, A.H.M. Mulders (eds.), Kinderrevalidatie, p. 255-307. Assen: Koninklijke Van Gorcum BV, 2009.
6 Gorter JW, Rosenbaum PL, Hanna SE, Palisano RJ, Bartlett DJ, Russell DJ, et al. Limb distribution, motor impairment, and functional classification of cerebral palsy. Dev Med Child Neurol 2004;46(7):461-7.
7 Wood E, Rosenbaum P. The gross motor function classification system for cerebral palsy: a study of reliability and stability over time. Dev Med Child Neurol 2000; 42(5):292-6.
8 Palisano R, Rosenbaum P, Walter S, Russell D, Wood E, Galuppi B. Development and reliability of a system to classify gross motor function in children with cerebral palsy. Dev Med Child Neurol 1997;39(4):214-23.
9 Palisano RJ, Rosenbaum P, Bartlett D, Livingston MH. Content validity of the expanded and revised Gross Motor Function Classification System. Dev Med Child Neurol 2008;50(10):744-50.
10 Palisano R, Rosenbaum P, Bartlett D, Livingston M. GMFCS-E&R. Internet: www.canchild.ca. 2007. Ref Type: Electronic Citation.
11 MACS. http://www.macs.nu/files/MACS_Dutch_2010.pdf. Ref Type: Electronic Citation.
12 Eliasson AC, Krumlinde-Sundholm L, Rösblad B, Beckung E, Arner M, Ohrvall AM, et al. The Manual Ability Classification System (MACS) for children with cerebral palsy: scale development and evidence of validity and reliability. Dev Med Child Neurol 2006;48(7):549-54.

13 Wichers MJ, Schouw YT van der, Moons KG, Stam HJ, Nieuwenhuizen O van. Prevalence of cerebral palsy in The Netherlands (1977-1988). Eur J Epidemiol 2001; 17(6):527-32.
14 Wichers MJ, Odding E, Stam HJ, Nieuwenhuizen O van. Clinical presentation, associated disorders and aetiological moments in Cerebral Palsy: a Dutch population-based study. Disabil Rehabil 2005;27(10):583-9.
15 Rameckers EAA, Verschuren O, Essen P van. Centraal Neurologische Aandoeningen. In: R. van Empelen, R. Nijhuis-van der Sanden, A. Hartman (eds.), Kinderfysiotherapie, p. 427-480. Maarssen: Elsevier Gezondheidszorg, 2e druk, 2006.
16 Bodkin AW, Robinson C, Perales FP. Reliability and validity of the gross motor function classification system for cerebral palsy. Pediatr Phys Ther 2003;15(4):247-52.
17 Verschuren O, Takken T, Ketelaar M, Gorter JW, Helders PJ. Reliability and validity of data for 2 newly developed shuttle run tests in children with cerebral palsy. Phys Ther 2006;86(8):1107-17.
18 Robertson RJ, Goss FL, Boer NF, Peoples JA, Foreman AJ, Dabayebeh IM, et al. Children's OMNI Scale of Perceived Exertion: mixed gender and race validation. Med Sci Sports Exerc 2000;32:452-8.
19 Verschuren O, Takken T, Ketelaar M, Gorter JW, Helders PJ. Reliability for running tests for measuring agility and anaerobic muscle power in children and adolescents with cerebral palsy. Pediatr Phys Ther 2007;19(2):108-15.
20 Verschuren O, Ketelaar M, Takken T, Van BM, Helders PJ, Gorter JW. Reliability of hand-held dynamometry and functional strength tests for the lower extremity in children with Cerebral Palsy. Disabil Rehabil 2008;30(18):1358-66.
21 Becher J, Doorenbosch C, Folmer K, Scholtes V, Voorman J, Wolterbeek N. Standaard Lichamelijk onderzoek bij kinderen en volwassenen met een Centraal Motorische Parese. Handleiding. Amsterdam: VUmc Revalidatie, 2007.
22 Russell DJ, Rosenbaum P, Avery LM, Lane M. GMFM 66 & 88. Gross Motor Function Measure User's Manual. Ontario, Canada: Mac Keith Press, 2002.
23 Ketelaar M, Vermeer A, Helders PJ. Functional motor abilities of children with cerebral palsy: a systematic literature review of assessment measures. Clin Rehabil 1998;12(5):369-80.
24 Haley SM, Coster WJ, Haltiwanger JT, Andrellos PJ, Wassenberg-Severijnen JE, Custers JWH. PEDI-NL. Pediatric Evaluation of Disability Inventory. Harcourt Test Publishers, 2005. (Nederlandse vertaling, Amsterdam: Harwood Academic Publishers.)
25 Verschuren O, Bloemen M, Kruitwagen C, Takken T. Reference Values for Aerobic Fitness in Children, Adolescents, and Young Adults Who Have Cerebral Palsy and Are Ambulatory. Phys Ther 2010;90:1148-1156.
26 Verschuren O, Bloemen M, Kruitwagen C, Takken T. Reference values for anaerobic performance and agility in ambulatory children and adolescents with cerebral palsy. Dev Med Child Neurol. 2010 Jul 28. [Epub ahead of print] PMID: 20670284.
27 Hanna SE, Bartlett DJ, Rivard LM, Russell DJ. Reference curves for the Gross Motor Function Measure: percentiles for clinical description and tracking over time among children with cerebral palsy. Phys Ther 2008;88(5):596-607.
28 Durstine JL, Painter P, Franklin BA, Morgan D, Pitetti KH, Roberts SO. Physical activity for the chronically ill and disabled. Sports Med 2000;30(3):207-19.
29 Verschuren O, Ketelaar M, Gorter JW, Helders PJ, Uiterwaal CS, Takken T. Exercise training program in children and adolescents with cerebral palsy: a randomized controlled trial. Arch Pediatr Adolesc Med 2007; 161(11):1075-1081.

30 Takken T, Brussel M van, Hulzebos HJ. Inspanningsfysiologie bij kinderen. Houten: Bohn Stafleu van Loghum, 2008.
31 Scholtes VA, Dallmeijer AJ, Knol DL, Speth LA, Maathuis CG, Jongerius PH, et al. Effect of multilevel botulinum toxin a and comprehensive rehabilitation on gait in cerebral palsy. Pediatr Neurol 2007;36(1):30-9.
32 Scholtes VA, Dallmeijer AJ, Knol DL, Speth L, Maathuis CG, Jongerius PH, et al. The combined effect of lower-limb multilevel botulinum toxin type a and comprehensive rehabilitation on mobility in children with cerebral palsy: a randomized clinical trial. Arch Phys Med Rehabil 2007;87(12):1551-8.

4 Kind met cerebrale parese in India

Chiel Hamann, Lieke Dekkers

4.1 Inleiding

Hari Babu is een 9-jarige jongen met een cerebrale parese, ook wel cerebrale bewegingsstoornis genoemd. Hij woont in Zuid-Oost-India, in de staat Andhra Pradesh. Daar wonen 75 miljoen mensen, voornamelijk op het platteland.
In India bestaat een scheiding tussen openbare en particuliere gezondheidszorg. Slechts een derde van de gezondheidzorg is openbaar toegankelijk, tweederde is in particuliere handen. In de openbare gezondheidszorg is een continu gebrek aan investeringen, terwijl de gezondheidszorg in de particuliere sector een steeds commerciëler karakter heeft gekregen.[1] Hierdoor zijn de financiële mogelijkheden en carrièremogelijkheden in de particuliere gezondheidszorg groter en de meeste medische en paramedische experts zijn dan ook werkzaam in de particuliere centra. Over het algemeen zijn de particuliere gezondheidscentra gesitueerd in de steden. Daar woont ook het (beperkte) deel van de Indiase bevolking dat de laatste jaren beter is gaan verdienen. Het overgrote gedeelte van de bevolking woont echter nog steeds op het platteland en meestal ontberen deze mensen de financiële middelen om van goede gezondheidzorg gebruik te kunnen maken. Deze mensen hebben vanwege de hoge kosten van zorg en vervoer niet de mogelijkheid om naar een ziekenhuis of naar een gezondheidcentrum te gaan.[2,3]
Door middel van Community Based Rehabilitation-programs (CBR)[4,5] wordt geprobeerd om de mensen met een beperking toegang te geven tot de benodigde medische zorg, hulpverlening en voorzieningen. Zo poogt men de mogelijkheden van mensen met een beperking te vergroten. Daarnaast heeft het CBR-programma als doel om binnen de sociale gemeenschap de mensenrechten voor mensen met een beperking te respecteren en na te streven. Doelstellingen zijn

het vergroten van kansen, acceptatie van de mensen met een beperking en het verbeteren van de participatie in de sociale gemeenschap. In verschillende regio's zijn zogeheten 'community workers' aangesteld. Dit zijn lokale personen die mensen met een beperking helpen en de doelen van het CBR nastreven. De community worker werkt met verschillende disciplines samen, zoals de orthopedisch instrumentmaker, logopedist en fysiotherapeut.[4,5] Kinderen in deze regio's met een afwijkende (motorische) ontwikkeling worden opgespoord voor diagnostiek en voor eventuele interventie. Hierbij wordt de methode van diagnostiek en de mogelijke interventie niet bepaald door het klinisch beeld, de aandoening of de hulpvraag van de ouders, maar door externe factoren als 'health beliefs' en 'health awareness', sociale context, sociale status, economische gesteldheid en de mogelijkheid om over vervoer te beschikken.[5,6]
De casus van Hari Babu is gekozen om te illustreren dat de HOAC II ook toegepast kan worden in situaties waarbij verschillende culturele aspecten en een anders georganiseerde gezondheidszorg een rol spelen.

STROOMDIAGRAM FASE I: VERWIJZING, AANMELDING EN INITIËLE HYPOTHESES

Casus: Hari Babu

Tijdens het bezoek van een community worker en fysiotherapeut aan een dorp in Andhra Pradesh wordt Hari Babu, een magere 9-jarige jongen met een cerebrale parese (CP)[7], spastisch, bilateraal aangedaan[8], GMFCS V[9-11], MACS IV[12,13] gezien. Er is geen medische verwijzing aanwezig. De moeder van Hari Babu geeft aan dat haar zoon problemen heeft met voortbewegen, zelfredzaamheid en sociaal functioneren.

Initiële hypotheses casus Hari Babu	
H1	De problemen met voortbewegen, zelfredzaamheid en sociaal functioneren zijn ontstaan door de primaire problemen als gevolg van de CP.
H2	De problemen met voortbewegen, zelfredzaamheid en sociaal functioneren zijn ontstaan door een toename van secundaire problemen (onder andere contracturen) als gevolg van de CP.
H3	De problemen met voortbewegen, zelfredzaamheid en sociaal functioneren zijn ontstaan door lichamelijke groei.
H4	De problemen met voortbewegen, zelfredzaamheid en sociaal functioneren zijn ontstaan door acceptatieproblemen bij de moeder van het kind en onvoldoende kennis hoe met de CP om te gaan.

4.2 Uitwerking casus Hari Babu

STROOMDIAGRAM FASE II: ANAMNESE EN BIJGESTELDE HYPOTHESES

PIP's

Er zijn geen gegevens beschikbaar over de medische voorgeschiedenis van Hari Babu. De bevalling heeft thuis plaatsgevonden zonder paramedische hulp. Over de zwangerschapsduur en partus is geen informatie bekend. Na de geboorte is er geen bezoek geweest aan het consultatiebureau of artsen.

Tijdens het bezoek met de community worker wordt Hari Babu voor het eerst gezien door een fysiotherapeut. Normaal ligt de jongen de hele dag op de grond in de centrale ruimte van zijn huis. Vanwege het bezoek van de community worker en fysiotherapeut is Hari Babu op een bed gelegd. Het bed bestaat uit een houten frame met daarover een patroon van touwen dat dienst doet als matras. Hari Babu maakt contact met mensen in zijn omgeving en kan eenvoudige opdrachten uitvoeren. Hij spreekt niet, maar kan klanken maken waarmee hij communiceert met de mensen om zich heen. Hij kan zelfstandig geen transfers maken en is niet in staat zich zelfstandig te verplaatsen. Hari Babu is volledig hulpafhankelijk.

Zijn alleenstaande moeder heeft de volgende hulpvragen:

- 'Mijn kind is anders in zijn doen en laten dan de kinderen uit de buurt. Kun je hier wat aan doen?'
- 'Mijn kind functioneert anders dan andere kinderen; hij eet niet zelf. Hoe komt dit?'

Bijgestelde hypotheses casus Hari Babu	
H1	De problemen met voortbewegen, zelfredzaamheid en sociaal functioneren zijn ontstaan door primaire problemen als gevolg van de CP. (AANHOUDEN)
H2	De problemen met voortbewegen, zelfredzaamheid en sociaal functioneren zijn ontstaan door een toename van secundaire problemen (onder andere contracturen) als gevolg van de CP. (AANHOUDEN)
H3	De problemen met voortbewegen, zelfredzaamheid en sociaal functioneren zijn ontstaan door lichamelijke groei. *(VERWERPEN op basis van anamnese)*
H4	De problemen met voortbewegen, zelfredzaamheid en sociaal functioneren zijn ontstaan door acceptatieproblemen bij de moeder van het kind en onvoldoende kennis hoe met de CP om te gaan. (AANHOUDEN)

STROOMDIAGRAM FASE II: ONDERZOEK OP ICF-CY-NIVEAU

CY staat voor Children and Youth.

NPIP's

De meetinstrumenten die in Nederland gebruikt worden, zijn in Zuid-Oost-India niet voorhanden. Daarom gebruikt de fysiotherapeut tijdens zijn bezoek met de community worker voornamelijk motoscopie tijdens functioneel bewegen. Hierbij wordt gekeken *waarom* een kind bepaalde vaardigheden (niet) kan uitvoeren en *hoe* dit komt (analyse van kwalitatieve aspecten van de motoriek).

Motoscopie

Hari Babu laat een asymmetrische houding zien in rugligging, waarbij zijn romp een incurvatie maakt naar links. Zijn armen vertonen een pathologisch flexiepatroon, zijn benen een pathologisch extensiepatroon. De extremiteiten vertonen een forse hypertonie en er bestaat nauwelijks intentioneel bewegen van zijn armen en benen. Hij kan niet bewust en doelgericht grijpen en pakken met zijn handen. Hij kan niet zelfstandig van houding veranderen of transfers maken.
Als Hari Babu wordt neergezet in zit, kan hij maximaal vijf minuten gesteund blijven zitten (sacraalzit zonder actieve extensie van zijn wervelkolom). Tijdens de zittende positie zijn opricht- en evenwichtsreacties aanwezig. Indien Hari Babu in een staande positie wordt gebracht, kan hij dit korte tijd, met veel steun, volhouden.

Gewrichtsmobiliteit

Er bestaan ernstige bewegingsbeperkingen in de romp en de extremiteiten (distaal > proximaal), met structurele contracturen in de hand (ulnairdeviatie pols met flexie in de vingers en adductie in de duim), extensiebeperking in de ellebogen en flexiebeperking in de schouders. In de benen bestaat een zogenaamde wind-blown-positie met extensie – adductie proximaal en een equinovarusadductus-stand distaal (rechts meer dan links).

Sociaal

Hari Babu komt nauwelijks buiten, speelt niet samen met buurtkinderen en communiceert in klanken. Zijn moeder vindt hem belastend en vraagt wanneer dit overgaat. Hij is volledig afhankelijk van zijn omgeving in verplaatsen en verzorging.

Tabel 4.1 Bevindingen onderzoek casus Hari Babu

Functie en anatomische eigenschappen	Activiteiten	Participatie	Contextuele factoren
disregulatie van spiertonus in alle ledematen (B7354.3)*	handhaven van zittende houding met hulp, duur 5 minuten (D453.24)	kan niet deelnemen aan maatschappelijk, sociaal en burgerlijk leven (ligt voornamelijk op de grond in een lege, kale ruimte) (D999.44)	alleenstaande moeder zorgt voor Hari Babu (E310.0)
disfunctie van controle willekeurige bewegingen (B7609.3)	handhaven van staande houding met steun (D4154.24)	menselijke interacties en relaties niet mogelijk (komt niet of nauwelijks buiten het huis) (D799.24)	moeder vindt het kind belastend voor zichzelf (en een verlies van eigen aanzien) (E310.2)
ernstige beperking van de mobiliteit in de extremiteiten, distaal meer dan proximaal (B7102.3)	uitvoering van transfers is niet mogelijk (D420.44)	kind gaat niet naar school (D8209.44)	ruwe benadering van moeder naar kind (E310.3)
ernstige beperking in de mobiliteit van de wervelkolom (incurvatie naar links?) (B7101.2 *en* S7600.25)	nauwkeurig gebruik van de hand is niet mogelijk, waardoor zelfstandig eten en drinken niet mogelijk is (D5509.44, D5609.44 (D440.44))	wordt niet uitgedaagd tot leren en toepassen van kennis (D199.44)	moeder heeft geen kennis van de CP en vraagt wanneer dit overgaat en of het overgaat door oefenen (E410.2)
onwillekeurige bewegingsreacties in zit zijn adequaat (opricht- en evenwichtreacties) (B755.0)		communiceert in klanken (D349.12)	moeizaam contact met de omgeving

* De codering van de gegevens is overgenomen uit de classificatie van de ICF-CY.[14,15]

Zijn moeder heeft geen kennis van de cerebrale parese. Ook in het dorp waarin Hari Babu leeft, beschikt men over geen enkele kennis van cerebrale bewegingsstoornissen. Bovendien bestaat er geen sociale acceptatie voor mensen met bewegingsstoornissen. Hari Babu wordt binnen gehouden en is totaal afhankelijk van zijn omgeving.

Samenvatting onderzoeksbevindingen – problemen

De beoordeling van functies en anatomische eigenschappen, activiteiten en participatie is vanwege het ontbreken van relevante meetin-

strumenten in India en culturele problemen niet volgens de Nederlandse standaard uitgevoerd.
Er is sprake van een ernstige beperking in tonusregulatie en gewrichtsmobiliteit met ernstig verminderde activiteiten (handfunctie, motorische ontwikkeling), waardoor Hari Babu nagenoeg volledig afhankelijk is bij het communiceren en sociale interactie, ADL-vaardigheden, transfers en andere activiteiten.
Er is sprake van ernstige beperking in participatie door problemen in communicatie, het niet-participeren in de maatschappij en (cultuurgebonden) acceptatieproblemen door de alleenstaande ouder en de sociale context waarin hij leeft.

Te verwachten problemen

Indien geen verbetering optreedt van het bewustzijn (awareness) van zijn moeder en familie met betrekking tot de CP, komt Hari Babu mogelijk helemaal niet meer buiten, raakt hij sociaal verder gedepriveerd en is er geen kans op toename in de zelfstandigheid.[16] Op termijn zal zijn moeder niet meer sterk genoeg zijn om haar zoon te verplaatsen en te verzorgen. Het ontbreken van hulpmiddelen, zoals een aangepaste (rol)stoel, beperkt hem in gesteund zitten, wat weer een beperkende invloed heeft op zijn psychosociale ontwikkeling.

STROOMDIAGRAM FASE III: DEFINITIEVE HYPOTHESES, ADVIES EN BEHANDELDOELSTELLINGEN

Definitieve hypotheses casus Hari Babu	
H1	De problemen met voortbewegen, zelfredzaamheid en sociaal functioneren zijn ontstaan door primaire problemen als gevolg van de CP. (AANGENOMEN)
H2	De problemen met voortbewegen, zelfredzaamheid en sociaal functioneren zijn ontstaan door een toename van secundaire problemen (onder andere contracturen) als gevolg van de CP. (VERWORPEN)
H3	*(Was reeds verworpen)*
H4	De problemen met voortbewegen, zelfredzaamheid en sociaal functioneren zijn ontstaan door acceptatieproblemen bij de moeder van het kind en onvoldoende kennis hoe met de CP om te gaan. (AANGENOMEN)

Probleemstelling

De patiënt is een 9-jarige jongen uit India met een cerebrale parese, waardoor er zeer ernstige beperkingen in zijn functies en anatomische eigenschappen, activiteiten en participatie zijn opgetreden. Hij is nagenoeg geheel hulpbehoevend. Zijn moeder en sociale omgeving hebben geen ziekte-inzicht en laten hem in huis liggen, waar hij sociaal gedepriveerd raakt. Zij verwachten volledige genezing. Er zijn geen voorzieningen voorhanden.

Indicatie kinderfysiotherapie

Er is een indicatie voor fysiotherapie op basis van problemen met voortbewegen, zelfredzaamheid en sociaal functioneren als gevolg van een CP en verminderde awareness bij de moeder en sociale omgeving. Mogelijk te verwachten problemen zijn toenemende inactiviteit en het zich niet kunnen verplaatsen, met sociale deprivatie en andere gezondheidsrisico's tot gevolg.

Doelstellingen

Zoals eerder vermeld, speelt de community worker een belangrijke rol in het CBR-programma. De fysiotherapeut richt zich vooral op de informatievoorziening en scholing van de ouders (vaak de moeder) en de community worker. Het is niet mogelijk de doelstellingen SMART (Specifiek, Meetbaar, Acceptabel, Realistisch, Tijdgebonden) te beschrijven, aangezien de resultaten van de doelstellingen van te veel factoren afhankelijk kunnen zijn (zoals health beliefs en health awarness, sociale context, sociale status en economische gesteldheid). Het behandelplan ziet er als volgt uit.

1 Vergroting van de kennis en awareness van CP in de directe omgeving van de patiënt door 'health education' en 'health promotion'.[17]
2 Een health education-programma in het dorp organiseren waarin de volgende onderwerpen worden belicht.[18]
   - Wat is CP?
   - Wat zijn de meest voorkomende vormen van CP?
   - Wat zijn mogelijke oorzaken van CP?
3 Een health education-programma organiseren voor community workers, waarbij wordt ingegaan op:
   - de etiologie, incidentie en prevalentie van CP in India;
   - de mogelijke, beschikbare hulpmiddelen voor kinderen met CP in deze regio;
   - het belang dat een kind kan hebben bij speciaal onderwijs, mits het aanwezig is.

4 Een health education-programma organiseren voor de ouders van kinderen met CP, dat gericht is op:[18]
- het leggen van contact met hun kind;
- verschillende vormen van tillen en dragen voor een kind met CP;
- het begeleiden van ADL-activiteiten;
- het optimaliseren van de motorische mogelijkheden van een kind met CP;
- het ondersteunen en begeleiden van het hoofd tijdens transfers;
- het begeleiden van het zitten en het ondersteunen van de romp om bijvoorbeeld te kunnen blijven zitten.

5 Indien mogelijk Hari Babu laten staan met ondersteuning, in een eenvoudig te maken statafel. Dit dient primair gericht te zijn op sociale activiteiten. Hierbij moet worden gedacht aan:
- staan met ondersteuning in een opgerichte positie (zie figuur 4.1a);
- Hari Babu uitdagen om zijn armen te gebruiken en waar mogelijk te helpen, bijvoorbeeld zijn moeder (zie figuur 4.1b).

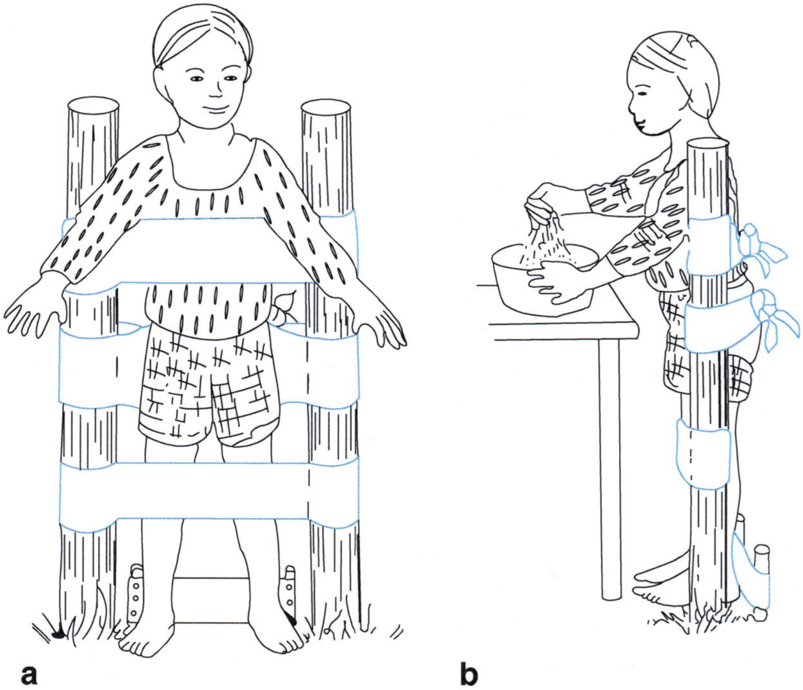

Figuur 4.1 *a Staan met ondersteuning in een opgerichte positie.*
b Het kind uitdagen om de armen te gebruiken.

Tijdens alle bijeenkomsten zijn de volgende aandachtspunten van groot belang.[17,19]

- Er moet binnen de gemeenschap draagvlak zijn voor het opnemen van mensen met een beperking.
- Tijdens de bijeenkomst brengt de lokale fysiotherapeut de boodschap over.
- De fysiotherapeut maakt gebruik van posters waarop vier vormen van CP staan uitgetekend.
- Tijdens de instructie is er een pop om te laten zien wat een kind met CP kan doen en hoe de patiënt er in een bepaalde situatie uitziet.

STROOMDIAGRAM FASE IV: MEETINSTRUMENTEN, BEHANDELING EN EVALUATIE

Evaluatieve meetinstrumenten en evaluatie plan

Indien dit kind in Nederland zou zijn geboren, was er vanaf zijn geboorte gebruikgemaakt van relevante, dikwijls ziektespecifieke, meetinstrumenten. Hierna worden deze instrumenten per niveau genoemd en wordt toegelicht waarvoor ze worden gebruikt.

Functies en anatomische eigenschappen

De (gemodificeerde) Tardieu-schaal is gebruikt om de mate van tonusdisregulatie te meten.[20] De arm en handfunctie wordt bekeken met de Manual Ability Classification System (MACS). Dit is een betrouwbare classificatie in vijf niveaus voor kinderen van 4-18 jaar met CP, op het gebied van handvaardigheid en het hanteren van voorwerpen.

De mobiliteit van relevante gewrichten, de lengte van de spieren, de selectiviteit van de spierfunctie, de tonus en spasticiteit zouden worden getest volgens het protocol *Lichamelijk onderzoek bij kinderen en volwassenen met Centraal Motorische Parese.*[21]

Activiteiten

De Gross Motor Function Measure (GMFM) zou afgenomen zijn om een indruk te krijgen van de motorische mogelijkheden.[22,23] De GMFM is specifiek ontwikkeld voor kinderen en jongeren met CP en de versie GMFM-66 geeft een totaalbeeld van de motorische mogelijkheden.

Door de moeder te interviewen met de Pediatric Evaluation of Disability Inventory (PEDI), domein Ambulantie, Functionele Vaardigheden Schaal en Verzorgingsassistentie Schaal, zou de kinderfysiotherapeut in kaart hebben gebracht wat Hari Babu zelfstandig kan met betrekking tot de ADL-vaardigheden en verplaatsen, en vooral welke hulp hij hierbij krijgt van zijn omgeving.[24]

Participatie

Door de kinderpsychologie zouden vragenlijsten gebruikt zijn om de ouder-kindinteractie te objectiveren. Ook zouden al in een vroeg stadium aanpassingen zijn gemaakt om contracturen bij Hari Babu distaal te beïnvloeden (enkel-voetortheses, EVO's). Daarnaast zou met behulp van een aangepaste zitvoorziening bewerkstelligd zijn dat de jongen had kunnen zitten.
Samengevat kan worden gesteld dat Hari Babu in Nederland zou zijn onderworpen aan een multidisciplinaire benadering, die erop gericht zou zijn de situatie binnen de mogelijkheden van de pathofysiologie en de ouder-kindinteractie te optimaliseren.

Verklaring

Wanneer Hari Babu in Nederland behandeld zou zijn geweest, waren de doelstellingen anders gesteld. Hij zou vanaf zijn geboorte gezien zijn door zorgverleners, en medische zorg en interventie zouden vlak na de geboorte zijn gestart. Er zou met behulp van ziektespecifieke meetinstrumenten een zorgvuldige diagnose zijn gesteld en er zou een meer op maat gesneden behandelplan (client centered care) zijn ontwikkeld.
In Nederland zijn de voorwaarden aanwezig om een kind met CP te behandelen en is de positie van mensen met een beperking sociaalmaatschappelijk anders dan in India. Deze patiënten hebben in Nederland de kans op zelfstandig wonen, een uitkering en waar mogelijk (aangepast) werk.[25] In India is dit niet het geval.
In deze casus is de omgeving niet ingericht om Hari Babu optimaal te behandelen. De jongen woont op grote afstand van een instelling en kan hierdoor niet fysiotherapeutisch behandeld worden. Daarnaast is zijn omgeving zich niet bewust van de gezondheidsituatie en heeft men er geen weet van dat fysiotherapie een bijdrage zou kunnen leveren aan verbetering van het functioneren in ADL en participatie van Hari Babu. Voordat individuele doelen kunnen worden gesteld, moeten eerst de moeder en de gemeenschap worden geschoold.
Praktisch gezien betekent dit dat interventie momenteel gericht is op gezondheidsvoorlichting en gezondheidbevordering van zijn omgeving en dat de interventie gericht op persoonlijke doelstellingen pas in een later stadium gesteld en nagestreefd kan worden.

4.3 Afkortingen en begrippen

In de volgende tabel staan de afkortingen en begrippen die in dit hoofdstuk ter sprake zijn gekomen bij de behandeling van Hari Babu.

Afkortingen en begrippen	
	Verklaring
GMFCS	Gross Motor Function Classification System valide en betrouwbare classificatie die een onderscheid maakt naar de ernst van de CP op activiteitenniveau
GMFM	Gross Motor Function Measure instrument om motorische mogelijkheden van kinderen en jongeren met CP te meten
MACS	Manual Ability Classification System betrouwbare classificatie in vijf niveaus voor kinderen van 4-18 jaar met CP, op het gebied van handvaardigheid en het hanteren van voorwerpen
motoscopie	instrument waarmee wordt gekeken *waarom* een kind bepaalde vaardigheden tijdens functioneel bewegen wel of niet kan uitvoeren en *hoe* dit komt
NPIP's	Non-Patient Identified Problems door anderen gesignaleerde problemen
PEDI	Pediatric Evaluation of Disability Inventory vragenlijst die bij ouders van jonge kinderen afgenomen wordt in de vorm van een gestructureerd interview. De Pedi is bedoeld voor het beoordelen van de functionele status van kinderen van 6 maanden tot 7½ jaar met aandoeningen die resulteren in fysieke beperkingen, eventueel gecombineerd met cognitieve beperkingen.
PIP's	Patient Identified Problems door de patiënt ervaren problemen
Tardieu-schaal	instrument om de mate van tonusdisregulatie te meten

Literatuur

1 Health of nations India.
Available from: http://www.healthofnations.com/countries/profile/india.
2 National Health System Profile India.
Available from: http://searo.who.int/LinkFiles/India_CHP_india.pdf.
3 Gill K. Primary Evaluation of Service Delivery under the National Rural Health Mission (NRHM): Findings from a Study in Andhra Pradesh, Uttar Pradesh, Bihar and Rajasthan: Planning Commission of India 2009.
4 Hamblin T, Musa I. Family-based rehabilitation for children with cerebral palsy: a Kolkata project. Physiotherapy 2006;92(1):55-60.
5 Haines A, Sanders D, Lehmann U, Rowe AK, Lawn JE, Jan S, et al. Achieving child survival goals: potential contribution of community health workers. The Lancet 2007;369(9579):2121-31.
6 De Souza N, Sardessai V. Joshi K, Joshi V, Hughes M. The determinants of com-

pliance with an early intervention programme for high-risk babies in India. Child Care Health Dev 2006;32(1):63-72.
7 Rosenbaum P, Paneth N, Leviton A, Goldstein M, Bax M, Damiano D, et al. A report: the definition and classification of cerebral palsy April 2006. Dev Med Child Neurol Suppl 2007;109:8-14.
8 Becher JG, Pangalila RF, Vermeulen RJ, Barneveld TA, Raats CJI. Richtlijn diagnostiek en behandeling van kinderen met spastische Cerebrale Parese. Utrecht: Nederlandse Vereniging van Revalidatieartsen, 2006. Geraadpleegd via: http://www.neurologie.nl/uploads/136/928/richtlijn_kinderen_met_spastische_Cerebrale_Parese.pdf.
9 Palisano RJ, Rosenbaum P, Bartlett D, Livingston MH. Content validity of the expanded and revised Gross Motor Function Classification System. Dev Med Child Neurol 2008;50(10):744-50.
10 Bodkin AW, Robinson C, Perales FP. Reliability and validity of the gross motor function classification system for cerebral palsy. Pediatr Phys Ther 2003;15(4):247-52.
11 Palisano R, Rosenbaum P, Bartlett D, Livingston M. GMFCS-E&R. Internet: www.canchild.ca. 2007. Ref Type: Electronic Citation.
12 MACS. http://www.macs.nu/files/MACS_Dutch_2010.pdf. Ref Type: Electronic Citation
13 Eliasson A-C, Krumlinde-Sundholm L, Rosblad B, Beckung E, Arner M, Ohrvall AM, et al. The Manual Ability Classification System (MACS) for children with cerebral palsy: scale development and evidence of validity and reliability. Dev Med Child Neurol 2006;48(07):549-54.
14 ICF checklist for International Classification of functioning, Disability and Health. Available from: http://www.who.int/classifications/icf/training/icfchecklist.pdf.
15 Browser - ICF-CY-nl.cla. Available from: http://class.who-fic.nl/browser.aspx?scheme=ICF-CY-nl.cla.
16 Kaur P, Lata S, Kaur A, Tinku S, Arora Y, Ratnam V. Early intervention in developmental delay. Indian J Pediatr 2006;73(5):405-8.
17 Koelen MA. Health Education and Health Promotion. Wageningen: Wageningen Academic Publishers; 2004.
18 Promoting the development of young children with cerebral palsy, a guide for mid-level rehabilitation workers. Geneve: WHO, 1998.
19 Burgt M vd (ed.). Preventie en gezondheidsbevordering. Houten: Bohn Stafleu van Loghum, 2008.
20 Haugh AB, Pandyan AD, Johnson GR. A systematic review of the Tardieu Scale for the measurement of spasticity. Disabil Rehabil 2006;28(15):899-907.
21 Becher J, Doorenbosch C, Folmer K, Scholtes V, Voorman J, Wolterbeek N. Standaard Lichamelijk onderzoek bij kinderen en volwassenen met een Centraal Motorische Parese. Handleiding. Amsterdam: VUmc Revalidatie, 2007.
22 Russell DJ, Rosenbaum P, Avery LM, Lane M. GMFM 66 & 88. Gross Motor Function Measure User's Manual. Ontario, Canada: Mac Keith Press, 2002.
23 Ketelaar M, Vermeer A, Helders PJ. Functional motor abilities of children with cerebral palsy: a systematic literature review of assessment measures. Clin Rehabil 1998;12(5):369-80.
24 Haley SM, Coster WJ, Haltiwanger JT, Andrellos PJ, Wassenberg-Severijnen JE, Custers JWH. PEDI-NL. Pediatric Evaluation of Disability Inventory. Utrecht: Harcourt Test Publishers, 2005. Geraadpleegd via: http://igitur-archive.library.uu.nl/dissertations/2010-0715-200143/wassenberg-severijnen.pdf.
25 Wmo. Available from: www.rijksoverheid.nl/onderwerpen/wet-maatschappelijke-ondersteuning-wmo/vraag-en-antwoord/wat-is-de-wet-maatschappelijke-ondersteuning-wmo.html.

5 Schouderklachten bij een volleybalster

Norman D'hondt, Maarten van der List

5.1 Inleiding

Schouderklachten zijn na nek- en rugklachten de meest voorkomende aandoeningen van het houdings- en bewegingsapparaat.[1] Volgens cijfers uit een landelijke studie uit 2004 bedraagt de prevalentie onder de Nederlandse huisartsenpraktijk 35 per 1000 patiënten.[2] Schouderklachten komen niet alleen veel voor, ze zijn ook hardnekkig. Uit een grootschalig epidemiologisch onderzoek onder de Nederlandse bevolking naar patiënten die zich met schouderklachten bij de huisarts melden, blijkt dat 30% van de patiënten na zes weken klachtenvrij is en dat dit na 12 maanden slechts 60% is.[3]
Circa 80% van de gerapporteerde schouderklachten lijkt te worden veroorzaakt door een afwijking in de subacromiale ruimte.[4-6] De ruimte is ofwel structureel, ofwel tijdelijk vernauwd. In beide gevallen kan dit leiden tot compromitterende situaties voor de weke delen die zich in de ruimte onder de coracoacromiale boog of in het schoudergewricht bevinden, impingement[1], met uiteindelijk weefselschade tot gevolg.[7]
De mechanische oorzaak van het impingement wordt gezocht in een veranderde kinematica van de schoudergordel en het glenohumerale gewricht. In verschillende observationele studies wordt een verband aangetoond tussen een beperkte mobiliteit van de schoudergordel en de aanwezigheid van impingementklachten.[8-11] Ook wordt een verband met veranderde spieractiviteit van de schoudergordelmusculatuur aangetoond.[12-15] Operatieve ingrepen, zoals decompressie van de subacromiale ruimte of het innemen van het glenohumerale gewrichtskapsel, richten zich vooral op reparatie van deze weefselschade

1 Impingement is de inklemming van een aantal structuren tussen het 'dak' (acromion en coracoïdeum) van de schouder en de kop van de humerus.

en op een structurele aanpassing van de anatomie. Op basis van vergelijkend onderzoek rijst echter de vraag wat de meerwaarde van zo'n operatieve ingreep is.[16,17] Uitkomsten van fundamenteel onderzoek naar de pathomechanica van impingementsyndromen zouden juist pleiten voor diagnostiek en interventies gericht op het vaststellen en het conservatief verhelpen van het onderliggende mechanisme van de pathofysiologie.[18-20]
In de hiernavolgende casuïstiek wordt diagnostiek rondom impingementsyndromen uitgewerkt aan de hand van het HOAC.[21]

STROOMDIAGRAM FASE I: VERWIJZING, AANMELDING EN INITIËLE HYPOTHESES

Casus A: Marieke

Op de schouderpoli wordt Marieke, een 28-jarige volleybalster, gezien in verband met pijn aan haar rechterschouder bij bovenhandse bewegingen. Aanvullend beeldvormend onderzoek met echografie duidt vooralsnog niet op de aanwezigheid van een pijnklachtenverklarend anatomisch of pathofysiologisch substraat. Zij wordt door de orthopedisch chirurg verwezen voor een opiniërend fysiotherapeutisch consult, met de vraag of er aanwijzingen zijn voor het initiëren van een conservatief behandelbeleid, alvorens verder aanvullend beeldvormend onderzoek wordt aangevraagd.

Initiële hypotheses casus A, Marieke	
H1	De pijn bij bovenhandse bewegingen wordt veroorzaakt door overmatige laxiteit van het inferieur gelegen glenohumerale gewrichtskapsel.
H2	De pijn bij bovenhandse bewegingen wordt veroorzaakt door een beperkte beweeglijkheid van de schoudergordel.
H3	De pijn bij bovenhandse bewegingen wordt veroorzaakt door een verminderde bewegingscoördinatie van de schoudergordel.

Casus B: Klaartje

Op de schouderpoli wordt Klaartje, een 28-jarige volleybalster, gezien in verband met pijn aan haar rechterschouder bij bovenhandse bewegingen. Aanvullend beeldvormend onderzoek middels ABER-MRI, waarbij de arm is gepositioneerd in abductieexorotatie, wijst een kleine Partial Articular Supraspinatus Tendon Avulsion (PASTA-leasie) uit in het posterosuperieure aspect van het glenohumerale gewricht.[22,23] Zij wordt door de orthopedisch chirurg verwezen voor een opiniërend fysiotherapeutische consult, met de vraag of een conservatief beleid mogelijk tot klachtenreductie kan leiden.

Initiële hypotheses casus B, Klaartje	
H1	De pijn bij bovenhandse bewegingen wordt veroorzaakt door overmatige laxiteit van het inferieur gelegen glenohumerale gewrichtskapsel.
H2	De pijn bij bovenhandse bewegingen wordt veroorzaakt door een beperkt beweeglijk posterieur gedeelte van het glenohumerale gewricht.
H3	De pijn bij bovenhandse bewegingen wordt veroorzaakt door een beperkte beweeglijkheid van de schoudergordel.
H4	De pijn bij bovenhandse bewegingen wordt veroorzaakt door een verminderde bewegingscoördinatie van de schoudergordel.

Casus C: Evelien

Op de schouderpoli wordt Evelien, een 28-jarige volleybalster, gezien in verband met pijn bij bovenhands bewegen van de rechterschouder. Op basis van aanvullend beeldvormend onderzoek middels arthro-MRI is er verdenking op een letsel van een postero-inferieur gelokaliseerd capsulolabraal complex.[24]
De patiënte is bekend met een falende kapselplastiek in verband met chronische anterieure instabiliteitklachten in de voorgeschiedenis. Ook klaagt zij over kliksensaties en het gevoel van ‘uit de kom gaan’ in meerdere gewrichten. Zij wordt door de orthopedisch chirurg verwezen voor een opiniërend fysiotherapeutisch consult, met de vraag of een conservatief beleid een oplossing kan bieden.

Initiële hypotheses casus C, Evelien	
H1	De pijn bij bovenhandse bewegingen wordt veroorzaakt door een overmatige laxiteit van het posterieur en inferieur gelegen glenohumerale gewrichtskapsel.
H2	De pijn bij bovenhandse bewegingen wordt veroorzaakt door een beperkte beweeglijkheid van de schoudergordel.
H3	De pijn bij bovenhandse bewegingen wordt veroorzaakt door een verminderde bewegingscoördinatie van de schoudergordel.
H4	Er is sprake van een gegeneraliseerde hypermobiliteit.

5.2 Uitwerking casus A

STROOMDIAGRAM FASE II: ANAMNESE EN BIJGESTELDE HYPOTHESES

PIP's

Marieke geeft aan sinds ruim drie maanden bij het smashen, het bovenhands serveren en het blokken van een bal steeds vaker last te hebben van pijnklachten ter hoogte van de coraco-acromiale boog. De klachten treden alleen op als de arm de eindstand van de anteflexie bereikt. Zij scoort op de Patiënt Specifieke Klachtenlijst (PSK) op de VAS-lijn een score van 42 mm voor de drie genoemde activiteiten.[25] Er is nauwelijks sprake van napijn en er is geen pijn in rust. Zij kan geen duidelijk ontstaansmoment aangeven. In het normale dagelijks leven kan ze zonder klachten van haar schouder functioneren. Ze wil echter haar sport niet opgeven. Patiënte is rechtsdominant.

Bijgestelde hypotheses casus A, Marieke	
H1	De pijn bij bovenhandse bewegingen wordt veroorzaakt door overmatige laxiteit van het inferieur gelegen glenohumerale gewrichtskapsel. *(AANHOUDEN op basis van de anamnese)*
H2	De pijn bij bovenhandse bewegingen wordt veroorzaakt door een beperkte beweeglijkheid van de schoudergordel. *(AANHOUDEN op basis van de anamnese)*
H3	De pijn bij bovenhandse bewegingen wordt veroorzaakt door een verminderde bewegingscoördinatie van de schoudergordel. *(AANHOUDEN op basis van de anamnese)*

STROOMDIAGRAM FASE II: ONDERZOEK OP ICF-NIVEAU

Onderzoek

De resultaten van de afgenomen tests staan verderop in tabel 5.1.

NPIP's

Functies en anatomische eigenschappen

Inspectie van de thoracale wervelkolom levert geen bijzonderheden op. Marieke wordt gevraagd om beide armen alternerend te anteflecteren. Hierbij vertoont het rechter schouderblad tijdens de neerwaartse beweging een duidelijk 'winging'-fenomeen. Ook wordt tijdens dit traject een 'knoepende' sensatie door patiënte waargenomen. Op het moment van deze sensatie is het verschieten van het caput

humeri aan de inferieure zijde van het glenohumerale gewricht waarneembaar. In de eindstand van de anteflexie treedt een voor de patiënte herkenbaar oncomfortabel, blokkerend gevoel op. Het gevoel wordt licht pijnlijk (Visuele Analoge Schaal = VAS 20 mm) als door de onderzoeker in de eindstand van de anteflexie statisch extra weerstand wordt geboden tegen de neerwaartse beweging van de arm. Opvallend is dat de scapula door patiënte hierbij naar mediorotatie wordt bewogen. Een manuele ondersteuning van de scapula om de positie te handhaven vermindert de pijnklacht aanzienlijk.[26]
Bij onderzoek naar de mobiliteit van het inferieur gelegen glenohumerale gewrichtskapsel overschrijden de bewegingsuitslagen van de passieve range of motion (ROM) richting abductie, gemeten in het scapulaire vlak, bij beide schoudergewrichten de kritische bewegingsuitslag van 105° ruim.[27] De bewegingsuitslag van het rechter schoudergewricht is groter (ca. 120°) dan van de linkerschouder (ca. 110°).
De bewegingsuitslag van de horizontale adductietest volgens Stenvers, overschrijdt zowel in het linker als in het rechter schoudergewricht de 90° licht.[28] Er is bij het rechter schoudergewricht geen positieve posterieure jerktest op te wekken om laxiteit van het posterieure gewrichtskapsel aan te tonen.[29]
De totale rotatiegewrichtsmobiliteit (ROM), gemeten in het scapulaire vlak bij 90° abductie, bedraagt aan beide zijden circa 175° en is normaal. Aan de dominante zijde is de exorotatie echter relatief groter dan aan de niet-dominante zijde.[30] De endorotatie is relatief kleiner. Het rotatiespectrum in de dominante zijde lijkt, in vergelijking met de niet-dominante zijde, relatief naar exorotatie te zijn verschoven. De passieve bewegingsuitslag van de exorotatie vanuit de anatomische stand, gemeten in het scapulaire vlak, bedraagt 90°.

De vier mobiliteitstests voor de schoudergordel volgens Stenvers zijn allemaal positief.[31-33]

Tabel 5.1 Bevindingen onderzoek casus A, Marieke

Subcategorie	ICF-codering	Test	Resultaat
		B Functies*	
B2 sensorische functies en pijn	pijn in bovenste extremiteit (B28014)	– anamnese – PSK: pijn en discomfort tijdens sportspecifieke handelingen	smashen, blokkeren en serveren: VAS 42 mm
	pijn in gewrichten (B28016)	– anamnese – ROM-onderzoek naar schoudergordel (verkapte Neer-test) – sportspecifieke performance: smashpositiesimulatie. – scapula assistance-test, gecombineerd met VAS	– pijnprovocatie in eindstand VAS 20 mm – smashen, blokkeren en serveren: PSK-VAS 42 mm
B7 functies van het bewegingssysteem en aan beweging verwante functies	– mobiliteit van een gewricht (B7100) – de bewegingsrange en de beweeglijkheid van één gewricht	– ROM-onderzoek glenohumeraal gewricht – ROM-onderzoek van de schoudergordel – inspectie van de thoracale wervelkolom	– abductie overschrijdt 105° – exorotatie bij 90° abductie is relatief groter t.o.v. de referentiezijde
	mobiliteit van meerdere gewrichten (B7101)	– ROM-onderzoek van de schoudergordel – visuele estimatie	mobiliteitstests van de schoudergordel zijn allemaal positief
	stabiliteit van een enkel gewricht (B7150)	– anamnese – performance van stereotiepe bewegingspatronen – laxiteitonderzoek van het glenohumerale gewricht	– kliksensaties tijdens bewegen – abductie overschrijdt 105° – exorotatie bij 90° abductie is relatief groter t.o.v. de referentiezijde
	controle van enkelvoudige willekeurige bewegingen (B7600)	performance van stereotiepe bewegingspatronen	– kliksensaties tijdens bewegen – winging van de scapula tijdens performance

Subcategorie	ICF-codering	Test	Resultaat
	– controle van complexe willekeurige bewegingen (B7601) – controle en coördinatie van complexe willekeurige bewegingen	– anamnese, sportspecifieke performance, eindstandige anteflexie met weerstand (smashpositiesimulatie) – scapula assistance-test	– scapula assistance-test leidt tot klachtenreductie – smashpositie verergert klachten
		S Anatomische eigenschappen	
S7 anatomische eigenschappen van structuren verwant aan beweging	– anatomische eigenschappen van de gewrichten van de schoudergordel (S7201) – aard van de stoornis in anatomische eigenschap – anatomische lokalisatie	– laxiteittests – hyperabductietest – horizontale adductietest – posterior jerktest	– abductie overschrijdt 105° – exorotatie bij 90° abductie is relatief groter t.o.v. de referentiezijde
	– anatomische eigenschappen van de spieren van de schoudergordel (S7202) – aard van de stoornis in anatomische eigenschap – anatomische lokalisatie	actief bewegingsonderzoek met visuele schatting	winging van het schouderblad zichtbaar
		D Activiteiten en participatie	
D9 maatschappelijk, sociaal en burgerlijk leven	– sport (D9201) – volleybal	– anamnese – PSK	smashen, blokkeren en serveren: VAS 42 mm

* In de inleiding van dit boek wordt de ICF ingedeeld in drie domeinen: functies en anatomische eigenschappen, activiteiten en participatie, aangevuld met externe en persoonlijke factoren. In deze tabel wordt gebruikgemaakt van een modificatie van de ICF en wordt het ingedeeld in een viertal domeinen, elk gemarkeerd met een letter. B staat voor Functies, S voor anatomische eigenschappen, D voor activiteiten en participatie, E voor externe factoren.

Samenvatting onderzoeksbevindingen – problemen

Er is onvoldoende mobiliteit van de schoudergordel om de scapula in de eindstand te brengen en alignement met de humerus te waarborgen. Daarnaast is er onvoldoende bewegingscoördinatie van de schoudergordelmusculatuur om de aanwezige opwaartse rotatie van het schouderblad in de relatieve eindstand actief te handhaven. Bovenhandse sportactiviteiten met een hoge impact zijn met beperkte duur mogelijk.

Te verwachten problemen

Er bestaat een vergrote kans op instabiliteitklachten door een toenemende laxiteit van het glenohumerale gewricht op basis van functionele weefseladaptatie. Op termijn leidt dit mogelijk tot structurele weefselschade in het glenohumerale gewricht en een beperkte functie bij bovenhandse activiteiten.

STROOMDIAGRAM FASE III: DEFINITIEVE HYPOTHESES, ADVIES EN BEHANDELDOELSTELLINGEN

Definitieve hypotheses casus A, Marieke	
H1	De pijn bij bovenhandse bewegingen wordt veroorzaakt door overmatige laxiteit van het inferieur gelegen glenohumerale gewrichtskapsel. (AANGENOMEN)
H2	De pijn bij bovenhandse bewegingen wordt veroorzaakt door een beperkte beweeglijkheid van de schoudergordel. (AANGENOMEN *op basis van anamnesegegevens*)
H3	De pijn bij bovenhandse bewegingen wordt veroorzaakt door een verminderde bewegingscoördinatie van de schoudergordel. (AANGENOMEN *op basis van anamnesegegevens*)

Verklaring

Marieke heeft te maken met een mechanisch probleem zonder aantoonbare structurele weefselschade: er is sprake van habituele subluxaties van het glenohumerale gewricht in caudaalwaartse richting, uitgelokt door een beperkte beweeglijkheid van de schoudergordel bij een overmatige laxiteit van het inferieur gelegen glenohumerale gewrichtskapsel. De overmatige laxiteit van het glenohumerale gewrichtskapsel lijkt functiegerelateerd; er is namelijk sprake van een naar exorotatie verschoven rotatiespectrum in het scapulaire vlak bij 90° abductie. Dit fenomeen wordt geduid als ‘external rotation gain’ en wordt frequent gezien bij sporters die veel bovenhandse bewegingen maken.[34-37]

Prognose

Indien er slechts sprake is van een bewegingsbeperking zonder structurele weefselschade en zonder structureel inadequate bewegingscoördinatie na normalisatie van de bewegingsuitslag van de schoudergordel, is de prognose zeer gunstig. De patiënte kan binnen twee weken haar sport klachtenvrij hervatten dankzij graded exposure in vier tot zes weken. In deze periode dient de patiënt te worden gemonitord op terugval.
Indien er wel sprake is van een inadequate bewegingscoördinatie na normalisatie van de bewegingsuitslag van de schoudergordel, is de prognose afhankelijk van het motorisch leervermogen van de patiënte en eventueel onderliggende psychosomatische factoren waardoor de spierspanningregulatie in de nekschouder verstoord kan zijn. Om dit laatste inzichtelijk te maken, kan de Vierdimensionale Klachtenlijst (4DKL) worden afgenomen.[38] Dit is een vragenlijst voor het meten van distress, depressie, angst en somatisatie.

Fysiotherapeutische behandeling

Naar aanleiding van het opiniërend consult luidt het advies van de fysiotherapeut om een conservatief behandelbeleid in te zetten. Dit beleid dient primair gericht te zijn op het opheffen van de bewegingsbeperking van de schoudergordel.[39,40]
Wanneer de bewegingsbeperking van de schoudergordel is opgeheven, dient te worden geëvalueerd of het bewegingspatroon van de schoudergordel tijdens anteflexie en abductie adequaat gecoördineerd wordt en of de schoudergordel onder sportspecifieke omstandigheden goed gecoördineerd wordt. Indien dat het geval blijkt te zijn, kan een kort begeleid traject worden ingezet om de sport te hervatten. Er is geen bezwaar om tijdens de training al met onderhandse slagactiviteiten te starten.
Indien er sprake is van een verstoorde bewegingscoördinatie, zal deze eerst moeten worden genormaliseerd alvorens de sport kan worden hervat.[41]

STROOMDIAGRAM FASE IV: MEETINSTRUMENTEN, BEHANDELING EN EVALUATIE

Evaluatieve klinimetrie en behandelplan

1 Het effect van de mobilisaties kan worden gemeten met mobiliteitstests van de schoudergordel en de totale gewrichtsmobiliteit (ROM), gekoppeld aan een VAS voor pijn of discomfort.
2 De motorische controle over de schoudergordel zal, bij gebrek aan valide gestandaardiseerde meetinstrumenten, kwalitatief moeten worden geëvalueerd om te bepalen of er een indicatie is voor het trainen van de bewegingscoördinatie. De kwalitatieve analyse zal op kritieke beslismomenten in het tracé moeten worden herhaald.
3 Om het beloop van de klachten gedurende het tracé met behulp van vragenlijsten inzichtelijk te maken, kan gebruik worden gemaakt van de Disabilities of Arm Shoulder and Hand questionnaire (DASH) of Shoulder Disability Questionnaire (SDQ).[42,43]

5.3 Uitwerking casus B

STROOMDIAGRAM FASE II: ANAMNESE EN BIJGESTELDE HYPOTHESES

Klaartje geeft aan sinds een jaar bij het smashen, het bovenhands serveren en het blokkeren van een bal tijdens het volleybal in toenemende mate last te hebben van pijnklachten ter hoogte van het acromion. De klachten zijn ruim een jaar geleden geleidelijk ontstaan tijdens een toernooi, waarbij ze veel wedstrijden in een week heeft gespeeld. Het beloop is gedurende het jaar wisselend geweest. In verband met de steeds terugkerende klachten is zij op verwijzing van de huisarts fysiotherapeutisch behandeld. Het behandeltraject heeft bestaan uit krachttraining van het rotatorenmanchet en stabiliserende oefeningen voor het schouderblad, waarbij haar werd aangeleerd om het schouderblad tijdens armbewegingen 'vast te zetten' op de thorax. Vanwege de verergering van de klachten tijdens de fysiotherapie heeft Klaartje besloten met fysiotherapie te stoppen. Inmiddels heeft ze ook in het normale dagelijks leven klachten aan haar schouder, vooral op dagen na een training of wedstrijd. De klachten treden dan voornamelijk op bij bovenhandse activiteiten. Patiënte zit vanaf haar 14^{e} op volleybal en wil haar sportieve activiteiten niet opgeven. Zij is rechtsdominant.

Bijgestelde hypotheses casus B, Klaartje	
H1	De pijn bij bovenhandse bewegingen wordt veroorzaakt door overmatige laxiteit van het inferieur gelegen glenohumerale gewrichtskapsel. (AANHOUDEN)
H2	De pijn bij bovenhandse bewegingen wordt veroorzaakt door een beperkt beweeglijk posterieur gedeelte van het glenohumerale gewricht. (AANHOUDEN)
H3	De pijn bij bovenhandse bewegingen wordt veroorzaakt door een beperkte beweeglijkheid van de schoudergordel. (AANHOUDEN)
H4	De pijn bij bovenhandse bewegingen wordt veroorzaakt door een verminderde bewegingscoördinatie van de schoudergordel. (AANHOUDEN)

STROOMDIAGRAM FASE II: ONDERZOEK OP ICF-NIVEAU

De resultaten van de afgenomen tests staan verderop in tabel 5.2.

NPIP's

Functies en anatomische eigenschappen

Bij inspectie van de wervelkolom wordt een versterkte thoracale kyfose waargenomen. Bij het alternerend anteflecteren van de armen wordt een beperkte bewegingsuitslag van de rechterarm waargenomen vergeleken bij de linkerzijde. Bij de inzet van de anteflexie is een duidelijk optrekkende beweging van de scapula ('shrug') waarneembaar, veroorzaakt door het bovenste gedeelte van de m. trapezius. Ook vertoont het rechter schouderblad tijdens de neerwaartse beweging een winging-fenomeen. In de eindstand van de anteflexie treedt de voor de patiënte kenmerkende pijn op.

De pijn wordt verhevigd als door de onderzoeker in de eindstand van de anteflexie statisch extra weerstand wordt geboden tegen de neerwaartse beweging. Opvallend is dat de scapula door patiënte hierbij naar mediorotatie wordt bewogen. Een manuele ondersteuning van de scapula om de positie te handhaven, vermindert de pijnklacht aanzienlijk.

Provocatie van het AC middels palpatie is positief.[44,45] De patiënte scoort op een VAS-lijn van 10 cm voor aan de test gerelateerde pijn 45 mm.

Bij onderzoek naar de mobiliteit van het inferieur gelegen glenohumerale gewrichtskapsel is de overschrijding van de kritische bewegingsuitslag van 105° bij de passieve gewrichtsmobiliteit richting abductie, gemeten in het scapulaire vlak, bij beide schoudergewrichten

discutabel. Bij het toepassen van hold-relax-technieken blijkt de bewegingsuitslag aan beide zijden duidelijk te worden overschreden (ca. 110°). De eindstand is oncomfortabel in het dorsocraniale gedeelte.
De bewegingsuitslag van de horizontale adductietest volgens Stenvers is positief aan de rechterzijde. Bij het toepassen van hold-relax-technieken is de bewegingsuitslag nagenoeg 90°.
De totale rotatiemobiliteit, gemeten in het scapulaire vlak bij 90° abductie, bedraagt rechts circa 165° en links circa 175°. Aan de dominante zijde is de exorotatie relatief duidelijk groter dan aan de niet-dominante zijde. De endorotatie is relatief duidelijk kleiner.
De passieve bewegingsuitslag van de exorotatie vanuit de anatomische stand, gemeten in het scapulaire vlak, bedraagt 90°.
De vier mobiliteitstests voor de schoudergordel volgens Stenvers zijn allemaal positief. Aan de contralaterale zijde wordt eveneens een beperking gevonden, zij het in mindere mate.

Samenvatting onderzoeksbevindingen – problemen

Er is onvoldoende mobiliteit van de thorax om de schoudergordel in de eindstand te brengen.[46] Er is onvoldoende mobiliteit van het dorsale gedeelte van het glenohumerale gewricht. Op basis van een direct vergrote bewegingsuitslag na het toepassen van hold-relax-technieken kan worden aangenomen dat dit berust op verhoogde spierspanning van de dorsaal gelegen glenohumerale spiergroep (m. infraspinatus en m. teres minor).
Daarnaast is er onvoldoende bewegingscoördinatie van de schoudergordelmusculatuur om de aanwezige opwaartse rotatie van het schouderblad actief in de relatieve eindstand te handhaven.
Klaartje kan een aantal cruciale handelingen bij het volleyballen niet uitvoeren.

Te verwachten problemen

Chroniciteit van de klachten met op de lange termijn uitbreiding van het cuff-letsel en mogelijk structurele afwijkingen van het AC-gewricht. Op basis hiervan wordt een afname in bovenhandse armfunctie verwacht – eerst bij sportieve activiteiten, later ook in het dagelijkse handelen.

Tabel 5.2 Bevindingen onderzoek casus B, Klaartje

Subcategorie	ICF-codering	Test	Resultaat
		B Functies***	
B2 sensorische functies en pijn	pijn in bovenste extremiteit (B28014)	– VAS, scapula assistance-test – AC-provocatietest – MRI	– positieve AC-provocatie – geen verhoogd signaal MRI
	pijn in gewrichten (B28016)	AC-provocatietest	– positieve AC-provocatie – geen verhoogd signaal MRI
B7 functies van het bewegingssysteem en aan beweging verwante functies	mobiliteit van een gewricht (B7100)	laxiteittests van het glenohumerale gewrichtskapsel	– positieve laxiteittest van het inferieur gewrichtskapsel – beperkte beweeglijkheid van de dorsaal gelegen structuren
	mobiliteit van meerdere gewrichten (B7101)	mobiliteitstests van de schoudergordel	beperkte beweeglijkheid van de schoudergordel
	spieruithoudingsvermogen, anders gespecificeerd (B7408)	– scapula assistance-test – simulatie van smashpositie	onvoldoende mogelijkheid om positie te handhaven
	controle van enkelvoudige willekeurige bewegingen (B7600)	– scapula assistance-test – simulatie van smashpositie	onvoldoende mogelijkheid om positie te handhaven
	controle van complexe willekeurige bewegingen (B7601)	– anamnese – scapula assistance-test – simulatie van smashpositie	onvoldoende mogelijkheid om positie te handhaven

Subcategorie	ICF-codering	Test	Resultaat
		S Anatomische eigenschappen	
S7 anatomische eigenschappen van structuren verwant aan beweging	– anatomische eigenschappen van de gewrichten van de schoudergordel (S7201) – aard van de stoornis in anatomische eigenschap – anatomische lokalisatie	AC-provocatietest	irritatie AC-gewricht
	– anatomische eigenschappen van de spieren van de schoudergordel (S7202) – aard van de stoornis in anatomische eigenschap – anatomische lokalisatie	– arthro-MRI – ROM-onderzoek met hold-relax	lekkage contrastvloeistof
		D Activiteiten en participatie	
D9 maatschappelijk, sociaal en burgerlijk leven	sport (D9201)	– anamnese – PSK	onvermogen om pijnvrij volleybal te beoefenen

* In de inleiding van dit boek wordt de ICF ingedeeld in drie domeinen: functies en anatomische eigenschappen, activiteiten en participatie, aangevuld met externe en persoonlijke factoren. In deze tabel wordt gebruikgemaakt van een modificatie van de ICF en wordt het ingedeeld in een viertal domeinen, elk gemarkeerd met een letter. B staat voor Functies, S voor anatomische eigenschappen, D voor activiteiten en participatie, E voor externe factoren.

STROOMDIAGRAM FASE III: DEFINITIEVE HYPOTHESES, ADVIES EN BEHANDELDOELSTELLINGEN

Definitieve hypotheses casus B, Klaartje	
H1	De pijn bij bovenhandse bewegingen wordt veroorzaakt door overmatige laxiteit van het inferieur gelegen glenohumerale gewrichtskapsel. (AANGENOMEN)
H2	De pijn bij bovenhandse bewegingen wordt veroorzaakt door een beperkt beweeglijk posterieur gedeelte van het glenohumerale gewricht. (AANGENOMEN)
H3	De pijn bij bovenhandse bewegingen wordt veroorzaakt door een beperkte beweeglijkheid van de schoudergordel. (AANGENOMEN)
H4	De pijn bij bovenhandse bewegingen wordt veroorzaakt door een verminderde bewegingscoördinatie van de schoudergordel. (AANGENOMEN)

Verklaring

Er is sprake van internal posterosuperieur impingement met structurele weefselschade aan de rotatorcuff (PASTA-lesion). Het persisterend beeld wordt vermoedelijk onderhouden door pathomechanica op basis van een lichte hypermobiliteit van het inferieur gelegen glenohumerale gewrichtskapsel, een beperkt beweeglijke schoudergordel en een beperkte mobiliteit van de thoracale wervelkolom.[47] Mogelijk heeft de anatomische morfologie van de thoracale wervelkolom bijgedragen aan het ontstaan van de klachten.[48] Mogelijk heeft dit ook een nadelig effect op de belastbaarheid van het AC-gewricht. Er is momenteel wel sprake van pijnprovocatie, maar er is geen duidelijke structurele afwijking aantoonbaar.
Daarnaast is er sprake van inadequate motorische controle bij het handhaven van de relatieve eindstand van de scapula bij de eindstandige anteflexie.

Prognose

Voor patiënten met een structureel versterkte thoracale kyfose is de prognose om de volledige eindstand te behalen vrijwel nihil.[49] Indien er middels mobilisaties en houdingscorrecties onvoldoende extensie in de thoracale wervelkolom kan worden bereikt voor een optimale schouderfunctie, zal dat elders in de aan de sportfunctie gerelateerde kinetische keten moeten worden gecompenseerd.[50-52]
In verband met de aanwezige negatieve kinesiologische omstandig-

heden in de schoudergordel en het reeds aanwezige letsel, moet op termijn rekening worden gehouden met recurrentie van de klachten bij het blijven beoefenen van intensieve bovenhandse sporten.
Indien er met oefentherapie voldoende thoracale extensie wordt behaald voor een normale functie van de schoudergordel is, gezien het geringe formaat van het aanwezige letsel, de prognose voor volledig herstel gunstig.[53]

Fysiotherapeutische behandeling

De fysiotherapeut adviseert een conservatief behandelbeleid. Het beleid dient primair gericht te zijn op het normaliseren van de beweeglijkheid van de thoracale wervelkolom om voldoende voorwaarden te scheppen voor een normale beweeglijkheid van de schoudergordel.[54] Vervolgens dient de schoudergordel te worden gemobiliseerd, evenals het posterieure aspect van het glenohumerale gewricht.[55] De irritatie van het AC-gewricht is hierbij mogelijk negatief van invloed op de progressie. Indien dit het geval is, zal er een bewegingsrestrictie aan de schoudergordel moeten worden opgelegd om de irritatie in het AC-gewricht te dempen.
Als de bewegingsbeperking van de schoudergordel is opgeheven, zal aan de patiënt moeten worden geleerd om de opwaartse rotatie van de scapula in de eindstand van de anteflexie te handhaven. Daarnaast zal de bewegingscoördinatie functiegericht moeten worden getraind, voordat Klaartje weer kan gaan sporten.

STROOMDIAGRAM FASE IV: MEETINSTRUMENTEN, BEHANDELING EN EVALUATIE

Evaluatieve klinimetrie en behandelplan

1 Het effect van de mobilisaties kan worden gemeten met mobiliteitstests van de wervelkolom, de schoudergordel en de totale gewrichtsmobiliteit, gekoppeld aan een VAS voor pijn of discomfort.
2 De motorische controle over de schoudergordel zal kwalitatief moeten worden geëvalueerd. De kwalitatieve analyse zal op kritieke beslismomenten in het tracé moeten worden herhaald.
3 Het beloop van de klachten gedurende het tracé kan met behulp van de DASH en de SDQ worden geëvalueerd. Mocht het beleid falen, dan dient de patiënte te overwegen om concessies te doen aan haar sportieve activiteiten. Hierbij moet worden gedacht aan het verminderen van de intensiteit van de trainingen of het eventueel overstappen naar een andere sport.

5.4 Uitwerking casus C

STROOMDIAGRAM FASE II: ANAMNESE EN BIJGESTELDE HYPOTHESES

Evelien geeft dat haar rechter schoudergewricht steeds gemakkelijker uit de kom schiet. Dit treedt op tijdens het inzetten van bovenhandse bewegingen, zoals bij het blokkeren van een bal, maar ook bij het doen van haar haren en andere bovenhandse activiteiten in de ADL. Op de PSK scoort zij een VAS van 80 mm bij volleybal, 72 mm bij bovenhands spullen oppakken en 50 mm bij haarverzorging. Patiënte is rechtsdominant.
In de voorgeschiedenis is al eerder sprake geweest van een kapselreconstructie, toen ter behandeling van recurrente antero-inferieure luxaties.
Patiënte geeft aan dat ze in het postoperatief beloop binnen vier weken de totale gewrichtsmobiliteit (ROM) heeft herwonnen en dat zij vrij snel na de operatie de schouder zelf opnieuw kon (sub)luxeren. Op dit moment is Evelien bezorgd over het feit dat haar schoudergewricht voortdurend uit de kom schiet. Het liefst wordt zij opnieuw geopereerd.

Bijgestelde hypotheses casus C, Evelien	
H1	De pijn bij bovenhandse bewegingen wordt veroorzaakt door een overmatige laxiteit van het posterieur en inferieur gelegen glenohumerale gewrichtskapsel. (AANHOUDEN)
H2	De pijn bij bovenhandse bewegingen wordt veroorzaakt door een beperkte beweeglijkheid van de schoudergordel. (AANHOUDEN)
H3	De pijn bij bovenhandse bewegingen wordt veroorzaakt door een verminderde bewegingscoördinatie van de schoudergordel. (AANHOUDEN)
H4	De pijn bij bovenhandse bewegingen wordt veroorzaakt door een gegeneraliseerde hypermobiliteit. (VERWERPEN: *gegeneraliseerde hyperlaxiteit is een predisponerende factor*)

STROOMDIAGRAM FASE II: ANAMNESE EN BIJGESTELDE HYPOTHESES

Klinisch onderzoek

De resultaten van de afgenomen tests staan verderop in tabel 5.3.

NPIP's

Functies en anatomische eigenschappen

Bij inspectie van de wervelkolom wordt een normale curvatuur waargenomen. Evelien wordt gevraagd om beide armen alternerend te anteflecteren. Hierbij vertoont haar rechter schouderblad een zeer licht winging-fenomeen. Afgezien daarvan wordt een normaal bewegingspatroon waargenomen.
Bij manueel onderzoek naar de mobiliteit van het glenohumerale gewricht blijkt sprake van een overmatig beweeglijk inferieur gelegen glenohumerale gewrichtskapsel van beide schoudergewrichten: de passieve abductie ROM, uitgevoerd in het scapulaire vlak, overschrijdt de kritische bewegingsuitslag van 105° ruim, zonder dat er hold-relaxtechnieken worden toegepast. De bewegingsuitslag van het rechter schoudergewricht is groter (ca. 125°) dan van de linkerschouder (ca. 115°).
De totale rotatie ROM, gemeten in het scapulaire vlak bij 90° abductie, bedraagt aan beide zijden circa 180°. Aan de dominante zijde valt op dat de exorotatie relatief groter is dan aan de niet-dominante zijde, en dat de endorotatie relatief kleiner is.
De exorotatie, gemeten in het scapulaire vlak vanuit de anatomische stand, bedraagt 110°.
Ook blijkt het posterieur-kapselgedeelte hyperlaks. De horizontale adductietest volgens Stenvers overschrijdt zowel in het linker- als in het rechter schoudergewricht de 90°. Additioneel is bij het rechter schoudergewricht een posterieure jerktest positief, met een verbale pijnscore van 5.[56]
De vier mobiliteitstests voor de schoudergordel van Stenvers zijn allemaal negatief.
Op de Beightonscore voor het bepalen van gegeneraliseerde hyperlaxiteit is hierin slechts de proef voor vinger-bodemafstand negatief (score 8; range 0-9).[57]
Aanvullend geeft de patiënte aan al meer dan vier maanden gewrichtsklachten te hebben in meer dan drie gewrichten. De familieanamnese voor hypermobiliteit is positief. Daarmee voldoet de patiënte aan de 'major criteria' van de Brightoncriteria voor hypermobility syndrome (HMS).[58]

Aan de patiënte wordt gevraagd of ze in staat is om haar instabiliteitklachten zelf op te roepen. Bij een door haar uitgevoerde actieve abductiebeweging valt op dat deze snel wordt uitgevoerd en dat daarbij de humeruskop naar posterieur (sub)luxeert. Er wordt een duidelijke en voor de patiënte gevoelige kliksensatie waargenomen.

Tabel 5.3 Bevindingen onderzoek casus C, Evelien

Subcategorie	ICF-codering	Test	Resultaat
		B Functies*	
B2 sensorische functies en pijn	pijn in bovenste extremiteit (B28014)	– anamnese – VAS	
	pijn in gewrichten (B28016)	– anamnese – performance van uitlokkende activiteit, gerelateerd aan VAS en verbale pijnscore	posterieure jerktest: VPS 7
B7 functies van het bewegingssysteem en aan beweging verwante functies	mobiliteit van een gewricht (B7100)	– ROM-tests van het glenohumerale gewricht – laxiteittests van gewrichtskapsel	overmatige beweeglijkheid glenohumeraal
	mobiliteit van meerdere gewrichten (B7101)	ROM-tests van de schoudergordel	normale range
	mobiliteit van gewrichten in het algemeen (B7102)	Beightonscore	8 punten uit 9 (+ voor hypermobiliteit)
	stabiliteit van een schoudergewricht (B7150)	– anamnese – jerktest – performancetest met uitlokken van provocerende beweging – laxiteittests	positieve laxiteittests
	controle van enkelvoudige willekeurige bewegingen (B7600)	performancetest met het uitlokken van provocerende beweging	disloceert zelfstandig het glenohumerale gewricht
	controle van complexe willekeurige bewegingen (B7601)	– anamnese – performancetest met het uitlokken van provocerende beweging	– niet in staat om de volleybalsport uit te oefenen – disloceert zelfstandig het glenohumerale gewricht

Subcategorie	ICF-codering	Test	Resultaat
		S Anatomische eigenschappen	
S7 anatomische eigenschappen van structuren verwant aan beweging	– anatomische eigenschappen van de gewrichten van de schoudergordel (S7201) – aard van de stoornis in anatomische eigenschap – anatomische lokalisatie	– laxiteittests – hyperabductietest – horizontale adductietest – posterior jerktest – arthro-MRI	– abductie overschrijdt 105° – exorotatie bij 90° abductie is relatief groter t.o.v. de referentiezijde – lekkage contrastvloeistof
		D Activiteiten en participatie	
D9 maatschappelijk, sociaal en burgerlijk leven	sport (D9201)	– anamnese – PSK	– 80 mm volleybal – 72 mm bovenhands spullen pakken – 50 mm haarverzorging

* In de inleiding van dit boek wordt de ICF ingedeeld in drie domeinen: functies en anatomische eigenschappen, activiteiten en participatie, aangevuld met externe en persoonlijke factoren. In deze tabel wordt gebruikgemaakt van een modificatie van de ICF en wordt het ingedeeld in een viertal domeinen, elk gemarkeerd met een letter. B staat voor Functies, S voor anatomische eigenschappen, D voor activiteiten en participatie, E voor externe factoren.

Bij herhaling van de manoeuvre wordt voorafgaand aan het (sub)-luxatiemoment een duidelijke mediorotatie van de scapula waargenomen.
Bij een geleid actieve abductie, waarbij patiënte wordt gevraagd bewust de spierspanning te reguleren en de scapula door de onderzoeker manueel wordt ondersteund, is het (sub)luxatiefenomeen echter geheel verdwenen. De patiënte geeft aan niet te weten hoe dat kan en laat daarna onmiddellijk opnieuw een geforceerde luxatie zien.

Samenvatting onderzoeksbevindingen – problemen

Habituele, vrijwillige (sub)luxaties van het schoudergewricht met onvermogen om bovenhandse ADL-activiteiten en sportieve activiteiten uit te oefenen.

Te verwachten problemen

Chroniciteit van de klachten op basis van het hypermobiliteitssyndroom en maladaptieve bewegingscoördinatie. Afhankelijk van de belasting in ADL en de bewegingscoördinatie zal het klachtenniveau fluctueren. Voor een goede prognose op lange termijn kan het uitsluiten van maligne vormen van hypermobiliteit, zoals het syndroom van Marfan of het syndroom van Ehlers Danlos, wenselijk zijn.

Definitieve hypotheses casus C, Evelien	
H1	De pijn bij bovenhandse bewegingen wordt veroorzaakt door een overmatige laxiteit van het posterieur en inferieur gelegen glenohumerale gewrichtskapsel. (AANGENOMEN)
H2	De pijn bij bovenhandse bewegingen wordt veroorzaakt door een beperkte beweeglijkheid van de schoudergordel. (AANGENOMEN)
H3	De pijn bij bovenhandse bewegingen wordt veroorzaakt door een verminderde bewegingscoördinatie van de schoudergordel. (AANGENOMEN)
H4	*(Was reeds verworpen)*

STROOMDIAGRAM FASE III: DEFINITIEVE HYPOTHESES, ADVIES EN BEHANDELDOELSTELLINGEN

Verklaring

Een jonge vrouw met een hypermobiliteit heeft last van atraumatische postero-inferieure glenohumerale (sub)luxaties, waarbij inadequate motorische controle de uitlokkende factor is.[59] Er is sprake van postero-inferieure instabiliteit van het glenohumerale gewricht op basis van een overmatige mobiliteit van het posterieur en inferieur gelegen glenohumerale gewrichtskapsel.[60] Daarnaast is sprake van een vrijwillig opwekbaar, inadequaat spierrecruteringspatroon, met postero-inferieure subluxaties tot gevolg. Ook kampt zij met gegeneraliseerde hypermobiliteit van gewrichten.

Prognose

Voor patiënten met gegeneraliseerde hypermobiliteit is een conservatief beleid de eerste keuze van therapie.[61] De kans op een succesvolle en renderende reconstructie bij deze atraumatische patiëntengroep is gering en dient als laatste optie te worden beschouwd.[62,63]
Voor deze patiënte is de prognose ongunstig, mede gezien een eerder falend reconstructief beleid, vermoedelijk op basis van constitutionele laxiteit.[64,65] Bovendien is een adequate motorische controle een voorwaarde voordat kan worden besloten om te gaan opereren.
Het – al dan niet vrijwillig – geforceerd subluxeren door de patiënte dient onder alle omstandigheden te worden afgeleerd. Om te achterhalen of er mogelijk psychogene componenten ten grondslag liggen aan het onderhouden van de instabiliteit en om te bepalen of er eventueel een indicatie is voor een psychosomatische aanpak, kan gebruik worden gemaakt van een 4DKL.
Het beloop van de hypermobiliteit dient in een langetermijnfollow-up te worden geëvalueerd ter preventie van eventuele maligne vormen.

Fysiotherapeutische behandeling

De fysiotherapeut adviseert een conservatief behandelbeleid. Het beleid dient allereerst gericht te zijn op het normaliseren van de bewegingscoördinatie van de schoudergordelmusculatuur. De patiënte dient zich eerst te bewust worden van het pathomechanisme en het aandeel dat zij hierin zelf heeft. Tijdens dit proces wordt het uitvoeren van de uitlokkende bewegingen door de patiënte niet toegestaan. Vervolgens dient de spanningsregulatie van de schoudergordelmusculatuur te worden getraind, dient het actieve subluxeren te worden afgeleerd en moeten normale bewegingspatronen worden aangeleerd.

De fysiotherapeut adviseert om dit in eerste instantie geleid actief te trainen en dit op basis van het voortschrijdend motorisch leerproces af te bouwen naar volledige exposure aan zelfstandig bewegen. Op deze manier kunnen na verloop van tijd de ingestelde bewegingsrestricties worden opgeheven.
Als de subluxaties niet meer optreden in ADL, kan worden aangenomen dat patiënte hierover voldoende controle heeft en kan ze geleidelijk worden blootgesteld aan meer schouderbelastende, sportspecifieke bewegingen. Indien zij ook hierover voldoende controle heeft, dient zij een periode te worden begeleid bij het hervatten van haar sport.

STROOMDIAGRAM FASE IV: MEETINSTRUMENTEN, BEHANDELING EN EVALUATIE

Evaluatieve klinimetrie en behandelplan

1 Om het beloop met behulp van vragenlijsten inzichtelijk te maken, kan gebruik worden gemaakt van de DASH en de SDQ.
2 Het is van belang om de mobiliteit van de schoudergordel en de motorische controle over de schoudergordel regelmatig kwalitatief te evalueren om zonodig het beleid te kunnen bijstellen. Ook dient periodiek te worden nagevraagd wat de frequentie van de (sub)-luxaties is. Aan het begin van het behandeltraject ligt de frequentie van evaluatie hoger dan tijdens en aan het einde van het traject.[66]
3 Indien het beleid faalt, zal overwogen moeten worden of een operatieve ingreep zinvol is. Mogelijk zal de patiënte haar activiteitenniveau moeten aanpassen aan de bewegingsconstraints en genoegen moeten nemen met een minder schouderbelastende sportactiviteit. Hierbij moet worden gedacht aan het verminderen van de intensiteit van de trainingen of het eventueel overstappen naar een andere sport.

5.5 Afkortingen en begrippen

In de volgende tabel staan de afkortingen en begrippen die in dit hoofdstuk ter sprake zijn gekomen bij de behandeling van van de verschillende patiënten.

Afkortingen en begrippen	
	Verklaring
4DKL	Vierdimensionale Klachtenlijst zelfbeoordelingsvragenlijst die vier dimensies van psychopathologie meet (distress, depressie, angst en somatisatie) om te bepalen of pijnklachten stressgerelateerd zijn
ABER-MRI	beeldvormend onderzoek met de schouder in abductie, exorotatie
AC-provocatie-test	provocatietest van het acromio-claviculair gewricht
adductietest volgens Stenvers	mobiliteitstest voor de schoudergordel
arthro-MRI	beeldvormend onderzoek met inspuiting van een jodiumhoudend contrastproduct
Beightonscore	instrument voor het bepalen van laxiteit en hypermobiliteit van gewrichten; de score varieert van 0-9; een score > 6 betekent gegeneraliseerde hypermobiliteit
DASH	Disabilities of the Arm Shoulder and Hand vragenlijst met 30 items om klachten/beperkingen van de bovenste extremiteit in kaart te brengen
hyperabductie-test	laxiteittest: de therapeut beweegt de arm van de patiënt passief in maximale abductie
jerktest	laxiteittest: met de arm 90° voorwaarts geheven en de onderarm horizontaal wordt de arm naar de romp bewogen. Daarbij subluxeert de schouder naar achteren. Door vervolgens de arm van de romp af te bewegen, schiet de arm terug in de kom
Neer-test	impingementtest
laxiteittest	test waarmee de integriteit van het glenohumerale kapsel wordt getest
NPIP's	Non-Patient Identified Problems door anderen gesignaleerde problemen
PIP's	Patient Identified Problems door de patiënt ervaren problemen
PSK	Patiënt Specifieke Klachtenlijst instrument dat de individuele beperkingen in activiteiten in het dagelijks leven meet
ROM	range of motion gewrichtsmobiliteit, bewegingsuitslag
scapula assistance-test	test voor dynamische instabiliteit van het scapulathoracale gewricht. De therapeut geeft ondersteuning (assisteert) de opwaartse rotatie en posterieure tilt van de scapula
SDQ	Shoulder Disability Questionnaire vragenlijst om klachten van de schouder in kaart te brengen
VAS	Visuele Analoge Schaal (Eng: Visual Analogue Scale) instrument ter inventarisatie van de ernst en draaglijkheid van pijnklachten

Literatuur

1 Picavet HS, Schouten JS. Musculoskeletal pain in The Netherlands: prevalences, consequences and risk groups, the DMC(3)-study. Pain 2003;102(1-2):167-78.
2 Van der Linden MW, Westert GP, Bakker DH de, Schellevis FG. Tweede Nationale Studie naar ziekten en verrichtingen in de huisartspraktijk: Klachten en aandoeningen in de bevolking en in de huisartspraktijk. Utrecht/Bilthoven: NIVEL/RIVM, 2004.
3 Kuijpers T, Windt DA Van der, Boeke AJ, Twisk JW, Vergouwe Y, Bouter LM, et al. Clinical prediction rules for the prognosis of shoulder pain in general practice. Pain 2006;120:276-85.
4 Browning DG, Desai MM. Rotator cuff injuries and treatment. Prim Care 2004;31: 807-29.
5 Stevenson JH, Trojian T. Evaluation of shoulder pain. J Fam Pract 2002;51:605-11.
6 Arcuni SE. Rotator cuff pathology and subacromial impingement. Nurse Pract 2000;25:58,61,65-6.
7 Park HB, Yokota A, Gill HS, El Rassi G, McFarland EG. Diagnostic accuracy of clinical tests for the different degrees of subacromial impingement syndrome. J Bone Joint Surg Am 2005;87(7):1446-55.
8 Ludewig PM, Cook TM, Alterations in shoulder kinematics and associated muscle activity in people with symptoms of shoulder impingement. Phys Ther 2000;80(3): 276-91.
9 Ludewig PM, Reynolds JF. The association of scapular kinematics and glenohumeral joint pathologies. J Orthop Sports Phys Ther 2009;39(2):90-104.
10 Karduna AR, Kerner PJ, Lazarus MD. Contact forces in the subacromial space: effects of scapular orientation. J Shoulder Elbow Surg 2005;14(4):393-9.
11 McClure PW, Michener LA, Karduna AR. Shoulder function and 3-dimensional scapular kinematics in people with and without shoulder impingement syndrome. Phys Ther 2006;86(8):1075-90.
12 Cools AM, Witvrouw EE, Declercq GA, Danneels LA, Cambier DC. Scapular muscle recruitment patterns: trapezius muscle latency with and without impingement symptoms. Am J Sports Med 2003;31(4):542-9.
13 Cools AM, Declercq GA, Cambier DC, Mahieu NN, Witvrouw EE. Trapezius activity and intramuscular balance during isokinetic exercise in overhead athletes with impingement symptoms. Scand J Med Sci Sports 2007;17(1):25-33.
14 Su KP, Johnson MP, Gracely EJ, Karduna AR. Scapular rotation in swimmers with and without impingement syndrome: practice effects. Med Sci Sports Exerc 2004; 36(7):1117-23.
15 Santos MJ, Belangero WD, Almeida GL. The effect of joint instability on latency and recruitment order of the shoulder muscles. J Electromyogr Kinesiol 2007; 17(2):167-75.
16 Haahr JP, Andersen JH. Exercises may be as efficient as subacromial decompression in patients with subacromial stage II impingement: 4-8-years' follow-up in a prospective, randomized study. Scand J Rheumatol 2006;35(3):224-8.
17 Brox JI, Gjengedal E, Uppheim G, Bøhmer AS, Brevik JI, Ljunggren AE, Staff PH. Arthroscopic surgery versus supervised exercises in patients with rotator cuff disease (stage 2 impingement syndrome): a prospective, randomized controlled study in 125 patients with a $2^1/_2$ year follow up. J Shoulder Elbow Surg 1999;8(2): 102-11.
18 Endo K, Ikata T, Katoh S, Takeda Y. Radiographic assessment of scapular rotational tilt in chronic shoulder impingement syndrome. J Orthop Sci 2001;6(1):3-10.

19 Stewart SG, Jull GA, Ng JK-F, Willems JM. An initial analysis of thoracic spine movement during unilateral arm elevation. J Manual Manipulative Ther 1995;3(1): 15-20.
20 Bullock MP, Foster NE, Wright CC. Shoulder impingement: the effect of sitting posture on shoulder pain and range of motion. Man Ther 2005;10(1):28-37.
21 Rothstein JM, Echternach JL, Riddle DL. The Hypothesis-Oriented Algorithm for Clinicians II (HOAC II): a guide for patient management. Phys Ther 2003;83(5): 455-70.
22 Cochet H, Couderc S, Pelé E, Amoretti N, Moreau-Durieux MH, Hauger O. Rotator cuff tears: should abduction and external rotation (ABER) positioning be performed before image acquisition? A CT arthrography study. Eur Radiol 2010;20(5): 1234-41.
23 Jung JY, Jee WH, Chun HJ, Ahn MI, Kim YS. Magnetic resonance arthrography including ABER view in diagnosing partial-thickness tears of the rotator cuff: accuracy, and inter- and intra-observer agreements. Acta Radiol 2010;51(2):194-201.
24 Tung GA, Hou DD. MR arthrography of the posterior labrocapsular complex: relationship with glenohumeral joint alignment and clinical posterior instability. AJR Am J Roentgenol 2003;180(2):369-75.
25 Beurskens AJ, Vet HC de, Köke AJ, Lindeman E, Heijden GJ van der, Regtop W, Knipschild PG. A patient-specific approach for measuring functional status in low back pain. J Manip Physiol Ther 1999;22(3):144-8.
26 Rabin A, Irrgang JJ, Fitzgerald GK, Eubanks A. The intertester reliability of the Scapular Assistance-test. J Orthop Sports Phys Ther 2006;36(9):653-60.
27 Gagey OJ, Gagey N. The hyperabduction test. J Bone Joint Surg Br 2001;83(1):69-74.
28 Borstad JD, Mathiowetz KM, Minday LE, Prabhu B, Christopherson DE, Ludewig PM. Clinical measurement of posterior shoulder flexibility. Man Ther 2007;12(4): 386-9.
29 Kim SH, Park JC, Park JS, Oh I. Painful jerk test: a predictor of success in nonoperative treatment of posteroinferior instability of the shoulder. Am J Sports Med 2004;32(8):1849-55.
30 Macedo LG, Magee DJ. Differences in range of motion between dominant and nondominant sides of upper and lower extremities. J Manipulative Physiol Ther 2008;31(8):577-82.
31 Stenvers JD, Overbeek WJ. Bestaat er bij de frozen shoulder ook een benige beperking? Ned Tijdschr Geneesk 1978;122(30):1081-7.
32 Stenvers JD, Overbeek WJ. Het Kissing Coracoïd. Utrecht: De Tijdstroom uitgeverij BV, 1981.
33 Wijer A de, Steenks MH, Leeuw JRJ de, Bosman F, Helders PJM. Symptoms of the cervical spine in temporomandibular and cervical spine disorders. J Oral Rehab 1996;23:742-50.
34 Torres RR, Gomes JL. Measurement of glenohumeral internal rotation in asymptomatic tennis players and swimmers. Am J Sports Med 2009;37(5):1017-23.
35 Ellenbecker TS, Roetert EP, Piorkowski PA, Schulz DA. Glenohumeral joint internal and external rotation range of motion in elite junior tennis players. J Orthop Sports Phys Ther 1996;24(6):336-41.
36 Ellenbecker TS, Roetert EP, Bailie DS, Davies GJ, Brown SW. Glenohumeral joint total rotation range of motion in elite tennis players and baseball pitchers. Med Sci Sports Exerc 2002;34(12):2052-6.
37 Myers JB, Laudner KG, Pasquale MR, Bradley JP, Lephart SM. Glenohumeral range

of motion deficits and posterior shoulder tightness in throwers with pathologic internal impingement. Am J Sports Med 2006;34(3):385-91.
38 Terluin B, Marwijk HWJ van, Adèr HJ, Vet HCW de, Penninx BWJH, Hermens MLM, Boeijen CA van, Balkom AJLM van, Klink JJL van der, Stalman WAB. The Four-Dimensional Symptom Questionnaire (4DSQ): a validation study of a multi-dimensional self-report questionnaire to assess distress, depression, anxiety and somatization. BMC Psychiatry 2006;6:34 (pagenumber not for citation purpose).
39 Surenkok O, Aytar A, Baltaci G. Acute effects of scapular mobilization in shoulder dysfunction: a double-blind randomized placebo-controlled trial. J Sport Rehabil 2009;18(4):493-5.
40 Conroy DE, Hayes KW. The effect of joint mobilization as a component of comprehensive treatment for primary shoulder impingement syndrome. J Orthop Sports Phys Ther 1998;28(1):3-14.
41 Kuhn JE. Exercise in the treatment of rotator cuff impingement: a systematic review and a synthesized evidence-based rehabilitation protocol. J Shoulder Elbow Surg 2009;18(1):138-60.
42 Veehof MM, Sleegers EJ, Veldhoven NH van, Schuurman AH, Meeteren NL van. Psychometric qualities of the Dutch language version of the Disabilities of the Arm, Shoulder, and Hand questionnaire (DASH-DLV). J Hand Ther 2002;15(4): 347-54.
43 Vermeulen HM, Boonman DC, Schüller HM, Obermann WR, Houwelingen HC van, Rozing PM, Vliet Vlieland TP. Translation, adaptation and validation of the Shoulder Rating Questionnaire (SRQ) into the Dutch language. Clin Rehabil 2005; 19(3):300-11.
44 Walton J, Mahajan S, Paxinos A, Marshall J, Bryant C, Shnier R, Quinn R, Murrell GA. Diagnostic values of tests for acromioclavicular joint pain. J Bone Joint Surg Am 2004;86-A(4):807-12.
45 Chronopoulos E, Kim TK, Park HB, Ashenbrenner D, McFarland EG. Diagnostic value of physical tests for isolated chronic acromioclavicular lesions. Am J Sports Med 2004;32(3):655-61.
46 Kebaetse M, McClure P, Pratt NA. Thoracic position effect on shoulder range of motion, strength, and three-dimensional scapular kinematics. Arch Phys Med Rehabil 1999;80(8):945-50.
47 Budoff JE, Nirschl RP, Ilahi OA, Rodin DM. Internal impingement in the etiology of rotator cuff tendinosis revisited. Arthroscopy 2003;19(8):810-4.
48 Skolimowski J, Barczyk K, Dudek K, Skolimowska B, Demczuk-Wlodarczyk E, Anwajler J. Posture in people with shoulder impingement syndrome. Ortop Traumatol Rehabil 2007;9(5):484-98.
49 Crawford HJ, Jull GA. The influence of thoracic posture and movement on range of arm elevation. Physiotherapy Theory and Practice 1993;9:143-8.
50 Burkhart SS, Morgan CD, Kibler WB. The disabled throwing shoulder: spectrum of pathology Part III: The SICK scapula, scapular dyskinesis, the kinetic chain, and rehabilitation. Arthroscopy 2003;19(6):641-61.
51 Burkhart SS, Morgan CD, Kibler WB. The disabled throwing shoulder: spectrum of pathology Part I: Pathoanatomy and biomechanics. Arthroscopy 2003;19(4):404-20.
52 Kibler WB. Biomechanical analysis of the shoulder during tennis activities. Clin Sports Med 1995;14(1):79-85.
53 Davidson J, Burkhart SS. The geometric classification of rotator cuff tears: a system linking tear pattern to treatment and prognosis. Arthroscopy 2010;26(3):417-24.
54 Lewis JS, Wright C, Green A. Subacromial impingement syndrome: the effect of

changing posture on shoulder range of movement. J Orthop Sports Phys Ther 2005;35(2):72-87.
55 McClure P, Balaicuis J, Heiland D, Broersma ME, Thorndike CK, Wood A. A randomized controlled comparison of stretching procedures for posterior shoulder tightness. J Orthop Sports Phys Ther 2007;37(3):108-14.
56 Kim SH, Park JC, Park JS, Oh I. Painful jerk test: a predictor of success in nonoperative treatment of posteroinferior instability of the shoulder. Am J Sports Med 2004;32(8):1849-55.
57 Beighton PH, Solomon L, Soskolone CL. Articular mobility in an African population. Am Rheum Dis 1973;32:413-8.
58 Grahame R, Bird HA, Child A, et al. The British Society for Rheumatology Special Interest Group on Heritable Disorders of Connective Tissue criteria for the benign joint hypermobility syndrome. The revised (Brighton 1998) criteria for the diagnosis of BJHS. J Rheumatol 2000;27:1777-9.
59 Barden JM, Balyk R, Raso VJ, Moreau M, Bagnall K. Atypical shoulder muscle activation in multidirectional instability. Clin Neurophysiol 2005;116(8):1846-57.
60 Blasier RB, Soslowsky LJ, Malicky DM, Palmer ML. Posterior glenohumeral subluxation: active and passive stabilization in a biomechanical model. J Bone Joint Surg Am 1997;79(3):433-40.
61 Simpson MR. Benign joint hypermobility syndrome: evaluation, diagnosis, and management. J Am Osteopath Assoc 2006;106(9):531-6.
62 Jerosch J, Castro WH. Shoulder instability in Ehlers-Danlos syndrome. An indication for surgical treatment? Acta Orthop Belg 1990;56(2):451-3.
63 Boileau P, Villalba M, Héry JY, Balg F, Ahrens P, Neyton L. Risk factors for recurrence of shoulder instability after arthroscopic Bankart repair. J Bone Joint Surg Am 2006;88(8):1755-63.
64 Bird HA, Barton L. Joint hyperlaxity and its long-term effects on joints. J R Soc Health 1993;113(6):327-9.
65 Calderoni P, Dallari D, Gualtieri I, Gualtieri G. Recurrent posterior instability of the shoulder: surgical treatment. Chir Organi Mov 1995;80(4):377-84.
66 Glasziou P, Irwig L, Mant D. Monitoring in chronic disease: a rational approach. BMJ 2005;330(7492):644-8.

6 Nekklachten

Joost van Wijchen, Lieke Dekkers

6.1 Inleiding

In een eerstelijnspraktijk krijg je geregeld te maken met patiënten met nek- en/of schouderklachten. Uit de gegevens uit 2008 van de Landelijke informatievoorziening Paramedische Zorg (LiPZ) blijkt dat 17% van de fysiotherapiepatiënten kampt met nek- en/of schouderklachten.[1] De aard van de gezondheidsproblematiek kan zeer uiteenlopend zijn.[2] In sommige gevallen zijn de klachten acuut, in andere gevallen bestaan ze al langer. Ook verschilt de mate waarin de klachten het dagelijks functioneren van de patiënt beïnvloeden, aanzienlijk.[3-5]
In dit hoofdstuk is het thema nek-/schouderklachten. In de drie beschrijvingen van casuïstiek neemt de complexiteit toe van acute naar chronische klachten. Daarnaast zullen er in de gevalsbeschrijvingen in toenemende mate belemmeringen voor herstel aanwezig zijn.

STROOMDIAGRAM FASE I: VERWIJZING, AANMELDING EN INITIËLE HYPOTHESES

Casus A: de heer Van Ooij
De 39-jarige heer Van Ooij wordt zonder verwijzing door de huisarts (DTF: directe toegankelijkheid fysiotherapie) gezien vanwege acute nekklachten. De klachten zijn ontstaan tijdens een partijtje zaalvoetballen. Hij kreeg een schouderduw schuin van achteren, waardoor direct een stekende pijn laag in zijn nek optrad. De klachten bestaan nu uit pijnklachten in de nek met uitstraling naar de rechterschouder en -bovenarm en daarnaast

een stijf gevoel in de nek. Hij heeft problemen met omkijken en autorijden.
Hulpvraag: 'Heeft u tips voor mij wat ik kan doen om van die nekklachten af te komen?'

Initiële hypotheses casus A, de heer Van Ooij	
H1	De problemen met omkijken en autorijden bestaan op basis van een radiculopathie C5 rechts.
H2	De problemen met omkijken en autorijden bestaan op basis van een neuropraxie plexus brachialis (op basis van plotselinge tractie aan de plexus brachialis).
H3	De problemen met omkijken en autorijden bestaan op basis van een acute hypertonie van de cervicale musculatuur (défence musculaire).
H4	De problemen met omkijken en autorijden bestaan op basis van hypomobiliteit van bewegingssegment C4-C7.

Casus B: mevrouw Tak

De 41-jarige mevrouw Tak, kapster van beroep, komt bij de fysiotherapeut met pijnklachten in de nek en linkerschouder. Op de verwijzing staat als medische diagnose cervicobrachialgie. Haar klachten blijken al meer dan een jaar aanwezig te zijn, zonder vermindering van het klachtenpatroon. Zij ondervindt tijdens haar werk steeds meer problemen van de klachten.
Hulpvraag: 'Ik wil weer kunnen werken zonder pijn in mijn schouder en nek, het is namelijk zo lastig. Kunt u me helpen?'

Initiële hypotheses casus B, mevrouw Tak	
H1	De problemen met het werk bestaan op basis van een cervicale myelopathie.
H2	De problemen met het werk bestaan op basis van een cervicale radiculopathie (C5-C7).
H3	De problemen met het werk bestaan op basis van een cervicale spondylose.
H4	De problemen met het werk bestaan op basis van een minore cervicale instabiliteit (C5-T1).
H5	De problemen met het werk bestaan op basis van een thoracic outlet compression syndrome.
H6	De problemen met het werk bestaan op basis van een subacromiaal impingement rechts.

Casus C: de heer Van Dijk

De 27-jarige heer Van Dijk, in het dagelijks leven computerprogrammeur, is verwezen door de huisarts, met als diagnose Repetitive Strain Injury (RSI). De man klaagt over pijnklachten in zijn nek, beide schouders en, met name, zijn rechter onderarm en -hand. De klachten zijn al jaren aanwezig, maar zijn de laatste drie maanden verhevigd en belemmeren de heer Van Dijk nu bij zijn werk.
Hulpvraag: 'Wat is er aan de hand met mijn lijf. Ik wil gewoon mijn werk weer kunnen doen zonder pijn.'

Initiële hypotheses casus C, de heer Van Dijk	
H1	De problemen met het werk bestaan op basis van een cervicale myelopathie.
H2	De problemen met het werk bestaan op basis van een radiculopathie C6-T1.
H3	De problemen met het werk bestaan op basis van een aspecifieke nekpijn (op basis van nocisensorische prikkeling midcervicaal op basis van overbelasting, toegenomen cervicale lordose en thoracale kyfose).
H4	De problemen met het werk bestaan op basis van Klachten aan de Arm Nek en/of Schouder (KANS).

6.2 Uitwerking casus A

STROOMDIAGRAM FASE II: ANAMNESE EN BIJGESTELDE HYPOTHESES

Ruud van Ooij is een 39-jarige man. Hij werkt als bouwkundig adviseur voor een grote aannemer, voor wie hij bouwprojecten door het hele land begeleidt. Het grootste deel van zijn werk is computergeoriënteerd, maar minimaal twee dagen per week is hij ook op de bouwplaats aanwezig.
Al jarenlang speelt hij iedere donderdag met een groepje vrienden zaalvoetbal. Tijdens het laatste partijtje (drie dagen geleden) heeft hij acute nekklachten gekregen. Dit ontstond na een schouderduw. De duw kwam schuin van achteren door een tegenstander. De heer Van Ooij voelde meteen een stekende pijn rechts onder in zijn nek. Hij stopte meteen en reed naar huis om een warme douche te nemen. De volgende ochtend waren de pijnklachten nog aanwezig, maar de heer Van Ooij had nu ook last van een zeurende pijn naar zijn rechterschouder en een stijf gevoel in zijn nek. Hij geeft aan dat de pijn toeneemt als hij over zijn schouder omkijkt, wat vooral lastig is tijdens

het autorijden. Een pijnverlichtende houding kan hij niet goed vinden. De zeurende pijn is continu aanwezig en de intensiteit ervan is de gehele dag vrijwel dezelfde. Hij geeft aan dat hij er erg chagrijnig van wordt. Tegen de pijnklachten slikt hij paracetamol, maar dat heeft vrijwel geen effect, Niettemin is hij deze blijven gebruiken omdat hij dan in ieder geval iets doet om van zijn klachten af te komen. In figuur 6.1 is te zien waar de pijnklachten van de heer Van Ooij gelokaliseerd zijn.

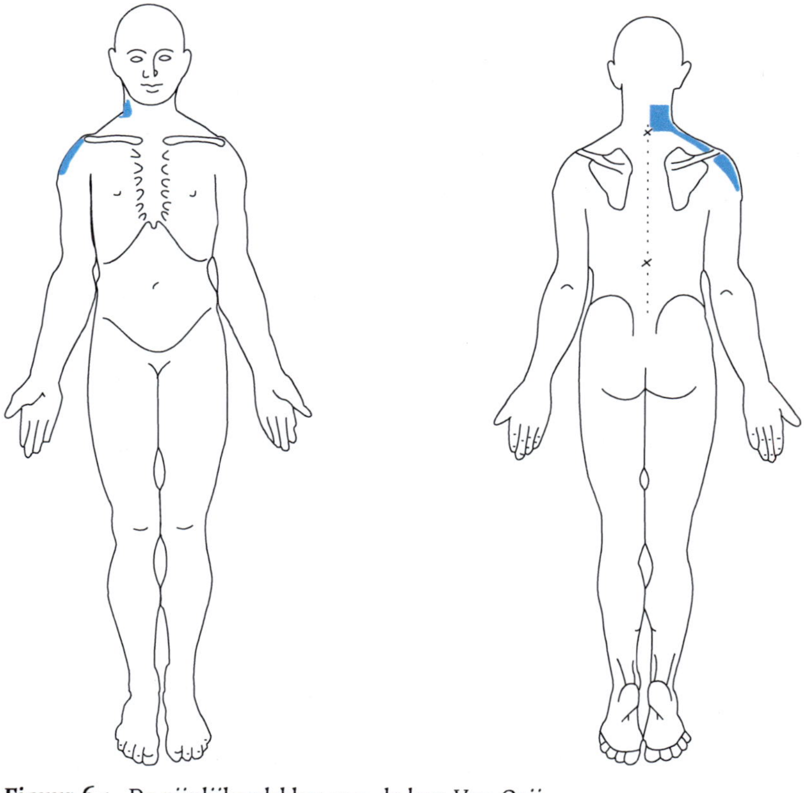

Figuur 6.1 *De pijnlijke plekken van de heer Van Ooij.*

PIP's

Functies en anatomische eigenschappen

De heer Van Ooij heeft last van pijnklachten rechts in de nek. Hij heeft pijn bij het omkijken over de rechterschouder. Er is ook een pijnlijke uitstraling vanuit de nek naar de rechterschouder. Verder heeft hij een stijf gevoel in de nek.

Activiteiten

De heer Van Ooij heeft vanwege de pijnklachten bij het omkijken moeite met autorijden.

Persoonlijke factoren

De heer Van Ooij wordt chagrijnig van de pijn.

Bijgestelde hypotheses casus A, de heer Van Ooij	
H1	De problemen met omkijken en autorijden bestaan op basis van een radiculopathie C5 rechts. (AANHOUDEN: *op basis van gegevens uit de anamnese lijkt deze hypothese niet aannemelijk, maar de hypothese kan nog niet uitgesloten worden, aangezien de PIP 2 (pijnlijke uitstraling vanuit de nek naar de rechterschouder) deze hypothese zou kunnen ondersteunen.*)
H2	De problemen met omkijken en autorijden bestaan op basis van een neuropraxie plexus brachialis. (AANHOUDEN: *gezien de uitstraling tot de schouder (PIP 2) lijkt deze hypothese niet waarschijnlijk; bij een neuropraxie van de plexus brachialis zou een uitstraling door de hele arm aannemelijk zijn en ook past het trauma niet bij de beschreven etiologie.*[7-9] *Hierbij zou namelijk een tractie aan de plexus brachialis moeten zijn opgetreden. Verwerpen op basis van de anamnese is echter niet mogelijk, aangezien bij een minore neuropraxie de uitstraling nog niet ervaren hoeft te zijn.*)
H3	De problemen met omkijken en autorijden bestaan op basis van een acute hypertonie van de cervicale musculatuur (défence musculaire). (AANHOUDEN: *alle klachten die de heer Van Ooij verwoordt in de anamnese zouden deze hypothese kunnen ondersteunen.*)
H4	De problemen met omkijken en autorijden bestaan op basis van hypomobiliteit van bewegingssegment C4-C7. (AANHOUDEN: *ondersteuning van deze hypothese kan gevonden worden in PIP 3 (stijf gevoel in de nek), PIP 4 (omkijken over rechterschouder tijdens autorijden) en PIP 5 (waarin patiënt aangeeft dat zijn humeur te lijden heeft onder de pijnklachten).*)
H5	De problemen met omkijken en autorijden bestaan op basis van een acute traumatische torticollis. (TOEVOEGEN: *in de anamnese is sprake van een concreet trauma met duidelijk omschreven pijnklachten; de PIP's 1 t/m 4 passen binnen de hypothese acute traumatische torticollis met schade in de m. sternocleidomastoideus.*)

Gebaseerd op de anamnese en de daaruit voortkomende PIP's zijn er, behalve een mogelijke radiculopathie C5 (H1), geen rode vlaggen gesignaleerd.[12]

Rode vlaggen duiden op aanwezige risicofactoren van fysieke aard. Er zijn redenen om te vermoeden dat een relevant biomedisch probleem de klachten van de patiënt bepaalt. De patiënt bij wie rode vlaggen aanwezig zijn, moet zo spoedig mogelijk medisch onderzocht worden.

STROOMDIAGRAM FASE II: ONDERZOEK

Methode

De fysiotherapeut kiest voor relevante, dikwijls ziektespecifieke, meetinstrumenten om de vijf bijgestelde hypotheses te toetsen. Alle instrumenten zijn geschikt om in een eerstelijnspraktijk af te nemen. De resultaten van de afgenomen tests staan verderop in tabel 6.4.

NPIP's

Functies en anatomische eigenschappen

Met de Visuele Analoge Schaal (VAS) zijn de pijnklachten in kaart gebracht.[6,13]
De Spurlingtest[3], de Valsalva-test, de Distraction-test en de Upper Limb Tension Test (ULTT) 1, 2, 3 en 4[3,6,9,12,16,17] werden gebruikt om een cervicale radiculopathie te kunnen uitsluiten.
Het actief bewegingsonderzoek van de cervicale wervelkolom werd gebruikt om de actieve range of motion (ROM; gewrichtsmobiliteit) en de tijdens het onderzoek ervaren pijnklachten/bijzonderheden vast te stellen.[3,9,18,19] De referentiewaardes zijn:

- cervicale flexie/extensie: 50°/0°/60°;
- cervicale lateroflexie: 45°/0°/45°;
- cervicale rotatie: 80°/0°/80°.

Het passief segmentaal bewegingsonderzoek werd gebruikt om de passieve ROM en de tijdens het onderzoek ervaren pijnklachten vast te stellen. In tabel 6.1 en 6.2 staan de beoordelingen die hierbij werden gebruikt.
Palpatie van de cervicale musculatuur werd gebruikt om bijzonderheden ten aanzien van gevoeligheid en de tonus van het weefsel in de cervicale wervelkolom mee op te sporen.[9] Spierlengtetests zijn gebruikt om de lengte van de m. sternocleidomastoideus en de m. trapezius aan de linker- en rechterkant met elkaar te vergelijken.[9,20] De houding van de cervicale wervelkolom werd in kaart gebracht om afwijkingen in de houding te bepalen.[9,21-23] Dit gebeurt op basis van de craniovertebrale hoek (normale hoek is ongeveer 47°[22]) en de beschrijving van de houding in het algemeen.

Activiteiten

De Neck Disability Index (NDI) werd gebruikt om de pijnperceptie van de patiënt, beperkingen ten aanzien van activiteiten en de mate waarin nekklachten invloed hebben op *algemene dagelijkse levensverrichtingen* (ADL) in kaart te brengen.[3,6,14,15] Zie tabel 6.3 voor de referentiewaardes.

Tabel 6.1 Bepaling gewrichtsmobiliteit[19]

Graad	Beschrijving	Criteria
0	ankylose opgetreden	geen gedetecteerde beweging mogelijk (radiodiagnostische stressfilm noodzakelijk voor bevestiging)
1	forse beperking (hypomobiliteit)	duidelijke beperking in verwachte ROM, duidelijk waarneembare weerstand
2	lichte beperking (hypomobiliteit)	beperking in de ROM, enige weerstand tegen beweging
3	normaal	ROM is in overeenstemming met verwachte ROM
4	lichte toename (hypermobiliteit)	toegenomen ROM, minder weerstand dan verwacht tegen beweging
5	forse toename (hypermobiliteit)	sterk toegenomen ROM, eventueel beperkt door laesies in capsulaire of ligamentaire structuren
6	instabiel	sterk toegenomen ROM, niet beperkt door structuren

Tabel 6.2 Gevoeligheid van een gewricht tegen passieve beweging[19]

Gewrichtsgevoeligheid	Definitie
hoge gevoeligheid	pijn treedt op voordat weerstand tegen beweging optreedt
gemiddelde gevoeligheid	pijn treedt tegelijkertijd op met weerstand tegen beweging
lage gevoeligheid	pijn treedt pas op nadat de weerstand tegen beweging is opgetreden

Tabel 6.3 NDI-referentiewaardes van de ruwe score (0-50)[14]

Score	Beperking
0-4	geen beperking
5-14	milde beperking
15-24	matige beperking
25-34	ernstige beperking
> 34	volledige beperking

Tabel 6.4 Bevindingen onderzoek casus A, de heer Van Ooij

Doel	Middel	Uitkomst
	Functies en anatomische eigenschappen	
uitsluiten radiculopathie C5	VAS	43 mm
	Spurlingtest	negatief
	Valsalva-test	negatief
	Distraction-test	negatief
	ULTT 1, 2, 3 en 4	negatief
uitsluiten neuropraxie plexus brachialis	VAS	43 mm
	ULTT 1, 2, 3 en 4	negatief
	actief bewegingsonderzoek van de cervicale wervelkolom (m.b.v. cervical range of motion-instrument; CROM)	uitslagen: – flexie/extensie: 51°/0°/10° – rotatie links/rechts: 60°/0°/30°; rotatie rechts pijnlijk in de nek (gemiddelde gevoeligheid) – lateroflexie links/rechts: 0°/5°/40°; lateroflexie links pijnlijk in de nek (moderate[19])
	passief segmentaal bewegingsonderzoek van de cervicale wervelkolom door de manueel therapeut	uitslagen: – C0-C4: geen bijzonderheden – C4-C6: multidirectioneel pijnlijk in de nek (moderate) en hypomobiel (graad 1) – C6-T1: geen bijzonderheden
aantonen acute hypertonie cervicale musculatuur	palpatie van de cervicale musculatuur	verhoogde tonus van: – mm. erector spinae cervicalis – m. sternocleidomastoidius – m. trapezius descendens rechts
	actief bewegingsonderzoek van de cervicale wervelkolom (m.b.v. CROM)	uitslagen: – flexie/extensie: 51°/0°/10° – rotatie links/rechts: 60°/0°/30° (rotatie rechts pijnlijk) – lateroflexie links/rechts: 0°/5°/40° (lateroflexie links pijnlijk)
	spierlengtetests van: – mm. sternocleidomastoideus – mm. trapezius descendens	uitslagen: – m. sternocleidomastoidius, links verkort t.o.v. rechts – m. trapezius descendens, rechts verkort t.o.v. links

Doel	Middel	Uitkomst
bepalen hypomobiliteit C4-C7	actief bewegingsonderzoek van de cervicale wervelkolom (m.b.v. CROM)	uitslagen: – flexie/extensie: 51°/0°/10° – rotatie links/rechts: 60°/0°/30° (rotatie rechts pijnlijk) – lateroflexie links/rechts: 0°/5°/40° (lateroflexie links pijnlijk)
	passief segmentaal bewegingsonderzoek van de cervicale wervelkolom door manueel therapeut	uitslagen: – C0-C4: geen bijzonderheden – C4-C6: multidirectioneel pijnlijk in de nek (moderate) en hypomobiel (graad 1) – C6-T1, geen bijzonderheden
acute traumatische torticollis aantonen	houding van de cervicale wervelkolom bepalen	observatie: – craniocervicale hoek 41° – lichte anteropositie van het hoofd – hoofd staat licht naar rechts
	palpatie van de cervicale musculatuur	verhoogde tonus van: – mm. erector spinae cervicalis – m. sternocleidomastoidius – m. trapezius descendens rechts
	actief bewegingsonderzoek van de cervicale wervelkolom (m.b.v. CROM)	uitslagen: – flexie/extensie: 51°/0°/10° – rotatie links/rechts: 60°/0°/30° (rotatie rechts pijnlijk) – lateroflexie links/rechts: 0°/5°/40° (lateroflexie links pijnlijk)
	spierlengtetests van: – mm. sternocleidomastoideus – mm. trapezius descendens	uitslagen: – m. sternocleidomastoideus, links verkort t.o.v. rechts – m. trapezius descendens, rechts verkort t.o.v. links
	Activiteiten en participatie	
	NDI	24%

Samenvatting onderzoeksbevindingen – problemen

De heer Van Ooij ervaart vanwege zijn nekklachten beperkingen in zijn activiteiten. Hij heeft een actieve mobiliteitsbeperking cervicaal, vooral naar extensie, rotatie rechts en lateroflexie links, met stabiliteitsproblemen ter hoogte van C4-C6 en een rechts verkorte cervicale musculatuur.

Te verwachten problemen

Wanneer de bewegingbeperkingen en pijnklachten langer aanhouden, zijn er klachten in activiteiten en participatie te verwachten.

STROOMDIAGRAM FASE III: DEFINITIEVE HYPOTHESES, ADVIES EN BEHANDELDOELSTELLINGEN

Definitieve hypotheses casus A, de heer Van Ooij	
H1	De problemen met omkijken en autorijden bestaan op basis van een radiculopathie C5 rechts. *(VERWORPEN op basis van de onderzoeksgegevens, vooral vanwege de negatieve Spurlingtest en negatieve ULTT.)*
H2	De problemen met omkijken en autorijden bestaan op basis van een neuropraxie plexus brachialis. *(VERWORPEN: de pijnklachten bij beweging van de nek blijven beperkt tot de nek; daarnaast zijn de ULTT-tests negatief.)*
H3	De problemen met omkijken en autorijden bestaan op basis van een acute hypertonie van de cervicale musculatuur (défence musculaire). *(AANGENOMEN: de beperkte mobiliteit van de halswervelkolom, de verhoogde tonus en spierverkortingen onderbouwen – naast het acute ontstaansmoment – deze hypothese.)*
H4	De problemen met omkijken en autorijden bestaan op basis van hypomobiliteit van bewegingssegment C4-C7. *(AANGENOMEN: uit het onderzoek blijkt dat er een algemene hypomobiliteit is van de nek (vooral naar extensie, lateroflexie links en rotatie rechts); daarnaast is er ook specifiek een hypomobiliteit van C4-C6.)*
H5	De problemen met omkijken en autorijden bestaan op basis van een acute traumatische torticollis. *(AANGENOMEN: uit onderzoek blijkt een hypomobiliteit en een antalgische stand van de nek. Daarnaast is er sprake van hypertonie en verkorting van de nekmusculatuur.)*

Indicatie fysiotherapie

Er is een indicatie voor fysiotherapie, omdat de heer Van Ooij voortdurend last heeft van pijnklachten en beperkingen in zijn activiteiten. Daarnaast kunnen de hypomobiliteit en de antalgische houding van de cervicale wervelkolom belemmerend zijn voor een normaal beloop.

Verklaring

Op basis van ervaringen van de fysiotherapeuten is de verwachting dat de klachten binnen zes weken verdwenen zullen zijn. Childs et al.[24] geven op basis van een classificatiesysteem voor nekklachten aan dat het aanpassen van activiteiten en herstel van mobiliteit zinvolle interventies zijn. Als interventie kan gedacht worden aan:

- instructies aan de heer Van Ooij met betrekking tot het interpreteren van de klachten en hoe hij zijn (bewegings)gedrag daarop kan aanpassen;
- actieve en passieve mobiliteitsoefeningen;
- het trainen van coördinatie, kracht en uithoudingsvermogen en functionele training.

Doelstellingen

1 De heer Van Ooij is binnen 1 week in staat zijn activiteiten aan te passen aan zijn pijnklachten.
2 De heer Van Ooij is na 3 weken in staat om binnen zijn pijntolerantiegrens actief te bewegen in de bewegingsrichtingen: flexie/extensie 51°/0°/60°; rotatie 60°/0°/60°; lateroflexie 40°/0°/40°.
3 De heer Van Ooij is na 4 weken in staat zijn volledige cervicale ROM pijnvrij te bewegen .
4 Binnen 6 weken ervaart de heer Van Ooij geen nekklachten meer en kan hij werk en sport op zijn oude activiteitenniveau uitvoeren.

6.3 Uitwerking casus B

STROOMDIAGRAM FASE II: ANAMNESE EN BIJGESTELDE HYPOTHESES

Mevrouw Tak, 41 jaar, is getrouwd en heeft drie kinderen van respectievelijk 10, 6 en 4 jaar oud. Mevrouw Tak werkt als kapster in een kapsalon met vijf andere collegae. Zij werkt parttime, waarbij zij dinsdag (de hele dag), vrijdag(ochtend, -middag en -avond) en zaterdags werkt. Haar drie kinderen gaan naar school en hebben een druk programma op hun sportvereniging en bij de scouting. Haar man is als vertegenwoordiger vaak in het buitenland. Naast haar werk als kapster en haar taken als moeder, speelt mevrouw Tak in de plaatselijke harmonie dwarsfluit, waarvoor ze elke maandagavond repeteert. Een andere avond in de week speelt ze samen met de andere dwarsfluitiste om de partijen te oefenen.

Haar nek- en schouderklachten zijn al langer dan een jaar aanwezig. Het begon met een brandend gevoel tussen de schouderbladen na een lange dag werken. Dat was vooral op vrijdag. Al snel was dit gevoel iedere dag aanwezig en kwam er een zeurende pijn naar haar rechterschouder bij. Ook ervaart mevrouw Tak wel eens een pijnlijke scheut in haar nek, die uit het niets optreedt. Ook tijdens de muziekrepetities ontstonden er pijnklachten. Momenteel ontstaan de pijn-

klachten nu al aan het einde van een ochtend werken. Ze heeft het gevoel dat de kracht in haar rechterarm ook afneemt wanneer zij de armen boven schouderhoogte houdt; tegelijkertijd ontstaan er tintelingen in haar rechter bovenarm. Deze tintelingen lopen soms zelfs naar de pinkzijde van haar pols. Hierdoor kan ze tijdens het laatste uur van haar werkdag moeilijk klanten helpen. Daarnaast heeft ze vaak aan het eind van de dag last van beginnende hoofdpijn die vanuit de nek lijkt te komen. Wat mevrouw Tak zelf heel raar vindt, is dat ze het de laatste tijd eigenlijk spannend vindt om haar hoofd achterover te buigen; spannend omdat het een onaangenaam gevoel geeft. Ze laat haar haren dan ook niet meer door een collega in de kapsalon wassen. Bij navraag geeft mevrouw Tak aan dat ze geen last heeft van klachten in de vorm van duizeligheid, oorsuizen, slikproblemen of van gevoeligheidsveranderingen in de benen.
Mevrouw Tak is rechtshandig.
Onlangs lukte het mevrouw Tak tijdens een concert met de harmonie eigenlijk niet om haar partijen helemaal te spelen. Ze heeft wel doorgezet en het hele concert meegeblazen, maar dit had veel klachten als gevolg. Dit was de druppel voor mevrouw Tak. Door de huisarts is ze doorverwezen naar een fysiotherapeut.
In figuur 6.2 is te zien waar de pijnklachten van mevrouw Tak gelokaliseerd zijn.

PIP's

Functies en anatomische eigenschappen

Mevrouw Tak heeft een brandend gevoel tussen de schouderbladen, dat aan het einde van de ochtend tijdens het kapperswerk begint. Ze heeft een zeurende pijn naar de rechterschouder, die aan het einde van de ochtend tijdens het kapperswerk begint. Ook heeft ze last van plotseling optredende pijnscheuten in de nekregio, hoofdpijn die vanuit de nek komt aan het einde van de dag en een gevoel van krachtverlies in haar rechterarm.
Daarbij komen tintelingen in de rechter bovenarm als die boven 90° abductie wordt opgeheven. Soms voelt ze tintelingen naar de pinkzijde van de rechterpols bij het heffen van de arm boven 90° abductie. Ze is angstig om haar hoofd naar extensie te brengen.

Activiteiten

Mevrouw Tak heeft problemen tijdens het spelen van dwarsfluit.

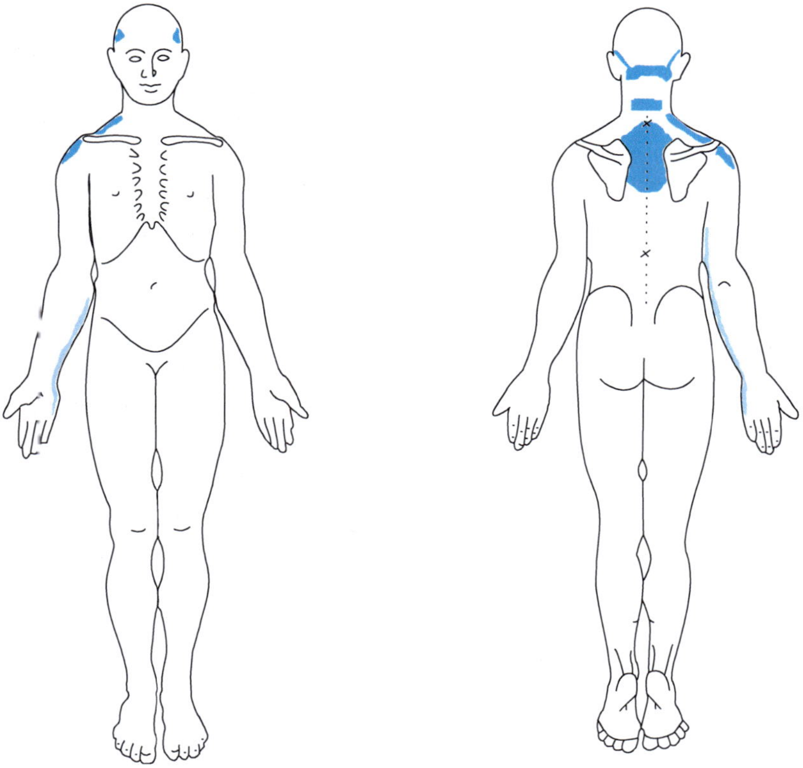

Figuur 6.2 *De pijnplekken in mevrouw Tak haar hoofd, schouder en nek, en de plekken in haar armen waar de tintelingen optreden.*

Participatie

Werken wordt voor haar steeds lastiger naarmate de dag vordert. Het meespelen in de harmonie kan alleen met klachten.

Bijgestelde hypotheses casus B, mevrouw Tak	
H1	De problemen met het werk bestaan op basis van een cervicale myelopathie. (VERWERPEN: *geen van de klachten uit de anamnese wijst direct in de richting van een cervicale myelopathie. Ook meldt mevrouw Tak geen sensorische stoornissen of fijnmotorische problemen in haar handen. Evenmin ervaart zij problemen tijdens het gaan.*[27])
H2	De problemen met het werk bestaan op basis van een cervicale radiculopathie (C5-C7). (AANHOUDEN: *PIP 2 (zeurende pijn naar de rechterschouder, die begint aan het eind van de ochtend tijdens kapperswerk) en PIP 5 (gevoel van krachtverlies in haar rechterarm) kunnen wijzen op deze hypothese. De tintelingen die alleen bij bewegingen in de schoudergordel optreden, en het feit dat de klachten al langer dan één jaar bestaan, maken deze hypothese echter niet waarschijnlijk. De hypothese kan nog niet worden verworpen op basis van de anamnese en zal uitgesloten moeten worden.*)

H3	De problemen met het werk bestaan op basis van een cervicale spondylose. *(AANHOUDEN: de PIP's 1 en 2 (brandend gevoel tussen de schouderbladen en de zeurende pijn naar de rechterschouder) en PIP's 4, 9 en 10 (hoofdpijn die komt vanuit de nek, problemen bij het dwarsfluit spelen en de beperkingen in haar werkzaamheden), tezamen met haar leeftijd[29], ondersteunen deze hypothese.)*
H4	De problemen met het werk bestaan op basis van een minore cervicale instabiliteit (C5-T1). *(AANHOUDEN: vanuit de anamneses wijzen PIP 3 (plotseling optredende pijnscheuten) en PIP's 4 en 8 (hoofdpijn die komt vanuit de nek aan het einde van de dag en angst om het hoofd achterover te buigen) en de daarbij aangegeven problemen in activiteiten en participatie in de richting van deze hypothese.)*
H5	De problemen met het werk bestaan op basis van een thoracic outlet compression syndrome. *(AANHOUDEN: de PIP's 6 en 7 (tintelingen in de rechter bovenarm bij het heffen van de arm boven 90° abductie, waarbij soms ook de tintelingen naar de pinkzijde van de pols optreden) wijzen in de richting van een neurologische component. Mevrouw Tak ervaart geen trofische problemen in haar arm en hand. Daarom zijn arteriële, veneuze en sympathische componenten onwaarschijnlijk.)*
H6	De problemen met het werk bestaan op basis van een subacromiaal impingement rechts. *(VERWERPEN: de enige klachten die mevrouw Tak aangeeft m.b.t. de schouder zijn tintelingen; ze geeft geen pijnklachten in de schouder aan bij beweging rond de 90° abductie. Op basis van deze gegevens kan hypothese 5 worden verworpen.)*
H7	De problemen met het werk bestaan op basis van een tension type hoofdpijn. *(TOEVOEGEN: tijdens de anamnese benoemt mevrouw Tak een hoofdpijnklacht, die begint vanuit de nek (PIP 4). Aangezien ze niet spreekt over vegetatieve reacties of hevige pijnklachten, hoeft een definitieve hypothese voor cervicogene hoofdpijn niet geformuleerd te worden.[7,36-38])*

Gebaseerd op de anamnese en de daaruit voortkomende PIP's kunnen er, behalve cervicale spondylodese (H2) en cervicale radiculopathie (H3), geen rode vlaggen worden gesignaleerd.[12]

STROOMDIAGRAM FASE II: ONDERZOEK

NPIP's

De therapeut kiest voor relevante meetinstrumenten om de vijf nog aangehouden hypotheses te testen. Alle gebruikte meetinstrumenten zijn geschikt om in een eerstelijnspraktijk af te nemen. De resultaten van de afgenomen tests staan verderop in tabel 6.5.

Algemeen

Mevrouw Tak is een licht obese vrouw (BMI = 26), met een versterkte thoracale kyfose en een verdiepte cervicale lordose. Haar hoofd staat in een lichte anteropositie.[23] Tijdens een handelingsanalyse van het knippen valt op dat mevrouw Tak haar ellebogen veelvuldig boven de schoudergordel heft, waarbij een versterkte anteropositie van het hoofd optreedt. Ook valt een toenemende depressie/protractie van haar rechterschouder op tijdens het knippen. Mevrouw Tak knipt rechtshandig. Een vergelijkbaar patroon van haar hoofd en schouders is te zien bij de handelingsanalyse tijdens het spelen van haar dwarsfluit.

Functies en anatomische eigenschappen

Met de VAS[6,13] zijn de pijnklachten in kaart gebracht. De Spurlingtest, de Valsalva-test, de Distraction-test en de ULTT 1, 2, 3 en 4 werden gebruikt ter uitsluiting van een cervicale radiculopathie. Er werden isometrische spierkrachttests gedaan van de bovenste extremiteit.[39-41] De spierkracht van de bovenste extremiteit werd isometrisch gemeten met MicroFet 2.[42]
Actief bewegingsonderzoek van de cervicale en (hoog)thoracale wervelkolom met behulp van CROM werd gebruikt om de actieve ROM van mevrouw Tak vast te stellen en de door haar tijdens het onderzoek ervaren pijnklachten/bijzonderheden. De referentiewaardes zijn:
- cervicale flexie/extensie: 50°/0°/60°;
- cervicale lateroflexie: 45°/0°/45°;
- cervicale rotatie: 80°/0°/80°.

De manueel therapeut voerde passief segmentaal bewegingsonderzoek uit in de cervicale en hoogthoracale wervelkolom. Dit werd gedaan om de passieve ROM van mevrouw Tak vast te stellen, evenals de tijdens het onderzoek door haar ervaren pijnklachten. Hiervoor werd de beoordeling gebruikt zoals beschreven in tabel 6.1 en 6.2.
De houding van de cervicale en thoracale wervelkolom werd in kaart gebracht om afwijkingen in de houding te bepalen. Dit gebeurde aan de hand van de craniovertebrale hoek (normale hoek is 47°) en beschrijving van de houding in het algemeen.
De nekflexoren-uithoudingsvermogentest werd gebruikt om het uithoudingsvermogen van de nekmusculatuur te beoordelen.[3,43] Met de craniocervicale flexietest werd gekeken of een geïsoleerde craniocervicale flexie uit te voeren en vast te houden is. Deze test werd uitgevoerd met behulp van de stabiliser pressure biofeedback unit. De normaalwaarde daarvan is > 26 mmHg.[3,44]

Palpatie van de cervicale musculatuur en schoudermusculatuur werd gebruikt om bijzonderheden ten aanzien van gevoeligheid en de tonus en van het weefsel in de cervicale wervelkolom in kaart te brengen.[9,32] Met spierlengtetests werd de lengte van de musculatuur aan de linker- en rechterkant met elkaar vergeleken.
De ULTT 1, 2, 3 en 4 werden gebruikt om de mobiliteit van neurale structuren te bekijken in relatie met het optreden van symptomen. Ten slotte werden de volgende provocatietests afgenomen.[31]

- De Adson-manoeuvre om te onderzoeken of compressie in de scalenusdriehoek herkenbare symptomen provoceert.
- De costoclaviculaire manoeuvre (Eden-test) om te onderzoeken of compressie in de costaclaviculaire ruimte herkenbare symptomen provoceert.
- Wright's test (hyperabductiemanoeuvre) om te onderzoeken of compressie in de pectorale poort herkenbare symptomen provoceert.
- De Roos-test (Elevated Arm Stress Test) werd gebruikt om te onderzoeken of compressie in de scalenusdriehoek, costoclaviculaire ruimte en de pectorale poort herkenbare symptomen provoceert.

Activiteiten

De NDI werd gebruikt om de pijnperceptie van de patiënte, de beperkingen in haar activiteiten en de mate waarin nekklachten invloed hebben op ADL in kaart te brengen. Zie tabel 6.3 voor de referentiewaardes.

Tabel 6.5 Bevindingen onderzoek casus B, mevrouw Tak

Doel	Middel	Uitkomst
	Functies en anatomische eigenschappen	
aantonen tension type headache (ICHD = International Classification of Headache Disorders)	diagnosecriteria ICHD[36,37]: 1 VAS 2 tijdsduur van de pijn 3 type hoofdpijn 4 invloed van ADL-activiteiten 5 locatie 6 vegetatieve verschijnselen	uitslagen: 1 24 mm 2 2 á 3 uur 3 drukkende pijn 4 ADL heeft geen invloed 5 de pijn is beiderzijds vanuit de nek naar het achterhoofd 6 geen vegetatieve verschijnselen
uitsluiten cervicale spondylose	consultatie huisarts	röntgenopnamen laten geen afwijkingen zien
uitsluiten cervicale radiculopathie	VAS	24 mm
	Spurlingtest	negatief

Doel	Middel	Uitkomst
	Valsalva-test	negatief
	Distraction-test	negatief
	ULTT 1, 2, 3 en 4	uitslagen: – ULTT 1: normale respons, geen provocatie – ULTT 2: normale respons, geen provocatie – ULTT 3: normale respons, geen provocatie – ULTT 4: provocatie van tintelingen aan ulnaire zijde, vooral bij depressie schoudergordel
	isometrische krachttests van de bovenste extremiteit, m.b.v. handheld dynamometer (MicroFet 2): 1 flexie schouder (links) 2 flexie schouder (rechts) 3 extensie schouder (links) 4 extensie schouder (rechts) 5 abductie schouder (links) 6 abductie schouder (rechts) 7 lateraal rotatie schouder (links) 8 lateraal rotatie schouder (rechts) 9 mediaal rotatie (links) 10 mediaal rotatie (rechts) 11 flexie elleboog (links) 12 flexie elleboog (rechts) 13 extensie elleboog (links) 14 extensie elleboog (rechts) 15 extensie pols (links) 16 extensie pols (rechts)	uitslagen (referentiewaarde): 1 182 (177) 2 180 (192) 3 196 (193) 4 197 (204) 5 151 (142) 6 173 (163) 7 111 (108) 8 103 (110) 9 120 (117) 10 135 (122) 11 185 (184) 12 193 (197) 13 115 (115) 14 120 (125) 15 90 (89) 16 95 (99)
aantonen minore cervicale instabiliteit (C5-T1)[30]	actief bewegingsonderzoek van de cervicale en hoogthoracale wervelkolom (m.b.v. CROM)	uitslagen: – flexie/extensie: 66°/0°/30° – rotatie links/rechts: 80°/0°/81° – lateroflexie links/rechts: 60°/0°/61°
	passief segmentaal bewegingsonderzoek van de cervicale en hoogthoracale wervelkolom	uitslagen: – C0-C5: geen bijzonderheden – C5-C7: hypermobiel naar anterior (graad 5) – C7- T2: geen bijzonderheden – T2-T4: hypomobiliteit naar anterior (graad 1)
	houding van de cervicale en thoracale wervelkolom bepalen	observatie: – craniocervicale hoek 38° – hoofd staat in anteropositie – versterkte ronding van de thoracale wervelkolom

Doel	Middel	Uitkomst
	nekflexoren-uithoudingsvermogentest	Mevrouw Tak houdt haar hoofd 22 seconden boven de bank
	craniocervicale flexietest	22 mmHg 4 seconden
	NDI	33%
	palpatie van de cervicale musculatuur en schoudermusculatuur	verhoogde tonus in: – mm. sternocleidomastoideii – mm. levator scapulii – mm. pectoralii
	spierlengtetests van: – mm. pectoralii	mm. pectoralis major en minor zijn links verkort t.o.v. rechts
aantonen 'neurologische' thoracic outlet compressiesyndroom	ULTT 1, 2, 3 en 4	uitslagen: – ULTT 1: normale respons, geen provocatie – ULTT 2: normale respons, geen provocatie – ULTT 3: normale respons, geen provocatie – ULTT 4: provocatie van tintelingen aan ulnaire zijde, vooral bij depressie schoudergordel
	De houding van de cervicale en thoracale wervelkolom bepalen	observaties: – craniocervicale hoek 38° – hoofd staat in anteropositie – versterkte ronding van de thoracale wervelkolom
	actief bewegingsonderzoek van de cervicale en hoogthoracale wervelkolom (m.b.v. CROM)	uitslagen: – flexie/extensie: 66°/0°/60° – rotatie links/rechts: 80°/0°/80° – lateroflexie links/rechts: 60°/0°/60°
	provocatietests: – Adson-manoeuvre – costoclaviculaire manoeuvre (Eden-test) – Wright's test (hyperabductiemanoeuvre) – Roos-test (Elevated Arm Stress Test)	uitslagen: – Adson-manoeuvre: geen provocatie, geen verandering van pols – costoclaviculaire manoeuvre: geen provocatie, geen verandering van pols – Wright's test: geen provocatie, geen verandering van pols – Roos-test: tintelingen ulnaire zijde pols en hand na twee minuten
	Activiteiten en participatie	
	NDI	33%

Samenvatting onderzoeksbevindingen – problemen

Mevrouw Tak heeft een cervicale extensiebeperking. Er is sprake van hypermobiliteit op C5-C7 naar anterior en hypomobiliteit T2-T4 naar anterior. Ze vertoont licht krachtverlies in de rechterarm ten opzichte van de normwaarde en linkerschouder. Zij heeft een anteropositiestand van het hoofd. Tevens heeft mevrouw Tak heeft een versterkte thoracale kyfose.

Er is een verhoogde tonus in de mm. sternocleidomastoideii, mm. levator scapulii en mm. Pectoralii, en zij heeft een spierverkorting van de mm. pectoralis major en minor links ten opzichte van rechts. Ook is er sprake van verstoorde neurodynamica van de plexus brachialis.

Te verwachten problemen

Mevrouw Tak moet haar werkzaamheden op basis van de gepresenteerde klachten staken (participatie). Gezien de huidige status van de klachten, de progressie en de NDI-score is de mogelijkheid van het moeten staken van de werkzaamheden sterk aanwezig. Bovendien geeft de geschiedenis van de klachten een slechte prognose.[3,46]

Mevrouw Tak moet stoppen met repetities en uitvoeringen bij de harmonie (participatie). Gezien de huidige status van de klachten, de progressie en de NDI-score lijkt de mogelijkheid van het moeten staken van de harmonieactiviteiten nabij te zijn. Bovendien geeft de geschiedenis van de klachten een slechte prognose.

STROOMDIAGRAM FASE III: DEFINITIEVE HYPOTHESES, ADVIES EN BEHANDELDOELSTELLINGEN

Definitieve hypotheses casus B, mevrouw Tak	
H1	*(Was reeds verworpen)*
H2	De problemen met het werk bestaan op basis van een cervicale radiculopathie (C5-C7). *(VERWORPEN op basis van de röntgenopnamen)*
H3	De problemen met het werk bestaan op basis van een cervicale spondylose. *(VERWORPEN vanwege het minimale krachtverlies en de negatieve specifieke tests)*
H4	De problemen met het werk bestaan op basis van een minore cervicale instabiliteit (C5-T1). *(AANGENOMEN: uit het onderzoek blijken een verminderde actieve extensie, hypermobiliteit C5-C7, verminderde musculaire controle (uithoudingsvermogentest en craniocervicale flexietest), spierspanning en hoofdpijn. Deze factoren bij elkaar vormen een sterke aanwijzing voor deze hypothese.)*

H5	De problemen met het werk bestaan op basis van een thoracic outlet compression syndrome. *(AANGENOMEN op basis van de positieve Roos-test en de positieve ULTT 4-test)*
H6	*(Was reeds verworpen)*
H7	De problemen met het werk bestaan op basis van een tension type hoofdpijn. *(AANGENOMEN op basis van de uitslagen van het onderzoek)*

Indicatie fysiotherapie

Er is een indicatie fysiotherapie wegens de ernstige beperkingen die mevrouw Tak ervaart in haar activiteiten, de aanwezige mobiliteitsbeperking in de richting van extensie en de aanwezige stabiliteitsproblemen van de nek. Daarnaast is het de verwachting dat mevrouw Tak op korte termijn zowel haar werkzaamheden als kapster als de repetities en uitvoeringen van de harmonie zal moeten staken.

Verklaring

Op basis van de ervaring van de therapeuten is de verwachting dat de klachten binnen zes maanden verdwenen zullen zijn. Childs en collegae geven op basis van een classificatiesysteem voor nekklachten aan dat het aanpassen van activiteiten en herstel van mobiliteit zinvolle interventies zijn.[24] Als interventie kan gedacht worden aan:

- instructies aan mevrouw Tak met betrekking tot het interpreteren van de klachten en hoe zij haar (bewegings)gedrag daarop kan aanpassen;
- het aanpassen van belasting op belastbaarheid;
- het trainen van coördinatie, kracht en het uithoudingsvermogen van de scapulothoracale en cervicothoracale musculatuur en rechterarmmusculatuur;
- actieve en passieve mobiliteitsoefeningen;
- functionele training in relatie tot haar werkzaamheden in de kapsalon en het bespelen van haar dwarsfluit.

Doelstellingen

1 Mevrouw Tak is binnen 3 weken in staat om haar belasting op belastbaarheid aan te passen.
2 Mevrouw Tak ervaart binnen 4 weken alleen nog pijnklachten in de cervicale regio en heeft geen tintelingen meer.
3 Mevrouw Tak is binnen 6 weken in staat om binnen haar pijntolerantiegrens actief te bewegen binnen volledige ROM van haar cervicale en thoracale wervelkolom.

4 Mevrouw Tak is binnen 12 weken in staat om binnen haar volledige ROM pijnvrij te bewegen.
5 Mevrouw Tak is in staat om binnen 16 weken binnen haar volledige ROM klachtenvrij te functioneren voor ten minste een aaneengesloten uur.
6 Mevrouw Tak is binnen 20 weken in staat klachtenvrij te functioneren op haar werk voor ten minste 5 dagdelen per week.
7 Mevrouw Tak is binnen 20 weken in staat om klachtenvrij deel te nemen aan repetities en uitvoeringen van de harmonie.
8 Mevrouw Tak ervaart binnen 24 weken geen klachten meer en kan haar werk en deelname aan de harmonie op het oude activiteitenniveau uitvoeren.

6.4 Uitwerking casus C

STROOMDIAGRAM FASE II: ANAMNESE EN BIJGESTELDE HYPOTHESES

De 27-jarige, ongehuwde heer Van Dijk is als informaticadeskundige werkzaam bij een internationaal toonaangevend bedrijf in semiconductors. Sinds hij hier in 2005 is komen werken, heeft hij in toenemende mate last van zijn nek en schouders. Hij is regelmatig bij een chiropractor geweest. Dit gaf altijd voor enige tijd verlichting van zijn pijnklachten. De laatste drie maanden zijn de klachten echter fors toegenomen. Behalve zeurende pijnklachten in zijn nek en beide schouders, heeft hij nu ook veel klachten in zijn rechterhand en -onderarm, met name de duimzijde. De klachten bestaan uit zeurende pijn, soms gevoelloos, stijfheid en een strak gevoel. Tijdens zijn werk achter de pc nemen de klachten snel toe, zowel in zijn nek, schouders als in de onderarm en hand. Na ongeveer vijftig minuten computerarbeid dient hij te pauzeren omdat de pijn te erg wordt om nog te kunnen werken.
Tijdens een werkdag volgen de episodes van pijnklachten elkaar steeds sneller op. Aan het eind van de dag komen de klachten na tien minuten computerwerk al terug. In het algemeen heeft de heer Van Dijk een normaal gevoel in zijn handen en ook ervaart hij geen krachtverlies in zijn handen of armen.
Op dit moment wordt er een reorganisatie op zijn werk uitgevoerd, waarbij 12 van de 24 arbeidsplaatsen op zijn afdeling zullen verdwijnen. Hij ervaart van zijn directe leidinggevende weinig begrip voor de pijnklachten en voelt zich vooral druk om zijn werk snel af te hebben. Hij ervaart dat zijn streven naar een betere efficiëntie en kwaliteitsverbetering niet op prijs wordt gesteld.

In de weekenden gaat de heer Van Dijk graag met zijn mountainbike de bossen in. Hij zoekt regelmatig tourtochten uit die hij altijd wil uitrijden. Dat gaat de laatste tijd echter niet meer in alle weersomstandigheden, en hij moet nu vaak, vanwege pijnklachten in nek en hand, na een half uur pauzeren.
Regelmatig gaat hij met vrienden stappen in de stad. Dit brengt met zich mee dat de heer Van Dijk soms tochten fietst na slechts enkele uren slaap. Door de week is de heer Van Dijk naar eigen zeggen een stuk minder actief. Hij speelt 's avonds op de computer 'World of Warcraft', vaak tot in de late uurtjes. De laatste maanden gaat ook dat echter met pijnklachten gepaard.
In figuur 6.3 is te zien waar de pijnklachten van de heer Van Dijk gelokaliseerd zijn.

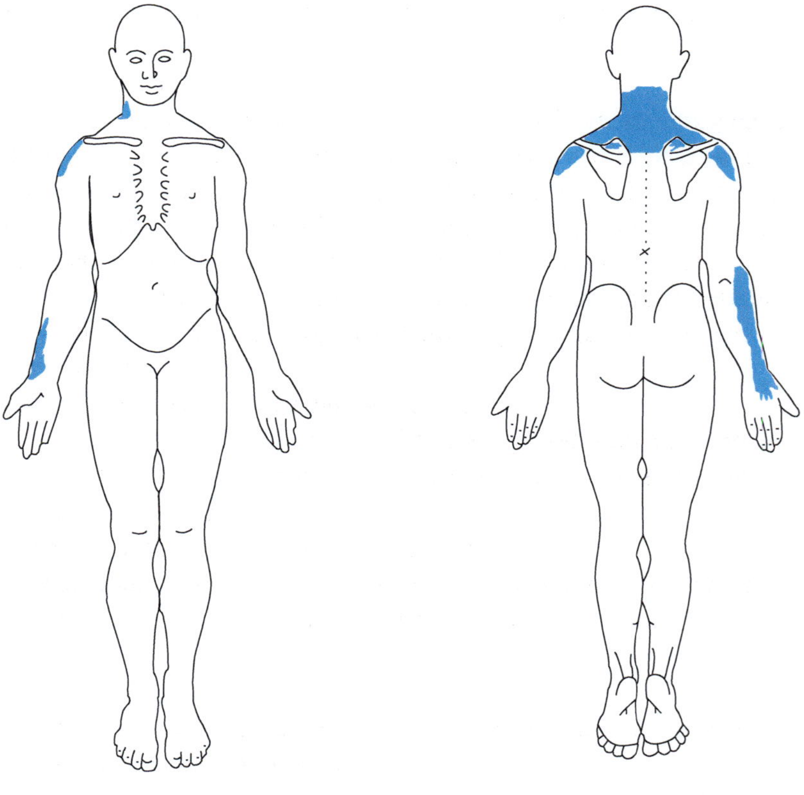

Figuur 6.3 *De pijnlijke plekken van de heer Van Dijk.*

PIP's

Functies en anatomische eigenschappen

De heer Van Dijk heeft in toenemende mate al vijf jaar lang last van zeurende pijnklachten in nek en schouders. Daarnaast heeft hij klachten in hand en onderarm (radiale zijde): een zeurende pijn, stijfheid en een 'strak gevoel'. Ook kampt hij soms met een gevoelloze rechterhand.

Activiteiten en participatie

De heer Van Dijk krijgt na 10-50 minuten moeite met het werken aan de computer. Mountainbiken kan hij niet langer dan 30 minuten. Op de pc meespelen in 'World of Warcraft' gaat gepaard met pijnklachten.

Externe factoren

De heer Van Dijk ervaart op zijn werk weinig begrip voor zijn klachten. Hij ervaart geen prettige werksfeer.

Bijgestelde hypotheses casus C, de heer Van Dijk	
H1	De problemen met het werk bestaan op basis van een cervicale myelopathie.[7,25-27] *(AANHOUDEN: deze hypothese is onwaarschijnlijk. De heer Van Dijk geeft aan sensorische stoornissen te ervaren in zijn rechterhand. Hij heeft echter geen fijne motorische problemen in de handen en ervaart geen problemen tijdens het gaan (PIP's 1, 3, 4, 5, 6).)*
H2	De problemen met het werk bestaan op basis van een radiculopathie C6-T1. *(AANHOUDEN: de pijnklachten in de nek en schouders en de gevoelloosheid van de hand passen binnen deze hypothese. De heer Van Dijk ervaart echter geen sensorische of motorische problemen (PIP's 1, 3, 4, 5, 6).)*
H3	De problemen met het werk bestaan op basis van een aspecifieke nekpijn. *(AANHOUDEN: de pijnklachten in de nek en schouders en de beperkingen in activiteiten kunnen in deze richting wijzen (PIP's 1, 4, 5, 6).)*
H4	De problemen met het werk zijn ontstaan door een aspecifieke KANS. *(AANPASSEN: de gepresenteerde klachten kunnen naast eerder beschreven specifieke KANS-hypothesen (H5, H6, H7) bij uitsluiting hierop wijzen (PIP's 1, 2, 3, 4, 5, 6, 7, 8).)*
H5	De problemen met het werk bestaan op basis van een carpaletunnelsyndroom.[49,50] *(TOEVOEGEN: de zeurende pijn, stijfheid, het strakke gevoel en de gevoelloosheid aan de radiale zijde van de hand en onderarm, met daarbij de problemen met werken en het spelen van 'World of Warcraft', kunnen wijzen op deze hypothese (PIP's 2, 3, 4, 6).)*
H6	De problemen met het werk bestaan op basis van een epicondylitis lateralis (tenniselleboog).[49,51,52] *(TOEVOEGEN: de zeurende pijn, stijfheid en het strakke gevoel aan de radiale zijde van de hand en onderarm met daarbij de problemen met werken en het spelen van 'World of Warcraft' kunnen wijzen op een tenniselleboog (PIP's 2, 4, 6).)*

H7	De problemen met het werk bestaan op basis van een radialetunnelsyndroom (radialis tunnelsyndroom).[49,53] *(TOEVOEGEN: de zeurende pijn, stijfheid, het strakke gevoel en de gevoelloosheid aan de radiale zijde van de hand en onderarm met daarbij de problemen met werken en het spelen van 'World of Warcraft' kunnen wijzen op een radialis tunnelsyndroom (PIP's 2, 3, 4, 6).)*

Gebaseerd op de anamnese en daaruit voortkomende PIP's kunnen er, naast een mogelijke cervicale radiculopathie (H2) of myelopathie (H1), geen rode vlaggen worden gesignaleerd.

STROOMDIAGRAM FASE II: ONDERZOEK

NPIP's

De therapeut kiest voor relevante, dikwijls ziektespecifieke, meetinstrumenten om de bijgestelde hypotheses te toetsen. Alle instrumenten zijn geschikt om in een eerstelijnspraktijk af te nemen. De resultaten van de afgenomen tests staan verderop in tabel 6.6.

Algemeen

De heer Van Dijk is een slanke man. Opvallend in zijn houding is een hoogstand van zijn thorax. Hierbij heeft hij een versterkte thoracale kyfose en cervicale lordose.[23] Zijn beide schouders staan in protractie en depressie.

Functies en anatomische eigenschappen

Om een centrale neurologische stoornis uit te sluiten werden de volgende tests uitgevoerd: Babinski-reflex, Hoffman's reflex, teken van Lhermitte en de scapulohumeral reflex.[9,12,25]
Om neurologische problematiek uit te sluiten werden de reflextests van de m. biceps brachi, patellapees en achillespees beoordeeld.
Met de VAS werden de pijnklachten in kaart gebracht. De Spurlingtest, de Valsalva-test, de Distraction-test en de ULTT 1, 2, 3 en 4 werden gebruikt om een cervicale radiculopathie te kunnen uitsluiten. Weerstandstests van de bovenste extremiteit en pijngevoeligheid in de dermatomen C5-T1 werden afgenomen om mogelijke neurologische problemen te kunnen definiëren.
De houding van de cervicale en thoracale wervelkolom werd in kaart gebracht om afwijkingen in de houding te bepalen. Dit gebeurde door de craniovertebrale hoek (normale hoek is 47°) te bepalen en een beschrijving te geven van de houding in het algemeen. Het actief bewegingsonderzoek van de cervicale en hoogthoracale wervelkolom

werd met behulp van CROM uitgevoerd. Hierbij werden ook ervaren pijnklachten genoteerd. Met een passief segmentaal bewegingsonderzoek van de cervicale en hoogthoracale wervelkolom werd de passieve ROM vastgesteld, inclusief de tijdens het onderzoek ervaren pijnklachten. Hiervoor werd de beoordeling gebruikt zoals beschreven in tabel 6.1 en 6.2.
De nekflexoren-uithoudingsvermogentest werd uitgevoerd om het uithoudingsvermogen van de nekmusculatuur te beoordelen. Met de craniocervicale-flexietest werd nagegaan of bij de heer Van Dijk een geïsoleerde craniocervicale flexie uit te voeren en vast te houden is. Deze test wordt uitgevoerd met behulp van de stabiliser pressure biofeedback unit. Daarbij is de normaalwaarde > 26 mmHg.
Palpatie van de cervicale wervelkolom werd gebruikt om bijzonderheden ten aanzien van de gevoeligheid en de tonus van het weefsel in de cervicale wervelkolom in kaart te brengen.[9] Het handdiagram, de Phalen-test en de Tinel's test[54] werden ingezet om na te gaan of er problemen waren met de carpale tunnel. De Coven's test, de Mill's test, de tennis-elbow-test, palpatie van de laterale epicondyl en bepaling van de pijnvrije knijpkracht in de hand werden gebruikt om cubitaletunnelproblematiek uit te sluiten.[55] Om radialetunnelproblematiek uit te sluiten, werd getest op pijn bij herhaalde pronatie- en supinatiebeweging, werd de weerstand van extensie van de middelvinger bepaald en is een pijnpuntpalpatie uitgevoerd.[56]

Activiteiten

Er is een handelingsanalyse van het gaan verricht.[25] De NDI is gebruikt als informerend instrument voor pijnperceptie, beperkingen ten aanzien van activiteiten en de mate waarin nekklachten invloed hebben op ADL. Zie tabel 6.3 voor de gehanteerde referentiewaardes. Met de Disabilities of Arm Shoulder and Hand (DASH-)vragenlijst zijn klachten van de bovenste extremiteit in kaart gebracht.[57,58] De DASH-score wordt uitgedrukt op een schaal van 0-100; mensen zonder klachten scoren over het algemeen 10. Met de RAND-36-gezondheidsvragenlijst wordt op basis van 36 gesloten vragen gemeten wat de ervaren gezondheid en de gezondheidsgerelateerde kwaliteit van leven is.[59,60] De resultaten daarvan worden omgezet naar een 100-puntsschaal: hoe hoger de score daarop, des te hoger is de ervaren gezondheidstoestand van de patiënt.

Participatie

De DASH en RAND-36 hebben ook betrekking op activiteiten en participatie.

Tabel 6.6 Bevindingen onderzoek casus C, de heer Van Dijk

Doel	Middel	Uitkomst
	Functies en anatomische eigenschappen	
uitsluiten cervicale myelopathie	Babinski-reflex	negatief
	Hoffman's reflex	negatief
	teken van Lhermitte	negatief
	scapulohumeral reflex	negatief
	reflex: 1 m. biceps brachi 2 patellapees 3 achillespees	uitslagen: 1 normaal 2 normaal 3 normaal
uitsluiten radiculopathie C6-T1 rechts	VAS	24 mm
	Spurlingtest	negatief
	Valsalva-test	negatief
	Distraction-test	negatief
	ULTT 1, 2, 3 en 4	uitslagen: – ULTT 1: negatief – ULTT 2: verhoogd gevoelig, geen provocatie van klachten – ULTT 3: verhoogd gevoelig, geen provocatie van klachten – ULTT 4: negatief
	weerstandstests: a abductie glenohumeraal b flexie van de elleboog c extensie van de elleboog d flexie van de pols e extensie van de pols f extensie van de duim g vingerspreiding	geen bijzonderheden MRC 5[61]
	pijngevoeligheid dermatomen C5-T1	geen bijzonderheden
aantonen nocisensorische prikkeling midcervicaal	de houding van de cervicale en thoracale wervelkolom bepalen	observaties: – craniocervicale hoek 40° – het hoofd staat in anteropositie – een versterkte ronding van de thoracale wervelkolom – hoogstand van de thorax – beide schouders staan in protractie en depressie

Doel	Middel	Uitkomst
	VAS	34 mm
	actief bewegingsonderzoek van de cervicale en hoogthoracale wervelkolom (m.b.v. CROM)	uitslagen: – flexie/extensie: 38°/0°/52° (flexie is pijnlijk, pijnlijk rekgevoel in m. erector spinae cervicalis en mm. trapezii descendens) – rotatie links/rechts: 63°/0°/58° (rotatie links en rechts pijnlijk, pijnlijk rekgevoel in mm. trapezii descendens) – lateroflexie links/rechts: 53°/0°/54° (lateroflexie is eindstandig pijnlijk, pijnlijk rekgevoel in mm. trapezii descendens)
	passief segmentaal bewegingsonderzoek van de cervicale en hoogthoracale wervelkolom	uitslagen: – C0-C5: geen bijzonderheden – C5-C7: hypomobiel naar anterior en rotatie links en rechts (graad 2) en pijnlijk – C7-T1: geen bijzonderheden – T1-T3: hypomobiliteit naar anterior en rotatie (graad 1) en pijnlijk – T3-T6: geen bijzonderheden – T6-T8: hypomobiliteit naar anterior en rotatie (graad 1) en pijnlijk
	nekflexoren-uithoudingsvermogentest	De heer Van Dijk houdt 29 seconden zijn hoofd boven de bank
	craniocervicale flexietest	24 mmHg, 7 seconden
	palpatie van de cervicale wervelkolom	bijzonderheden: – processi spinosii C5, C6, T6, T7 zijn drukgevoelig – een verhoogde tonus in mm. trapezii descendens links en rechts – pijnpunten op de aanhechting van de m. levator scapulae op scapulae links en rechts
uitsluiten carpaletunnelsyndroom rechts	handdiagram	'unlikely'
	Phalen-test	negatief
	Tinel's test	negatief
	ULTT 1 en 2	negatief
uitsluiten epicondylitis lateralis rechts	Coven's test	geen provocatie

Doel	Middel	Uitkomst
	Mill's test	geen provocatie
	tennis-elbow-test	geen provocatie
	palpatie van de laterale epicondyl	een verhoogde tonus van de polsextensoren, pijngevoelig proximale deel van de dorsale onderarm rechts
	VAS van de elleboog	12 mm
	pijnvrije knijpkracht in de hand met handheld dynamometer	uitslagen: – links 329 newton – rechts 299 newton
uitsluiten radiale-tunnelsyndroom rechts	pijn bij herhaalde pronatie en supinatie	geen provocatie
	weerstand van de middelvinger-extensie	kracht 5 MRC, geen provocatie
	pijnpuntpalpatie	pijngevoelig proximale deel van de dorsale onderarm rechts
	ULTT 3	verhoogd gevoelig, geen provocatie van klachten
	Activiteiten en participatie	
uitsluiten cervicale myelopathie	handelingsanalyse van het gaan	normaal gangpatroon, geen afwijkingen
uitsluiten radiculopathie C6-T1 rechts/ aantonen nocisensorische prikkeling midcervicaal	NDI	22%
aantonen aspecifieke KANS	DASH	uitslag: – algemene DASH-score: 12,5 – sportscore: 37,5 – werkscore: 62,5
	RAND-36	uitslag: – fysiek functioneren: 50 – sociaal functioneren: 0 – rol beperkingen (fysiek probleem): 25 – rol beperkingen (emotioneel probleem): 100 – mentale gezondheid: 60 – vitaliteit: 35 – pijn: 33 – algemene gezondheidsbeleving: 25 – gezondheidsverandering: 0

Samenvatting onderzoeksbevindingen – problemen

De heer Van Dijk heeft een verstoorde neurodynamische mobiliteit in de plexus brachialis rechts, er is sprake van anteropositiestand van het hoofd en hij vertoont een versterkte thoracale kyfose. Zijn schoudergordel staat in depressie-protractiestand; de mobiliteit van de cervicale wervelkolom is eindstandig beperkt. Bij hem is er hypomobiliteit op de bewegingsegmenten C5-C7, T1-T3 en T6-T8. Tevens heeft hij een verhoogde tonus van de polsextensoren rechts.
De heer Van Dijk ervaart forse problemen in zijn werkzaamheden en in zijn sociaal-maatschappelijk functioneren.

Te verwachten problemen

De heer Van Dijk zal zijn werkzaamheden niet langer kunnen uitvoeren. De huidige status van de klachten, de progressie en de NDI-, DASH- en RAND-36-score geven voldoende aanwijzingen dat de heer Van Dijk in de nabije toekomst zijn werk niet langer kan verrichten. Ook de geschiedenis van de klachten en het feit dat de heer Van Dijk veel fietst op een mountainbike zijn factoren die de prognose negatief beïnvloeden.
De heer Van Dijk zal niet kunnen meespelen in 'World of Warcraft'. De huidige presentatie van de klachten, de progressie en de NDI-, DASH- en RAND-36-score zorgen ervoor dat de heer Van Dijk binnen afzienbare tijd zijn spelactiviteiten online zal moeten staken. Daarnaast beïnvloeden de geschiedenis van de klachten en het feit dat de heer Van Dijk veel fietst op een mountainbike de prognose negatief.

STROOMDIAGRAM FASE III: DEFINITIEVE HYPOTHESES, ADVIES EN BEHANDELDOELSTELLINGEN

Definitieve hypotheses casus C, de heer Van Dijk	
H1	De problemen met het werk bestaan op basis van een cervicale myelopathie. *(VERWORPEN op basis van het normale gangpatroon, de afwezigheid van pathologische reflexen en de normale reflexen van de pezen.)*
H2	De problemen met het werk bestaan op basis van een radiculopathie C6-T1. *(VERWORPEN: ondanks het feit dat de ULTT 3 verhoogd gevoelig is, geven de negatieve Spurling-, Valsalva- en Distraction-test, tezamen met de presentatie van een normale kracht en sensoriek, voldoende aanleiding om de hypothese te verwerpen.)*
H3	De problemen met het werk bestaan op basis van een aspecifieke nekpijn. *(AANGENOMEN op basis van het aanwezige pijnniveau, de NDI-score, de bewegingsbeperking en de positieve provocatietests.)*

H4	De problemen met het werk zijn ontstaan door een aspecifieke KANS. *(AANGENOMEN: de DASH-score en de RAND-36 wijzen in de richting van forse beperkingen binnen zijn werkzaamheden als informaticadeskundige. Daarnaast konden de gepresenteerde klachten niet gekoppeld worden aan specifieke KANS-hypothesen, zoals epicondylitis lateralis, carpale- en/of radialetunnelsyndroom.)*
H5	De problemen met het werk bestaan op basis van een carpaletunnelsyndroom. *(VERWERPEN op basis van het negatieve handdiagram en de negatieve uitslagen van de provocatietest.)*
H6	De problemen met het werk bestaan op basis van een epicondylitis lateralis (tenniselleboog). *(VERWORPEN: ondanks de verhoogde tonus van de polsextensoren en een verhoogde pijngevoeligheid kan de hypothese niet aangenomen worden vanwege de negatieve provocatietests en de nog aanwezige knijpkracht in de hand.)*
H7	De problemen met het werk bestaan op basis van een radialetunnelsyndroom. *(VERWORPEN: ondanks de verhoogde lokale pijngevoeligheid en de verhoogde pijngevoeligheid van ULTT 3 geven de negatieve provocatie- en krachttests een sterke indicatie om de hypothese te verwerpen.)*

Indicatie fysiotherapie

Er is een indicatie voor fysiotherapie vanwege de aspecifieke nekpijn en de aspecifieke KANS. De verwachting is dat de heer Van Dijk vanwege zijn klachten op korte termijn moet stoppen met zijn werk en hobby's.

Verklaring

Op basis van ervaring van de therapeuten is de verwachting dat de klachten met behulp van fysiotherapeutische interventie binnen twaalf maanden verdwijnen.[64,65] Deze interventie zal bestaan uit:

- advies en informatie over het aanpassen van belasting op belastbaarheid;
- voorlichting aan de heer Van Dijk over het interpreteren van zijn klachten;
- het aanpassen van zijn (bewegings)gedrag;
- het trainen van mobiliteit;
- het trainen van het coördinatie-, kracht- en uithoudingsvermogen van de cervicothoracale en thoracoscapulaire musculatuur en de armmusculatuur;
- het trainen van functionele vaardigheden, zoals mountainbiken en computerwerk.

Binnen de behandelingen wordt uitgegaan van de principes van 'graded activity' (gedoseerde activiteiten).

Doelstellingen

1 De heer Van Dijk kan binnen 4 weken uitleggen hoe hij op dat moment zijn levensstijl aanpast aan zijn belastbaarheid.
2 De heer Van Dijk is binnen 5 weken in staat zijn werkhouding actief te corrigeren.
3 De heer Van Dijk is binnen 6 weken in staat om zijn werk voor 50% te kunnen uitvoeren.
4 De heer Van Dijk is binnen 9 weken in staat om één keer per week één uur te gaan mountainbiken zonder dat zijn klachten verergeren.
5 De heer Van Dijk is binnen 12 weken in staat om 2 keer in de week 2 uur achter elkaar 'World of Warcraft' te spelen zonder dat zijn klachten verergeren.
6 De heer Van Dijk is binnen 20 weken in staat om zijn werkzaamheden voor 100% uit te voeren.
7 De heer Van Dijk ervaart binnen 28 weken geen pijnklachten meer in zijn nek en schouders tijdens het werk.
8 De heer Van Dijk ervaart binnen 34 weken geen pijnklachten meer in zijn hand en onderarm tijdens en na zijn werk.
9 De heer Van Dijk is binnen 36 weken in staat klachtenvrij te kunnen sporten.
10 De heer Van Dijk is binnen 45 weken in staat om klachtenvrij te kunnen werken.
11 De heer Van Dijk is binnen 49 weken in staat om 'World of Warcraft' klachtenvrij te spelen.

6.5 Afkortingen en begrippen

In de volgende tabel staan de afkortingen en begrippen die in dit hoofdstuk ter sprake zijn gekomen bij de behandeling van de verschillende patiënten.

Afkortingen en begrippen

Afkorting	Verklaring
Adson-manoeuvre	provocatietest om te onderzoeken of compressie in de scalenusdriehoek herkenbare symptomen provoceert
Babinski-reflex	pathologische (afwijkende) voetzoolreflex, uitgelokt door het geven van een strijking aan de laterale zijde van de voetzool. Bij een positieve reflex van Babinski beweegt de grote teen samen met de overige tenen naar extensie. Vanaf het 2e levensjaar kan een positieve reflex wijzen op een centraal neurologisch probleem

Afkorting	Verklaring
BMI	Body Mass Index gewicht gedeeld door lengte in het kwadraat; de verkregen waarde kan gebruikt worden als referentie om aan te geven of er sprake is van een gezond lichaamsgewicht
craniocervicale flexietest	test om te bepalen of de patiënt een geïsoleerde craniocervicale flexie kan uitvoeren en vasthouden deze test wordt verricht m.b.v. de stabiliser pressure biofeedback unit
CROM	cervicale range of motion instrument instrument om actief en passief de bewegingsuitslag van de cervicale wervelkolom te meten
DASH	Disability of the Arm Shoulder and Hand vragenlijst om klachten van de bovenste extremiteit in kaart te brengen
Distraction-test	provocatietest voor de cervicale wervelkolom door middel van cervicaletractie wordt bepaald of radiculaire tekenen en/of symptomen afnemen
DTF	directe toegankelijkheid fysiotherapie patiënt kan zonder verwijzing (van arts) naar de fysiotherapeut
Eden-test	ook wel: costoclaviculaire manoeuvre provocatietest om te onderzoeken of compressie in de costaclaviculaire ruimte herkenbare symptomen provoceert
handheld dynamometer	instrument om de spierkracht van musculatuur te meten
Hoffman's reflex	vingerflexiereflex, uitgelokt door het geven van een kortdurende druk op de nagel van een geëxtendeerde vinger. Bij een positieve reflex ontstaat er een flexie in PIP en DIP van andere, niet-gestimuleerde vingers. Een positieve reflex kan wijzen op een centraal neurologisch probleem
MicroFet 2	apparaat om de spierkracht isometrisch te meten
Mill's test	passieve provocatietest: het geven van een gelijktijdige pronatie en plamairflexie van de pols met een extentie van de elleboog om klachten aan de laterale epicondylitis te provoceren
NDI	Neck Disability Index instrument om de pijnperceptie van nekklachten te meten en te bepalen welke beperkingen zij veroorzaken in de invloed op ADL
NPIP's	Non-Patient Identified Problems door anderen gesignaleerde problemen
Phalen-test	compressietest voor carpaletunnelsyndroom: buig de polsen, zodat de hand en onderarm een rechte hoek maken en de vingers naar beneden wijzen, en druk dan de rug van beide handen tegen elkaar
pijnpuntpalpatie	palpatie van specifieke pijnpunten om lokalisatie van pijn vast te stellen

Afkorting	Verklaring
PIP's	Patient Identified Problems door de patiënt ervaren problemen
RAND-36	gezondheidsvragenlijst om de ervaren gezondheid en de gezondheidsgerelateerde kwaliteit van leven te meten
ROM	range of motion gewrichtsmobiliteit, bewegingsuitslag
Roos-test	ook wel: Elevated Arm Stress Test provocatietest om te onderzoeken of compressie in de scalenusdriehoek, costoclaviculaire ruimte en de pectorale poort herkenbare symptomen provoceert
scapulohumeral reflex	reflex uitgelokt door met een reflexhamer langs het laterale deel van de acromion te bewegen. Er is een positieve reflex indien de patiënt onwillekeurig de schouders ophaalt of een abductie maakt in het glenohumorale gewricht. Een positieve reflex kan wijzen op een centraal-neurologisch probleem in het bovenste deel van de cervicale wervelkolom.
spierlengtetest	test om de lengte van een specifieke spier(groep) te bepalen
Spurlingtest	provocatietest door het geven van compressie op de cervicale wervelkolom in de richting van rotatie en lateroflexie om radiculaire symptomen in de cervicale wervelkolom op te roepen
teken van Lhermitte	provocatietest door het geven van cervicale flexie om neurologische problematiek in de laagcervicale regio aan te tonen of uit te sluiten
tennis-elbow-test	actieve provocatietest de patiënt wordt gevraagd actief, tegen weerstand, een pronatie, radiaaldeviatie en dorsaalflexie van de pols te maken om klachten aan de laterale epicondylitis te provoceren
Tinel's test	provocatietest op nervus ulnaris in de groeve tussen het olecranon en mediale epicondyl, de fossa cubitalis
ULTT	Upper Limb Tension Tests in totaal vier tests waarbij door het op spanning brengen van neurale structuren in de bovenste extremiteit sensorische/neurologische symptomen kunnen worden uitgelokt
Valsalva-test	provocatietest voor het ruggenmerg door actieve interne drukverhoging tijdens uitademing tegen extreem hoge weerstand kunnen centraal-neurologische symptomen worden geprovoceerd
VAS	Visuele Analoge Schaal (Eng: Visual Analogue Scale) instrument ter inventarisatie van de ernst en draaglijkheid van klachten op ratioschaal
Wright's test	ook wel: hyperabductiemanoeuvre provocatietest om te onderzoeken of compressie in de pectorale poort herkenbare symptomen provoceert

Literatuur

1 Kooijman MK SI, Leemrijse CJ, Veenhof, C. Jaarcijfers 2008 en trendcijfers 2003-2008 fysiotherapie. Utrecht: NIVEL, 2008. Available from: http://www.nivel.nl/lipz.
2 Ferrari R, Russell AS. Neck pain. Best Practice & Research Clinical Rheumatology 2003;17(1):57-70.
3 Childs JD, Cleland JA, Elliott JM, Teyhen DS, Wainner RS, Whitman JM, et al. Neck pain: Clinical practice guidelines linked to the International Classification of Functioning, Disability, and Health from the Orthopedic Section of the American Physical Therapy Association. J Orthop Sports Phys Ther 2008;38(9):A1-A34.
4 Poos MJJC, Gool CH van. Prevalentie, incidentie en sterfte naar leeftijd en geslacht. Bilthoven: RIVM, 2006. Available from: http://www.rivm.nl/vtv/object_document/o1367n18372.html.
5 Borghouts JAJ, Koes BW, Bouter LM. The clinical course and prognostic factors of non-specific neck pain: a systematic review. Pain 1998;77(1):1-13.
6 Wainner RS, Fritz JM, Irrgang JJ, Boninger ML, Delitto A, Allison S. Reliability and Diagnostic Accuracy of the Clinical Examination and Patient Self-Report Measures for Cervical Radiculopathy. Pain Practice 2007;7(1):53-71.
7 Meadows J, Armijo-Olivio SL, Magee DJ. Cervical Spine. In: Magee D, Zachazewski JE, Quillen WS (eds.). Pathology and interventention in Musculoskeletal rehabilitation. 1st ed., p. 17-63. St. Louis: Saunders, 2009.
8 Standaert CJ, Herring SA. Expert Opinion and Controversies in Musculoskeletal and Sports Medicine: Stingers. Arch Phys Med Rehabil 2009;90(3):402-6.
9 Magee DJ. Cervical Spine. In: Magee DJ (ed.). Orthopedic Physical Assessment, 5th ed., p. 130-203. St. Louis: Saunders, 2008.
10 Maffey L. Arthrokinematics and mobilization of musculoskeletal tissue:The Principles. In: D. Magee, J.E. Zachazewski, W.S. Quillen (eds.). Scientific foundations and principles of practice in Musculoskeletal rehabilitation, 1 ed., p. 487-526. St. Louis: Saunders Elsevier, 2007.
11 Vaughn BF. Integrated strategies for treatment of spasmodic torticollis. Journal of Bodywork and Movement Therapies. 2003;7(3):142-7.
12 Sizer PS (Jr), Brismée J, Cook C. Medical screening for red flags in the diagnosis and management of musculoskeletal spine pain. Pain Practice 2007;7(1):53-71.
13 Engelen E van. Visual Analoge Scale (VAS). Heerlen, 2008. Available from: http://www.meetinstrumentenzorg.nl/Portals/0/bestanden/51_1.pdf.
14 Engelen E van. Neck Disability Index (NDI). Maastricht, 2009. Available from: http://www.meetinstrumentenzorg.nl/Portals/0/bestanden/45_1_N.pdf.
15 Vernon H. The Neck Disability Index: State-of-the-Art, 1991-2008. J Manipulative Physiol Ther 2008;31(7):491-502.
16 Shacklock M. Upper limb. Clinical Neurodynamics, p. 175-94. Edinburgh: Butterworth-Heinemann, 2005.
17 Walsh MT. Upper Limb Neural Tension Testing and Mobilization: Fact, Fiction, and a Practical Approach. J Hand Ther 2005;18(2):241-58.
18 Lynch-Caris T, Majeske KD, Brelin-Fornari J, Nashi S. Establishing reference values for cervical spine range of motion in pre-pubescent children. J Biomech 2008;41(12):2714-9.
19 Olson KA, Joder D. Diagnosis and treatment of cervical spine clinical instability. J Orthop Sports Phys Ther 2001;31(4):194-206.
20 Cleland JA, Childs JD, Fritz JM, Whitman JM. Interrater Reliability of the History and Physical Examination in Patients With Mechanical Neck Pain. Arch Phys Med Rehabil 2006;87(10):1388-95.

21 Grimmer-Somers K, Milanese S, Louw Q. Measurement of Cervical Posture in the Sagittal Plane. J Manipulative Physiol Ther 2008;31(7):509-17.
22 Fransoo P, Fournier H, Henon M. Analyse de la posture cervicale. Kinésithérapie, la Revue 2009;9(91):58-62.
23 Magee DJ. Assessment of posture. In: Magee DJ (ed.). Orthopedic Physical Assessment, 5th ed, p. 972-1012. St. Louis: Saunders Elsevier, 2008.
24 Childs JD, Fritz JM, Piva SR, Whitman JM. Proposal of a classification system for patients with neck pain. J Orthop Sports Phys Ther 2004;34(11):686-96; discussion 97-700.
25 Harrop JS, Naroji S, Maltenfort M, Anderson DG, Albert T, Ratliff JK, et al. Cervical Myelopathy: A Clinical and Radiographic Evaluation and Correlation to Cervical Spondylotic Myelopathy. Spine (Phila Pa 1976). 2010;35(6):620-42.
26 Mihara HMD, Kondo SMD, Murata AMD, Ishida KMD, Niimura TMD, Hachiya MMD. A New Performance Test for Cervical Myelopathy: The Triangle Step Test. SPINE 2010;35(1):32-5.
27 Salvi FJ, Jones JC, Weigert BJ. The assessment of cervical myelopathy. The Spine Journal 2006;6(Supplement 1):S182-S9.
28 Torrens M. Cervical spondylosis Part 1: Pathogenesis, diagnosis and management options. Current Orthopaedics. 1994;8(4):255-64.
29 Shedid D, Benzel EC. Cervical spondylosis anatomy: pathophysiology and biomechanics. Neurosurgery 2007;60(1 Supp1 1):S7-13.
30 Niere KR, Torney SK. Clinicians' perceptions of minor cervical instability. Man Ther 2004;9(3):144-50.
31 Watson LA, Pizzari T, Balster S. Thoracic outlet syndrome part 1: Clinical manifestations, differentiation and treatment pathways. Man Ther 2009;14(6):586-95.
32 Magee DJ. Shoulder. In: Magee DJ (ed.). Orthopedic Physical Assessment, 5th ed., p. 231-360. St. Louis: Saunders Elsevier, 2008.
33 Cools AM, Cambier D, Witvrouw EE. Screening the athletes shoulder for impingement symptoms: a clinical reasoning algorithm for early detection of shoulder pathology. Br J Sports Med 2008 August 2008;42(8):628-35.
34 Fu FH, Harner CD, Klein AH. Shoulder impingement syndrome. A critical review. Clin Orthop Relat Res 1991;(269):162-73.
35 IHS. International Classification of Headache Disorders, 2nd edition. Cephalalgia 2004(24 suppl 1):1-160.
36 McGeeney BE. Tension-type headache. Techniques in Regional Anesthesia and Pain Management. 2009;13(1):16-9.
37 Fumal A, Schoenen J. Tension-type headache: current research and clinical management. The Lancet Neurology 2008;7(1):70-83.
38 Zito G, Jull G, Story I. Clinical tests of musculoskeletal dysfunction in the diagnosis of cervicogenic headache. Man Ther 2006;11(2):118-29.
39 Turner N, Ferguson K, Mobley BW, Riemann B, Davies G. Establishing normative data on scapulothoracic musculature using handheld dynamometry. J Sport Rehabil 2009;18(4):502-20.
40 Andrews AW, Thomas MW, Bohannon RW. Normative Values for Isometric Muscle Force Measurements Obtained With Hand-held Dynamometers. Phys Ther 1996; 76(3):248-59.
41 Roy J-S, MacDermid JC, Orton B, Tran T, Faber KJ, Drosdowech D, et al. The Concurrent Validity of a Hand-held versus a Stationary Dynamometer in Testing Isometric Shoulder Strength. J Hand Ther 2009/12//;22(4):320-7.
42 Biometrics. MicroFET 2. Biometrics. Available from: http://biometricsmotion.in-toto.nu/produkten.php?ms_id=196&Instrumenten/Spierkracht/MicroFET_2.

43 Harris KD, Heer DM, Roy TC, Santos DM, Whitman JM, Wainner RS. Reliability of a measurement of neck flexor muscle endurance. Phys Ther 2005;85(12):1349-55.
44 Jull GA, O'Leary SP, Falla DL. Clinical Assessment of the Deep Cervical Flexor Muscles: The Craniocervical Flexion Test. J Manipulative Physiol Ther 2008;31(7): 525-33.
45 Biometrics. normwaardes hand-held dynamometer bovenste extremiteit. Biometrics, 2010. Available from: http://biometricsmotion.intoto.nu/tool_userfiles/flash/normwaardes_arm.swf.
46 Hoving JL, Vet HCW de, Twisk JWR, Devillé WLJM, Windt D van der, Koes BW, et al. Prognostic factors for neck pain in general practice. Pain.2004;110(3):639-45.
47 De-la-Llave-Rincon AI, Fernandez-de-las-Penas C, Palacios-Cena D, Cleland JA. Increased forward head posture and restricted cervical range of motion in patients with carpal tunnel syndrome. J Orthop Sports Phys Ther 2009;39(9):658-64.
48 Moore MK. Upper Crossed Syndrome and Its Relationship to Cervicogenic Headache. J Manipulative Physiol Ther 2004;27(6):414-20.
49 Huisstede BMA, Miedema HS, Verhagen AP, Koes BW, Verhaar JAN. Multidisciplinary consensus on the terminology and classification of complaints of the arm, neck and/or shoulder. Occupational and Environmental Medicine 2007;64(5):313-9.
50 Aroori S, Spence RA. Carpal tunnel syndrome. Ulster Med J 2008;77(1):6-17.
51 Vicenzino B. Lateral epicondylalgia: a musculoskeletal physiotherapy perspective. Man Ther 2003;8(2):66-79.
52 Coombes BK, Bisset L, Vicenzino B. A new integrative model of lateral epicondylalgia. Br J Sports Med 2009;43(4):252-8.
53 Stanley J. Radial Tunnel Syndrome: A Surgeon's Perspective. J Hand Ther 2006; 19(2):180-5.
54 MacDermid JC, Doherty T. Clinical and electrodiagnostic testing of carpal tunnel syndrome: a narrative review. J Orthop Sports Phys Ther 2004;34(10):565-88.
55 Magee DJ. Elbow. In: D. Magee (ed.). Orthopedic Physical Assessment, 5th ed, p. 361-95. St. Louis: Saunders Elsevier, 2008.
56 Tennent TD, Woodgate A. Posterior interosseous nerve dysfunction in the radial tunnel. Current Orthopaedics 2008;22(3):226-32.
57 Veehof MM, Sleegers EJ, Veldhoven NH van, Schuurman AH, Meeteren NL van. Psychometric qualities of the Dutch language version of the Disabilities of the Arm, Shoulder, and Hand questionnaire (DASH-DLV). J Hand Ther 2002;15(4): 347-54.
58 Palmen CM, Meijden E van der. Disability of the Arm Shoulder Neck, Nederlandse vertaling. Heerlen: Meetinstrumenten zorg, 2004. Available from: http://www.meetinstrumentenzorg.nl/Portals/0/bestanden/86_1_N.pdf.
59 Aaronson NK, Muller M, Cohen PD, Essink-Bot ML, Fekkes M, Sanderman R, et al. Translation, validation, and norming of the Dutch language version of the SF-36 Health Survey in community and chronic disease populations. J Clin Epidemiol 1998;51(11):1055-68.
60 Zee KSR van der. Het meten van de algemene gezondheidstoestand met de RAND-36: en handleiding. Groningen: Noordelijk Centrum voor Gezondheidsvraagstukken, 1993.
61 Florence JM, Pandya S, King WM, Robison JD, Baty J, Miller JP, et al. Intrarater Reliability of Manual Muscle Test (Medical Research Council Scale) Grades in Duchenne's Muscular Dystrophy. Phys Ther 1992;72(2):115-22.
62 Vicenzino B, Smith D, Cleland J, Bisset L. Development of a clinical prediction rule to identify initial responders to mobilisation with movement and exercise for lateral epicondylalgia. Man Ther 2009;14(5):550-4.

63 Bisset LM, Russell T, Bradley S, Ha B, Vicenzino BT. Bilateral Sensorimotor Abnormalities in Unilateral Lateral Epicondylalgia. Arch Phys Med Rehabil 2006; 87(4):490-5.
64 Köke A. Graded activity, een gedragsmatige behandelmethode voor paramedici, 1e druk. Houten: Bohn Stafleu van Loghum, 2007.
65 Sullivan PE, Puniello M, Pardasaney P. Rehabilitation program development: clinical decision making, prioritization, and program integration. In: D.Z. Magee, J.E. Zachazewski, W.S. Quillen (eds.). Scientific principles of practice in musculoskeletal rehabilitation, 1 ed., p. 314-27. St. Louis: Saunders Elsevier, 2007.

A-specifieke chronische lagerugpijn

7

Remko Soer, Marijke Hoppenbrouwers

7.1 Inleiding

Chronische aspecifieke lagerugpijn komt veel voor in de dagelijkse praktijk van de fysiotherapeut. In Nederland meldt per jaar circa 7% van de bevolking zich bij de huisarts vanwege rugklachten. Na de invoering van de directe toegankelijkheid voor fysiotherapie lijkt het aantal patiënten dat zich meldt bij de fysiotherapeut te zijn toegenomen. Dit hoofdstuk beschrijft drie verschillende patiënten met recidiverende lagerugklachten.

Volgens de definitie van de IASP is chronische pijn:

Pijn zonder onderliggende lichamelijke afwijking of beschadiging, of pijn die langer blijft bestaan dan op basis van de normale fysiologische hersteltijd verwacht zou worden.

Als uitgangspunt voor diagnostiek en behandeling van chronische pijn wordt gekozen voor het biopsychosociale model, een uitbreiding van het medische model. De biopsychosociale visie houdt bij het verklaren van pijn rekening met zowel biomedische, psychologische als sociale factoren. Deze factoren zijn interactief met elkaar verbonden en dragen bij aan het pijnprobleem van een patiënt. Door het gebruik van dit model kunnen factoren die de klachten instandhouden, worden benoemd. Het voordeel daarvan is dat het inzicht van patiënten kan toenemen en er aangrijpingspunten gevonden kunnen worden voor de behandeling.

In de casussen volgen we de heren De Boer, Adema en Veen, drie mannen met ogenschijnlijk dezelfde klachten, maar verschillend in complexiteit.

STROOMDIAGRAM FASE I: VERWIJZING, AANMELDING EN INITIËLE HYPOTHESES

Casus A: de heer De Boer

Op de polikliniek revalidatie komt de 53-jarige heer De Boer binnen, die door zijn huisarts is verwezen in verband met chronische lagerugklachten. De patiënt heeft last van ochtendstijfheid en klaagt over uitstralende pijn in het rechterbeen. De rugklachten vormen al zes jaar een terugkerend probleem en komen in toenemende mate op de voorgrond te staan. Op de polikliniek worden röntgenfoto's gemaakt van de lumbale wervelkolom (LWK), waaruit blijkt dat er degeneratieve veranderingen hebben plaatsgevonden in de facetgewrichten tussen L3-L4 en L4-L5. Er is geen operatie-indicatie.

De pijnklachten van de laatste episode zijn acht weken geleden begonnen na het tillen van een tas zware boodschappen. Hoewel de heer De Boer het thuis wat rustiger aan probeert te doen, is hij wel aan het werk gebleven. De revalidatiearts verwijst hem door naar een fysiotherapeut op de polikliniek, met als vraag het functioneren te verbeteren.

Initiële hypotheses casus A, de heer De Boer	
H1	De heer De Boer heeft een secundair radiculair syndroom waarbij overbelasting mogelijk een rol speelt.
H2	Er zijn degeneratieve afwijkingen LWK, die passen bij zijn leeftijd. Er bestaan problemen ten aanzien van overbelasting en ergonomie. Sociale en psychische factoren spelen geen onderhoudende rol.[1]
H3	Er zijn degeneratieve afwijkingen LWK, die passen bij zijn leeftijd. De sociale en psychische factoren zijn complex en spelen een belangrijke onderhoudende rol.[1]
H4	Er zijn degeneratieve afwijkingen LWK, die passen bij zijn leeftijd. Er is sprake van somatische fixatie en neerslachtigheid. De sociale en psychische factoren zijn zeer complex en spelen de belangrijkste onderhoudende rol.[1]

Casus B: de heer Adema

Op de polikliniek revalidatie komt de 49-jarige heer Adema binnen, die door zijn huisarts is verwezen in verband met chronische lagerugklachten. De patiënt heeft last van ochtendstijfheid en klaagt over uitstralende pijn in het rechterbeen. De rugklachten

vormen al vijf jaar een terugkerend probleem en zijn functioneren wordt er in toenemende mate negatief door beïnvloed. Op de polikliniek worden röntgenfoto's gemaakt, waaruit blijkt dat er degeneratieve veranderingen hebben plaatsgevonden in de facetgewrichten tussen L3-L4 en L4-L5. Er is geen operatie-indicatie.
De pijnklachten zijn de laatste tijd geleidelijk aan verergerd. De patiënt verzuimt nu sinds vier weken van zijn werk, omdat hij merkt dat de klachten aan het eind van een werkdag toenemen. Hij verwacht binnenkort wel weer aan het werk te gaan, maar maakt zich zorgen over zijn rug omdat de klachten in de loop der jaren steeds vaker terugkomen. De revalidatiearts verwijst naar een multidisciplinair team in een revalidatiecentrum, met als vraag een intake voor een programma gericht op reactivatie en omgaan met chronische pijnklachten.

Initiële hypotheses casus B, de heer Adema	
H1	De heer Adema heeft een secundair radiculair syndroom waarbij overbelasting mogelijk een rol speelt.
H2	Er zijn degeneratieve afwijkingen LWK, die passen bij zijn leeftijd. Er bestaan problemen ten aanzien van overbelasting en ergonomie. Sociale en psychische factoren spelen geen onderhoudende rol.
H3	Er zijn degeneratieve afwijkingen LWK, die passen bij zijn leeftijd. De sociale en psychische factoren zijn complex en spelen een belangrijke onderhoudende rol.
H4	Er zijn degeneratieve afwijkingen LWK, die passen bij zijn leeftijd. Er is sprake van somatische fixatie en neerslachtigheid. De sociale en psychische factoren zijn zeer complex en spelen de belangrijkste onderhoudende rol.

Casus C: de heer Veen

Op de polikliniek revalidatie komt de 38-jarige heer Veen binnen, die door zijn huisarts is verwezen in verband met chronische lagerugklachten. De patiënt heeft last van ochtendstijfheid en klaagt over uitstralende pijn in het rechterbeen. De rugklachten vormen al zijn hele volwassen leven een terugkerend probleem. Op de polikliniek worden röntgenfoto's gemaakt, waaruit blijkt dat er degeneratieve veranderingen hebben plaatsgevonden in de facetgewrichten tussen L3-L4 en L4-L5. Er is geen operatie-indicatie.

De pijnklachten zijn ongeveer een jaar geleden sterk toegenomen na een drukke periode op zijn werk. De heer Veen heeft inmiddels verschillende behandelingen ondergaan in de eerste lijn. Fysiotherapeutische behandeling was zonder resultaat; manuele therapie gaf alleen tijdelijk verlichting. Inmiddels zit de heer Veen zes maanden in de ziektewet. Hij toont zich wisselend gefrustreerd en gelaten over de ontstane situatie. De revalidatiearts verwijst naar een multidisciplinair team in een revalidatiecentrum, met als vraag een intake voor een programma gericht op omgaan met chronische pijnklachten en hervatting van taken.

Initiële hypotheses casus C, de heer Veen	
H1	De heer Veen heeft een secundair radiculair syndroom waarbij overbelasting mogelijk een rol speelt.
H2	Er zijn degeneratieve afwijkingen LWK, die passen bij zijn leeftijd. Er bestaan problemen ten aanzien van overbelasting en ergonomie. Sociale en psychische factoren spelen geen onderhoudende rol.
H3	Er zijn degeneratieve afwijkingen LWK, die passen bij zijn leeftijd. De sociale en psychische factoren zijn complex en spelen een belangrijke onderhoudende rol.
H4	Er zijn degeneratieve afwijkingen LWK, die passen bij zijn leeftijd. Er is sprake van somatische fixatie en neerslachtigheid. De sociale en psychische factoren zijn zeer complex en spelen de belangrijkste onderhoudende rol.

7.2 Uitwerking casus A

STROOMDIAGRAM FASE II: ANAMNESE EN BIJGESTELDE HYPOTHESES

PIP's

De heer De Boer wil antwoord op de vraag wat er met zijn rug aan de hand is. Hij maakt zich zorgen over de uitstraling in zijn been. Verder wil hij van zijn klachten af en vraagt om goede adviezen zodat hij weer kan bukken, tillen, staan, lopen en ook weer kan gaan sporten. Hij is gelukkig getrouwd en heeft twee kinderen van 22 en 27 jaar en één kleinkind.
De heer De Boer is elektricien bij een grote woningcorporatie en zijn hobby is scheidsrechter in het amateurvoetbal. Hij geeft aan al zes jaar in meer of mindere mate rugklachten te ervaren. Zijn gebruikelijke reactie op de rugklachten was altijd gewoon doorgaan. De huidige pijnklachten zijn acht weken geleden begonnen na het tillen van een

tas zware boodschappen. De huisarts dacht aan spit en gaf het advies een paar dagen rustig aan te doen. Hoewel de patiënt het thuis wat rustiger aan probeert te doen en stopte met het fluiten van voetbalwedstrijden, is hij wel blijven werken. Toen de klachten na twee weken nog niet over waren, werd hij doorverwezen naar de polikliniek revalidatie. Hij denkt zelf dat een combinatie van slijtage en overbelasting de oorzaak is van zijn huidige klachten en is gerustgesteld door de foto die van zijn rug is gemaakt en de uitleg die daarbij werd gegeven. De patiënt omschrijft zichzelf als iemand die altijd bezig is en ook graag klaarstaat voor anderen. Hij beschrijft de pijn als dof en zeurend. De pijn heeft geen duidelijke invloed op zijn stemming. Wel twijfelt hij of het verstandig is op zijn leeftijd en met zijn rug actief te blijven bij de voetbalclub.

Bijgestelde hypotheses casus A, de heer De Boer	
H1	De heer De Boer heeft een secundair radiculair syndroom waarbij overbelasting mogelijk een rol speelt. *(AANHOUDEN)*
H2	Er zijn degeneratieve afwijkingen LWK, die passen bij zijn leeftijd, waarbij overbelasting mogelijk een rol speelt. *(AANHOUDEN)*
H3	Er zijn degeneratieve afwijkingen LWK, die passen bij zijn leeftijd. De sociale en psychische factoren zijn complex en spelen een belangrijke onderhoudende rol. *(AANHOUDEN)*
H4	Er zijn degeneratieve afwijkingen LWK, die passen bij zijn leeftijd. Er is sprake van somatische fixatie en neerslachtigheid. De sociale en psychische factoren zijn zeer complex en spelen de belangrijkste onderhoudende rol. *(VERWERPEN op basis van de anamnese.)*

STROOMDIAGRAM FASE II: ONDERZOEK OP ICF-NIVEAU

In figuur 7.1 zijn alle factoren die van belang zijn voor het beschrijven (instandhouden) van de pijnproblemen van de beschreven patiënt geclassificeerd volgens de Internationale Classificatie van het menselijk Functioneren (ICF). Binnen deze classificatie is het opvallend dat bij patiënten met chronische aspecifieke pijnklachten van het bewegingsapparaat de gezondheidstoestand en functiestructuren niet of nauwelijks veranderen (de pijnklachten zelf), maar dat er in activiteitenniveau (bijv. beperkte loopafstand) en participatie (het uitoefenen van een betaalde baan) wel veel verandert/verslechtert naarmate de complexiteit toeneemt. Behandeling van deze groep patiënten is daarmee ook altijd gericht op het verminderen van de impact van chronische pijn op activiteiten en participatie.

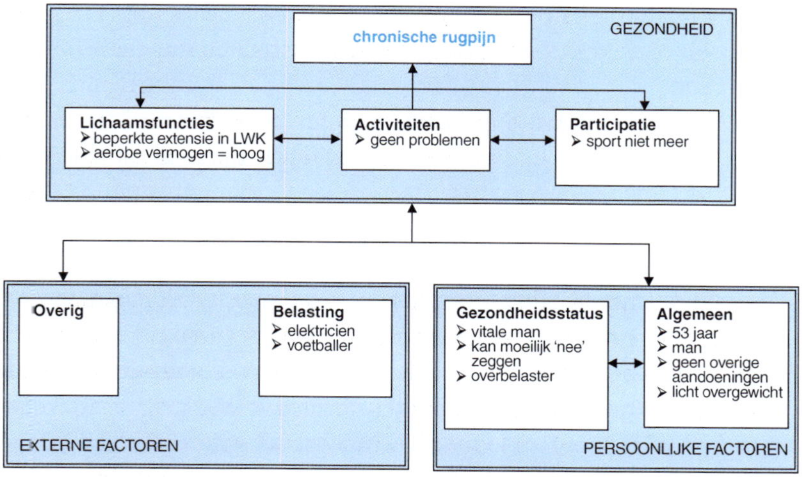

Figuur 7.1 *Schematische weergave van het functioneren van de heer De Boer.*

Methode

De fysiotherapeut kiest voor relevante, dikwijls ziektespecifieke, meetinstrumenten om de drie aangehouden bijgestelde hypotheses te toetsen. Alle instrumenten zijn geschikt om in een eerstelijnspraktijk door een fysiotherapeut af te nemen. De resultaten van de afgenomen tests staan verderop in tabel 7.1.

NPIP's

Functies en anatomische eigenschappen

Er wordt een bewegingsonderzoek afgenomen. Tijdens het bewegingsonderzoek is er enige mate van spierstijfheid in de onderrug waarneembaar. De extensie van de wervelkolom is licht beperkt en wordt vermeden vanwege de pijn. De pijn in zijn benen valt neurologisch niet te provoceren en lijkt van musculaire origine. Er zijn geen rode vlaggen, waardoor de diagnostiek zich verder richt op het gebied van activiteiten en participatie.[2]

Er wordt bij de heer De Boer een gestandaardiseerd belastbaarheidsprotocol afgenomen. Dit protocol bestaat uit een submaximale Åstrandtest op een fietsergometer en een tiltest.[3]

Het aeroob vermogen wordt getest met een Åstrand submaximaal fietstest.[3] Hierbij wordt onder gestandaardiseerde condities gedurende zes minuten (steady state fase met een vaste trapfrequentie

[Revolution Per Minute, RPM = 60 per minuut]) gefietst met een zodanige belasting dat de hartslag tussen 120 en 170 BPM ligt. Aan de hand van de gemiddelde hartfrequentie van de laatste twee minuten wordt de VO_2-max geschat.[4]
De tilcapaciteit wordt gemeten met de Progressive Isoinertial Lifting Evaluation (PILE).[3] Tijdens deze test wordt de patiënt gevraagd om vier keer gedurende 20 seconden een kratje met gewichten van de tafel naar de grond te tillen. Dit wordt met oplopend gewicht herhaald, totdat de patiënt een voor hem of haar acceptabel maximum bereikt. Op de Numerieke Rating Schaal (NRS) wordt de ervaren belasting (variërend van 0 tot en met 10) gemeten. De heer De Boer scoort een 4. Dit staat voor enigszins zwaar.[5]
Uit de observatie komt naar voren dat de heer De Boer zijn rug erg stijf beweegt en gespannen op de fiets zit. Het tillen gebeurt vanuit de rug met smal steunvlak.

Activiteiten

Activiteiten worden gemeten met de Patiënt Specifieke Klachtenlijst (PSK).[6] De PSK is een vragenlijst waarbij de patiënt, aan de hand van een lijst voorbeeldactiviteiten, zelf aangeeft met welke fysieke activiteiten hij moeite ervaart. Dit doet hij op een 11-puntsschaal: 0 = onmogelijk, 10 = geen enkel probleem. De drie belangrijkste activiteiten worden geselecteerd en gescoord.
Ook wordt bij de heer De Boer de Roland Morris Disability Questionnaire afgenomen.[7] De RMDQ is een vragenlijst voor het vaststellen van beperkingen in activiteiten ten gevolge van lagerugpijn. De vragenlijst bestaat uit 24 vragen die met 'ja' of 'nee' worden beantwoord. De totaalscore kan variëren van 0 (geen beperkingen) tot 24 (ernstige beperkingen).

Persoonlijke factoren

De Vierdimensionale Klachtenlijst (4DKL) is een zelfbeoordelingsvragenlijst die vier dimensies van psychopathologie meet (distress, depressie, angst en somatisatie) en die wordt afgenomen om de vraag te beantwoorden of de pijnklachten stressgerelateerd zijn.[8,9] De vragenlijst bestaat uit 50 items die vragen naar psychische of lichamelijke klachten en die moeten worden ingevuld op een 5-puntsschaal (0-4), waarbij de scores '3'en '4' getransformeerd worden tot een '2'.
Ten slotte wordt gebruikgemaakt van de Tampaschaal voor Kinesiofobie.[10] De TSK is een vragenlijst die een indruk geeft van de mate van pijngerelateerde vrees bij patiënten met lagerugpijn. De vragenlijst bestaat uit 17 items waarbij op een 4-puntsschaal gescoord dient te

worden (1 = in hoge mate mee oneens; 4 = in hoge mate mee eens). Hoe hoger de score, des te meer sprake er is van bewegingsangst bij de patiënt.

NPIP's

De echtgenote van de heer De Boer bevestigt dat haar man de laatste tijd thuis wat gas terug probeert te nemen. Hij tilt nu even geen boodschappen meer en het klussen ligt stil. Ze maakt zich steeds meer zorgen omdat de klachten deze keer wel erg lang aanhouden. Ze typeert hem als iemand die altijd bezig is. Naast zijn werk is hij actief bij de voetbalclub en hij wordt vaak gevraagd voor het helpen met klussen.

Tabel 7.1 Bevindingen onderzoek casus A, de heer De Boer

Test	Resultaat	Interpretatie
	Functies en anatomische eigenschappen	
lichamelijk onderzoek	geen rode vlaggen	aspecifieke rugklachten, tendomyogeen van aard
ervaren belasting	NRS: 4 (0-10)	ervaren belasting: matig
FILE en observatie	45 kg = einde testprotocol	goede tilcapaciteit, problemen met ergonomie
	Activiteiten	
PSK	belangrijkste beperkingen (0-10): 1 zwaar werk in en om huis (5) 2 sporten (8) 3 bukken (3)	de heer De Boer is vooral beperkt in het sporten. Andere activiteiten kan hij nog uitvoeren, zij het met pijn
RMDQ	8 (0-24)	weinig beperkingen
Åstrandtest	30 ml/min/kg, bovengemiddeld	goede conditie
	Persoonlijke factoren	
4DKL	– distress: 2 (0-32) – depressie: 0 (0-12) – angst: 0 (0-24) – somatisatie: 6 (0-32)	geen indicatie voor spanningsklachten, depressie of een angststoornis. De licht verhoogde score op somatisatie duidt op de aanwezigheid van lichamelijke klachten
TSK	TSK: 25 (17-68)	geen bewegingsangst

Samenvatting onderzoeksbevindingen – problemen

Uit het lichamelijk onderzoek komen geen aanwijzingen naar voren voor onderliggende neurologische oorzaken of andere specifieke pathologie bij de heer De Boer. Er zijn wel problemen ten aanzien van overbelasting; dit wordt bevestigd door zijn vrouw en de tiltest. Verder zijn er problemen ten aanzien van ergonomie, wat duidelijk is geworden uit de anamnese en observatie. De sociale en psychische factoren spelen geen onderhoudende rol[1] zoals blijkt uit de anamnese, RMDQ, 4DKL en TSK.
Er bestaat bij de patiënt onduidelijkheid over de oorzaak van de klachten (anamnese). Er is sprake van verminderde activiteiten. De heer De Boer lijkt goed gemotiveerd voor een behandeling gericht op overbelasting en ergonomie. Zijn hulpvraag is gericht op functioneren.[11]

Te verwachten problemen

De neiging van de patiënt om zich terug te trekken kan leiden tot deconditionering en verdere participatieproblemen, zoals uitval in werk.[10]

STROOMDIAGRAM FASE III: DEFINITIEVE HYPOTHESES, ADVIES EN BEHANDELDOELSTELLINGEN

Definitieve hypotheses casus A, de heer De Boer	
H1	De heer De Boer heeft een secundair radiculair syndroom waarbij overbelasting mogelijk een rol speelt. *(VERWORPEN op basis van lichamelijk onderzoek)*
H2	Er zijn degeneratieve afwijkingen LWK, die passen bij zijn leeftijd, waarbij overbelasting mogelijk een rol speelt. (AANGENOMEN)
H3	Er zijn degeneratieve afwijkingen LWK, die passen bij zijn leeftijd. De sociale en psychische factoren zijn complex en spelen een belangrijke onderhoudende rol. *(VERWORPEN op basis van de anamnese, RMDQ en TSK)*
H4	*(Was reeds verworpen)*

Probleemstelling

De patiënt heeft rugklachten die acht weken geleden vrij acuut zijn ontstaan, maar al zes jaar een terugkerend probleem vormen. De pijn is ernstiger en blijft langer bestaan dan op grond van de normale fysiologische hersteltijd mag worden verwacht. Een onderhoudende factor is de neiging tot overbelasting, waardoor een disbalans is ont-

staan tussen belasting en belastbaarheid. De patiënt heeft vragen over de oorzaak van de klachten. Hij is gemotiveerd voor een behandeling die gericht is op het verbeteren in functioneren.
Volgens het classificatiesysteem van de Werkgroep Pijnrevalidatie Nederland (WPN) kan de patiënt worden geclassificeerd binnen de WPN-2 categorie:
volwassen patiënten met verlies aan functioneren bij (a)specifieke pijnklachten, zich uitend in het houdings- en bewegingsapparaat en langer dan 6 weken bestaand.[1]

Indicatie fysiotherapie

Fysiotherapie in de tweede lijn is geïndiceerd op basis van een disbalans tussen belasting en belastbaarheid en ergonomie. Dat kan middels een revalidatietraject van twaalf weken, waarbij de nadruk ligt op educatie en gedoseerde belasting (graded activity). De patiënt krijgt uitleg over het Belasting Belastbaarheidsmodel en het sensitisatiemodel. Door middel van graded activity kan de heer De Boer leren zich submaximaal te belasten, zodat hij anders kan omgaan met zijn rugklachten en zijn neiging tot overbelasten.

Doelstellingen

1 Binnen 2 weken brengen de fysiotherapeut en de heer De Boer samen de gevolgen van de pijn en de instandhoudende factoren in kaart.
2 De kwaliteit van bewegen van de heer De Boer verbeteren (ergonomie tijdens tillen).
3 In een periode van 6 weken zal de manier waarop de heer De Boer met pijn omgaat, verbeterd moeten zijn. Door te leren structuur aan te brengen in de arbeid-rustverhouding en tijdcontingent op te bouwen, wordt het mogelijk het sporten te hervatten.
4 De heer De Boer leren om te gaan met terugval.

STROOMDIAGRAM FASE IV: MEETINSTRUMENTEN, BEHANDELING EN EVALUATIE

Evaluatieve meetinstrumenten en evaluatie plan

1 Bij het ontslag, na 3 maanden en na 12 maanden wordt de RMDQ afgenomen. Deze krijgt de heer De Boer thuisgestuurd. Hij geeft de ervaren beperkingen na het ontslag aan, opdat die goed kunnen worden gevolgd.
2 Bij het ontslag wordt één uur ingepland om de PILE en de Åstrand submaximaal fietstest te herhalen. Hier wordt geëvalueerd hoe de

belastbaarheid is na de behandeling in relatie tot de taaklast. Er wordt tijdens dit uur tevens geëvalueerd hoe patiënt nu met zijn klachten omgaat. De behandeling wordt formeel afgerond met een gesprek bij de revalidatiearts.

Behandeling

De behandeling zal bestaan uit educatie en gedoseerde uitbreiding van activiteiten (graded activity).[12] De eerste week zullen de behandeldoelen worden doorgesproken. Deze periode zal in het teken staan van het leren denken van biomedisch naar biopsychosociaal. Tijdens de tweede week zal worden ingegaan op ergonomie om de efficiëntie van bewegen te verbeteren. Vervolgens zal gedurende tien weken een tijdcontingent opbouwschema worden opgesteld aan de hand van de persoonlijke doelen van de heer De Boer, zoals die passen bij zijn leeftijd en levensstijl. In de laatste fase zal er aandacht zijn voor generalisatie en terugvalpreventie. De totale behandeling zal twaalf weken duren, met een frequentie van twee keer per week één uur.

7.3 Uitwerking casus B

STROOMDIAGRAM FASE II: ANAMNESE EN BIJGESTELDE HYPOTHESES

PIP's

De heer Adema wil antwoord op de vraag wat er met zijn rug aan de hand is. Hij maakt zich zorgen over de uitstraling in zijn been. Hij wil van zijn klachten af en vraagt om goede adviezen, zodat hij zijn werk kan hervatten en weer kan gaan sporten zoals hij dat voorheen deed. Hij is gelukkig getrouwd en heeft vier kinderen van 19, 22, 23 en 27 jaar. De heer Adema is werkvoorbereider bij een klein bouwbedrijf en heeft als hobby klussen aan zijn motor en volleyballen. De patiënt geeft aan al vijf jaar in meer of mindere mate rugklachten te ervaren. De pijnklachten waarvoor hij nu komt, zijn zo'n vijf maanden geleden zonder duidelijke aanleiding begonnen en geleidelijk toegenomen. De huisarts heeft pijnstillers voorgeschreven (diclofenac en paracetamol) en gaf het advies het rustig aan te doen. Patiënt verzuimt sinds veertien weken van zijn werk, omdat hij merkte dat de klachten toenamen aan het einde van de werkdag. Hij is gestopt met volleybal en klussen aan zijn motor, vermijdt het om te tillen en ligt regelmatig op de bank. Verder vraagt de heer Adema zich af hoe het kan dat hij, ondanks het feit dat hij het rustig aan heeft gedaan, nog steeds pijn heeft; hij kan maar moeilijk geloven dat er niet iets ernstigs aan de

hand is. De uitslag van de röntgenfoto's is deels een teleurstelling. Enerzijds geeft patiënt aan opgelucht te zijn dat het geen hernia is, anderzijds had een operatie hem misschien van de klachten af kunnen helpen. Er is gesproken over slijtage en hij vraagt zich af of dat de oorzaak is van zijn klachten. En wat betekent het dat de pijn erger wordt door bepaalde activiteiten: 'Dat is dan toch niet goed voor de rug?' Door het thuiszitten voelt hij zich schuldig naar zijn collega's, die het nu extra druk hebben. Dat, in combinatie met de zeurende pijn, maakt hem prikkelbaar. De heer Adema omschrijft zichzelf als meer een doener dan een prater, iemand die altijd bezig is en graag klaarstaat voor anderen. Op de volleybalclub wordt hem vaak gevraagd vrijwilligerstaken op zich te nemen en als hij niet te veel last heeft van zijn rug, zegt hij geen 'nee'. Zijn werk bevalt hem nog steeds goed en dat lijkt wederzijds. Zijn baas en collegae hebben regelmatig contact met hem. Hij verwacht weer aan het werk te gaan zodra de pijn minder wordt, maar hij hoopt wel rustig aan te kunnen beginnen.
De heer Adema maakt zich zorgen over de toekomst, omdat de klachten in de loop der jaren steeds erger lijken te worden. Hij vraagt zich af of het verstandig is om op zijn leeftijd en met zijn rug nog actief te blijven bij de volleybalclub.

Bijgestelde hypotheses casus B, de heer Adema	
H1	De heer Adema heeft een secundair radiculair syndroom waarbij overbelasting mogelijk een rol speelt. (AANHOUDEN)
H2	Er zijn degeneratieve afwijkingen LWK, die passen bij zijn leeftijd. Er bestaan problemen ten aanzien van overbelasting en ergonomie. Sociale en psychische factoren spelen geen onderhoudende rol. (AANHOUDEN)
H3	Er zijn degeneratieve afwijkingen LWK, die passen bij zijn leeftijd. De sociale en psychische factoren zijn complex en spelen een belangrijke onderhoudende rol. (AANHOUDEN)
H4	Er zijn degeneratieve afwijkingen LWK, die passen bij zijn leeftijd. Er is sprake van somatische fixatie en neerslachtigheid. De sociale en psychische factoren zijn zeer complex en spelen de belangrijkste onderhoudende rol. (AANHOUDEN)

STROOMDIAGRAM FASE II: ONDERZOEK OP ICF-NIVEAU

In figuur 7.2 zijn alle factoren die van belang zijn voor het beschrijven (instandhouden) van de pijnproblemen van de beschreven patiënt geclassificeerd volgens de ICF. Binnen deze classificatie is het opvallend dat bij patiënten met chronische aspecifieke pijnklachten van het bewegingsapparaat de gezondheidstoestand en functiestructuren niet of nauwelijks veranderen (de pijnklachten zelf), maar dat er in activiteiten (bijv. beperkte loopafstand) en participatie (het uitoefenen van een betaalde baan) wel veel verandert/verslechtert naarmate de complexiteit toeneemt. De behandeling van deze groep patiënten is daarmee ook altijd gericht op het verminderen van de impact van chronische pijn op activiteiten en participatie.

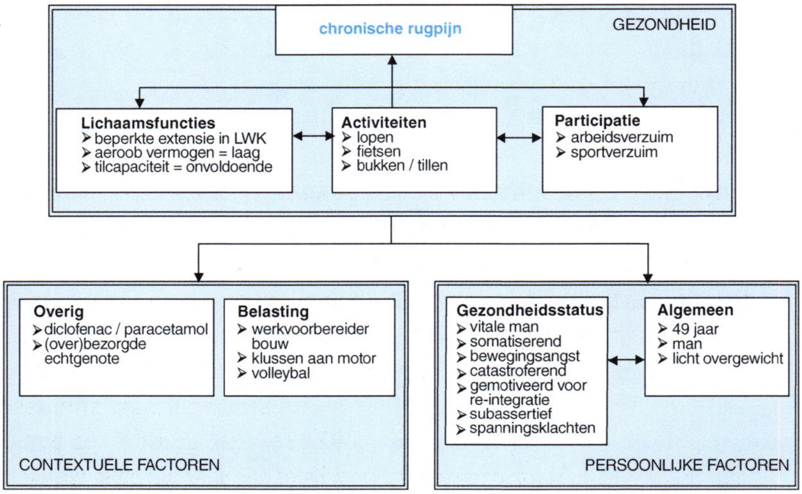

Figuur 7.2 *Schematische weergave van het functioneren van de heer Adema.*

Methode

De fysiotherapeut kiest voor relevante, dikwijls ziektespecifieke, meetinstrumenten om de drie aangehouden bijgestelde hypotheses te toetsen. Alle instrumenten zijn geschikt om in een eerstelijnspraktijk door een fysiotherapeut af te nemen. De resultaten van de afgenomen tests staan verderop in tabel 7.2.

Functies en anatomische eigenschappen

Tijdens bewegingsonderzoek is er bij de heer Adema sprake van spierstijfheid in de onderrug. De extensie van zijn wervelkolom is beperkt en wordt vermeden vanwege de pijn die het veroorzaakt. Er zijn geen aanwijzingen voor rode vlaggen.
Er wordt bij hem een gestandaardiseerd belastbaarheidsprotocol afgenomen. Dit protocol bestaat uit een submaximale Åstrandtest op een fietsergometer en een tiltest.

Het aeroob vermogen wordt getest met een Åstrand submaximaal fietstest. De tilcapaciteit wordt gemeten met de PILE. Met de NRS wordt de ervaren belasting (0-10) gemeten.

Activiteiten

De heer Adema wordt gevraagd de PSK en de RMDQ in te vullen.

Persoonlijke factoren

Andere vragenlijsten die hem worden voorgelegd zijn de TSK en de 4DKL. Ook vult hij de Pijn Catastroferen Schaal (PCS) in. De PCS bestaat uit 13 items en meet de mate waarin pijn als bedreigend wordt ervaren. Patiënten worden gevraagd om op een 5-puntsschaal (0 = helemaal niet; 4 = altijd) een pijnlijke episode uit het verleden op te roepen en aan te geven in welke mate bepaalde gedachten of gevoelens opkwamen. De totaalscore varieert van 0 tot en met 52.[13]

NPIP's

De bedrijfsarts die de heer Adema heeft verwezen, vraagt in zijn verwijsbrief om diagnostiek en een activerende behandeling gericht op re-integratie.
Mevrouw Adema bevestigt dat haar echtgenoot de laatste tijd thuis nog maar weinig doet. Hij tilt geen boodschappen meer, het klussen aan zijn motor heeft hij gestaakt en hij ligt steeds vaker op de bank. Ze maakt zich steeds meer zorgen over haar man omdat de rugpijn dit keer wel erg lang aanhoudt. Ze mist het om samen bezoekjes af te leggen of samen op stap te gaan.

Tabel 7.2 Bevindingen onderzoek casus B, de heer Adema

Test	Resultaat	Interpretatie
	Functies en anatomische eigenschappen	
Åstrandtest	20 ml/min/kg	benedengemiddelde conditie
ervaren belasting	NRS: 8 (0-10)	ervaren belasting: zeer zwaar
PILE en observatie	9 kg	benedengemiddeld; indicatie bewegingsangst
	Activiteiten	
RMDQ	17 (0-24)	matig beperkt in functioneren

Test	Resultaat	Interpretatie
PSK	belangrijkste beperkingen (0-10): 1 uitvoeren van werk (8) 2 sporten (9) 3 zwaar werk in en om huis (7)	de heer Adema is fors beperkt in functioneren in zijn drie belangrijkste activiteiten: werk, sport en hobby
	Persoonlijke factoren	
TSK	41 (17-68)	indicatie bewegingsangst
4DKL	– distress: 13 (0-32) – depressie: 0 (0-12) – angst: 5 (0-24) – somatisatie: 12 (0-32)	Er is geen indicatie voor depressie of een angststoornis. De matig verhoogde scores op somatisatie en distress duiden op de aanwezigheid van lichamelijke klachten en spanningsklachten.
PCS	32 (0-52)	pijn wordt als bedreigend ervaren

Samenvatting onderzoeksbevindingen – problemen

Uit het bewegingsonderzoek komt naar voren dat er geen aanwijzingen zijn voor onderliggende neurologische oorzaken of andere specifieke pathologie. Bij de heer Adema is er onduidelijkheid over de oorzaak van zijn klachten (anamnese).
Er lijkt sprake van somatische fixatie. Verder is er een verminderde conditie en tilcapaciteit geconstateerd. De patiënt vermijdt rugbelastende activiteiten; hij catastrofeert, wat passend kan zijn bij kinesiofobie (angst voor bewegen). Dit blijkt uit de observatie, anamnese, TSK en PCS.
De heer Adema kampt met een aantal functionele beperkingen. Hij loopt in de ziektewet, is gestopt met sport, tillen en klussen aan zijn motor en neemt veel rust. Ook is er bij hem sprake van verminderde assertieve vaardigheden en spanningsklachten, wat blijkt uit de anamnese, 4DKL en heteroanamnese. Zijn motivatie voor pijnrevalidatie is nog onvoldoende duidelijk.[11]

Te verwachten problemen

De heer Adema heeft last van bewegingsangst en spanningsklachten, waardoor hij steeds meer vermijdingsgedrag vertoont. Er bestaat een reëel risico op problemen in de werksituatie ten gevolge van langdurig verzuim.

STROOMDIAGRAM FASE III: DEFINITIEVE HYPOTHESES, ADVIES EN BEHANDELDOELSTELLINGEN

Definitieve hypotheses casus B, de heer Adema	
H1	De heer Adema heeft een secundair radiculair syndroom waarbij overbelasting mogelijk een rol speelt. (VERWORPEN *op basis van lichamelijk onderzoek*)
H2	Er zijn degeneratieve afwijkingen LWK, die passen bij zijn leeftijd. Er bestaan problemen ten aanzien van overbelasting en ergonomie. Sociale en psychische factoren spelen geen onderhoudende rol. (VERWORPEN *op basis van de belastbaarheidstest en hoge scores op de* RMDQ, 4DKL, TSK *en* PCS)
H3	Er zijn degeneratieve afwijkingen LWK, die passen bij zijn leeftijd. De sociale en psychische factoren zijn complex en spelen een belangrijke onderhoudende rol. (AANGENOMEN)
H4	Er zijn degeneratieve afwijkingen LWK, die passen bij zijn leeftijd. Er is sprake van somatische fixatie en neerslachtigheid. De sociale en psychische factoren zijn zeer complex en spelen de belangrijkste onderhoudende rol. (VERWORPEN *op basis van de anamnese en* 4DKL)

Probleemstelling

Patiënt heeft rugklachten die zo'n 5 maanden geleden zijn verergerd, maar al jaren een terugkerend probleem vormen. De pijn is ernstiger en blijft langer bestaan dan op grond van normale fysiologische hersteltijd mag worden verwacht. Deconditionering, catastroferende cognities, vermijdingsgedrag en spanningsklachten spelen een onderhoudende rol bij de instandhouding van de pijnklachten, waardoor hij in een negatieve spiraal terecht is gekomen en zijn werk en hobby's niet langer uitoefent.

Volgens de indeling van de Werkgroep Pijn Nederland (WPN) kan de heer Adema worden ingedeeld in het WPN-3 niveau:

Volwassen patiënten met verlies aan functioneren bij (a)specifieke pijnklachten, zich uitend in houdings- en bewegingsapparaat en langer dan 6 weken bestaand. Sociale en psychische factoren zijn complex en spelen een belangrijke onderhoudende rol.[1]

Behandeladvies

Het advies is de heer Adema aan te melden voor een multidisciplinair pijnrevalidatieprogramma van 16 weken, waarbij de disciplines ergotherapie, fysiotherapie, psychologie en een revalidatiearts betrokken zijn. De fysiotherapie zal zich richten op educatie, reconceptualisatie en graded exposure om de bewegingsangst te verminderen en zijn activiteiten op te bouwen.

Doelstellingen

Patiënt is mogelijk gemotiveerd voor een activerende behandeling na uitleg aan de hand van het biopsychosociaal verklaringsmodel. Om te beginnen zal met hem worden besproken dat de behandeling niet gericht is op pijnvermindering, maar op verbeteren in functioneren (motivatie en educatie). De behandeldoelen kunnen in een psychologisch (anders denken en voelen) en fysiek domein (anders doen) worden ingedeeld.

Behandeldoelen (fysiek: alle doelen binnen 3 maanden)

1 Het verhogen van het aeroob vermogen van de heer Adema.
2 De heer Adema ervaart een toegenomen vertrouwen in zijn lichaam (sport en spel).
3 De balans in belasting/belastbaarheid (dag/weekrooster) wordt verbeterd.
4 Het verhogen van het activiteitenpatroon (graded exposure) van de heer Adema.
5 De heer Adema kan zich ontspannen (ontspanningstherapie, biofeedback).
6 De heer Adema keert terug op zijn werk (opbouwschema).

Behandeldoelen (psychisch)

1 De heer Adema krijgt middels reconceptualisatie een beter inzicht in pijn en onderhoudende factoren.
2 Met behulp van graded exposure en cognitieve herstructurering krijgt hij minder last van bewegingsangst.
3 De heer Adema kan dankzij generalisatie en follow-up omgaan met terugval.

STROOMDIAGRAM FASE IV: MEETINSTRUMENTEN, BEHANDELING EN EVALUATIE

Evaluatieve meetinstrumenten en evaluatie plan

1 De volgende vragenlijsten zullen na behandeling, en 3 en 12 maanden na ontslag opnieuw worden afgenomen: de RMDQ om een beeld te krijgen van het activiteitenniveau van patiënt, de TSK, PCS en 4DKL om bewegingsangst, catastroferen en spanningsklachten opnieuw te meten.

2 Bij het ontslag wordt de patiënt één uur ingepland om de PILE en de Åstrand submaximaal fietstest te herhalen. Hier wordt geëvalueerd hoe de belastbaarheid is na de behandeling in relatie tot de taaklast. Er wordt tijdens dit uur tevens geëvalueerd hoe de patiënt nu met zijn klachten omgaat. De behandeling wordt formeel afgerond met een gesprek bij de revalidatiearts.

7.4 Uitwerking casus C

STROOMDIAGRAM FASE II: ANAMNESE EN BIJGESTELDE HYPOTHESES

PIP's

De heer Veen wil antwoord op de vraag wat er met zijn rug aan de hand is. Hij maakt zich zorgen over de uitstraling in zijn been en snapt niet dat er op de foto's wel iets te zien is, maar dat er geen scan gemaakt zal worden. Hij wil graag een duidelijke diagnose, dat hij van zijn klachten af is en dat hij weer beter in zijn vel komt te zitten.
De heer Veen is getrouwd en heeft twee kinderen van 14 jaar. Hij geeft aan zijn hele volwassen leven in meer of mindere mate last te hebben van rugklachten. De pijnklachten waarvoor hij nu komt, zijn ongeveer een jaar geleden begonnen na een drukke periode op zijn werk. De huisarts heeft eerst pijnstillers voorgeschreven (diclofenac en paracetamol) en het advies gegeven om rustig aan te doen. Toen dat niet hielp, heeft hij de heer Veen naar een eerstelijnsfysiotherapeut gestuurd, zonder resultaat. Inmiddels zit hij zes maanden in de ziektewet, vermijdt hij het om te tillen en ligt vele uren op de bank. Als medicatie gebruikt hij amitriptyline en paracetamol.
De heer Veen vraagt zich af hoe het kan dat hij zoveel pijn heeft. Hij kan maar moeilijk geloven dat er niet iets ernstigs aan de hand is. De uitslag van de röntgenfoto's is een teleurstelling. Hij had gehoopt op een behandelbare oorzaak. Nu heeft hij het idee dat de mensen denken dat het tussen zijn oren zit. Omdat hij zich schaamt, vermijdt hij sociale contacten en hij voelt zich in toenemende mate somber.
Vorig jaar is de heer Veen met zijn gezin vanwege een nieuwe baan naar het westen van het land verhuisd. Zijn vorige werkgever ging failliet. Ze kunnen in de randstad maar moeilijk hun draai vinden. Het is daar toch ander volk dan de nuchtere noorderlingen. Zijn vrouw heeft heimwee naar haar familie. De heer Veen ervaart vanuit zijn werk weinig steun voor zijn klachten. De werkgever neemt nauwelijks initiatief tot contact. Omdat hij een tijdelijk contract heeft, is hij bang zijn baan opnieuw te verliezen.

Bijgestelde hypotheses casus C, de heer Veen	
H1	De heer Veen heeft een secundair radiculair syndroom waarbij overbelasting mogelijk een rol speelt. (AANHOUDEN)
H2	Er zijn degeneratieve afwijkingen LWK, die passen bij zijn leeftijd. Er bestaan problemen ten aanzien van overbelasting en ergonomie. Sociale en psychische factoren spelen geen onderhoudende rol. *(VERWERPEN op basis van de anamnese)*
H3	Er zijn degeneratieve afwijkingen LWK, die passen bij zijn leeftijd. De sociale en psychische factoren zijn complex en spelen een belangrijke onderhoudende rol. (AANHOUDEN)
H4	Er zijn degeneratieve afwijkingen LWK, die passen bij zijn leeftijd. Er is sprake van somatische fixatie en neerslachtigheid. De sociale en psychische factoren zijn zeer complex en spelen de belangrijkste onderhoudende rol. (AANHOUDEN)

STROOMDIAGRAM FASE II: ONDERZOEK OP ICF-NIVEAU

In figuur 7.3 zijn alle factoren die van belang zijn voor het beschrijven (instandhouden) van de pijnproblemen van de beschreven patiënt geclassificeerd volgens de ICF. Binnen deze classificatie is het opvallend dat bij patiënten met chronische aspecifieke pijnklachten van het bewegingsapparaat de gezondheidstoestand en functiestructuren niet of nauwelijks veranderen (de pijnklachten zelf), maar dat er in activiteitenniveau (bijv. beperkte loopafstand) en participatie (het uitoefenen van een betaalde baan) wel veel verandert/verslechtert naarmate de

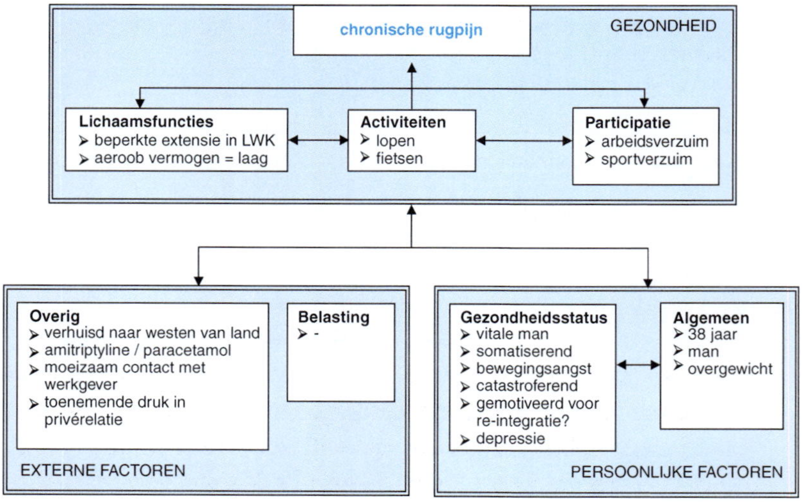

Figuur 7.3 *Schematische weergave van het functioneren van de heer Veen.*

complexiteit toeneemt. De behandeling van deze groep patiënten is daarmee ook altijd gericht op het verminderen van de impact van chronische pijn op activiteiten en participatie.

Methode

De fysiotherapeut kiest voor relevante, dikwijls ziektespecifieke, meetinstrumenten om de drie aangehouden bijgestelde hypotheses te toetsen. De resultaten van de afgenomen tests staan verderop in tabel 7.3.

Functies en anatomische eigenschappen

Tijdens bewegingsonderzoek is er bij de heer Veen sprake van bewegingsstijfheid in de lage rug. De extensie van de wervelkolom is ernstig beperkt en wordt vermeden vanwege de pijn die het veroorzaakt. Er zijn geen aanwijzingen voor rode vlaggen.
Er wordt bij hem een gestandaardiseerd belastbaarheidsprotocol afgenomen. Dit protocol bestaat uit een submaximale Åstrandtest op een fietsergometer en een tiltest.
Het aeroob vermogen wordt getest met een Åstrand submaximaal fietstest. De tilcapaciteit wordt gemeten met de PILE. Met de NRS wordt de ervaren belasting (0-10) gemeten.

Activiteiten

Er worden verschillende vragenlijsten aan de heer Veen voorgelegd. Hem wordt gevraagd de RMDQ en de PSK in te vullen.

Persoonlijke factoren

De heer Veen vult de TSK, PCS en 4DKL in.
Vanwege zijn sombere stemming wordt een stemmingsvragenlijst afgenomen, de Beck Depression Inventory – second edition; BDI-II. Deze vragenlijst bestaat uit 21 items voor het meten van de ernst van een depressie.[14] De BDI-II heeft een schaalbereik van 0-63; hoe hoger de score, des te ernstiger is de vorm van depressie die de patiënt heeft.

NPIP's

De bedrijfsarts die de heer Veen heeft verwezen, vraagt in zijn verwijsbrief om diagnostiek en behandeladvies. Er is inmiddels sprake van langdurig verzuim en een eerdere poging tot re-integratie is mislukt.
De echtgenote van de heer Veen bevestigt dat haar man de laatste tijd thuis somber en prikkelbaar is. Hij komt tot niets meer en reageert

vooral gespannen als het over zijn werk gaat. Ze gaan nergens meer naartoe. Zo kent ze hem niet en ze maakt zich dan ook zorgen over hem en over hun (financiële) toekomst. Ze probeert hem zoveel mogelijk te steunen en ontlast hem waar mogelijk, maar heeft het zelf ook moeilijk nu de verhuizing blijkt tegen te vallen.

Tabel 7.3 Bevindingen onderzoek casus C, de heer Veen

Test	Resultaat	Interpretatie
	Functies en anatomische eigenschappen	
Åstrandtest	20 ml/min/kg	benedengemiddelde conditie
ervaren belasting	NRS: 10 (0-10)	ervaren belasting: maximaal
PILE en observatie	4 kg	benedengemiddeld; indicatie bewegingsangst
	Activiteiten	
RMDQ	21 (0-24)	ernstig beperkt in functioneren
PSK	belangrijkste beperkingen (0-10): 1 uitvoeren van werk (10) 2 uitvoeren van hobby's (10) 3 uitvoeren van sport (10)	de heer Veen is ernstig beperkt in functioneren
	Persoonlijke factoren	
TSK	49 (17-68)	indicatie bewegingsangst
4DKL	– distress: 22 (0-32) – depressie: 5 (0-12) – angst: 7 (0-24) – somatisatie: 15 (0-32)	De matig verhoogde scores op depressie en distress kunnen wijzen op een depressieve stoornis. De score op angst is laag. De matig verhoogde score op somatisatie duidt op de aanwezigheid van lichamelijke klachten.
PCS	27 (0-52)	pijn wordt als bedreigend ervaren
BDI-II	28 (0-63)	matig ernstig depressief

Samenvatting onderzoeksbevindingen – problemen

Uit het bewegingsonderzoek komen geen aanwijzingen naar voren voor onderliggende neurologische oorzaken of andere specifieke pathologie bij de heer Veen. Er is sprake van onduidelijkheid bij de patiënt over de oorzaak van de klachten. De anamnese wijst op somatische fixatie.

De fietsergometrie duidt op een verminderde conditie. Tevens bleek de heer Veen te beschikken over een verminderde tilcapaciteit. Hij vermijdt activiteiten die belastend zijn voor zijn rug; hij catastrofeert, wat passend kan zijn bij kinesiofobie (angst voor bewegen). Dit blijkt uit de observatie, anamnese, TSK en PCS. De anamnese, 4DKL en BDI-II geven aanwijzingen voor een depressieve stemming.
De heer Veen loopt in de ziektewet, vermijdt beweging en tillen, en neemt veel rust. Ook is er bij hem sprake van belastende externe factoren, wat blijkt uit de anamnese en heteroanamnese. Zijn motivatie voor pijnrevalidatie is nog onvoldoende duidelijk.[11]

Te verwachten problemen

De mogelijkheid bestaat dat de heer Veen binnen afzienbare tijd opnieuw zijn baan zal verliezen. Zijn depressieve klachten zijn reden tot zorg en zullen zorgvuldig in de gaten moeten worden gehouden.

STROOMDIAGRAM FASE III: DEFINITIEVE HYPOTHESES, ADVIES EN BEHANDELDOELSTELLINGEN

Definitieve hypotheses casus C, de heer Veen	
H1	De heer Veen heeft een secundair radiculair syndroom waarbij overbelasting mogelijk een rol speelt. *(VERWORPEN op basis van lichamelijk onderzoek)*
H2	*(Was reeds verworpen)*
H3	Er zijn degeneratieve afwijkingen LWK, die passen bij zijn leeftijd. De sociale en psychische factoren zijn complex en spelen een belangrijke onderhoudende rol. *(VERWORPEN op basis van hoge scores op alle vragenlijsten, de complexiteit van de arbeidsproblematiek en de gezinssituatie; deze hypothese wordt verworpen omdat de instandhoudende factoren van het pijnprobleem complexer lijken dan somatiserende en catastroferende cognities alleen)*
H4	Er zijn degeneratieve afwijkingen LWK, die passen bij zijn leeftijd. Er is sprake van somatische fixatie en neerslachtigheid. De sociale en psychische factoren zijn zeer complex en spelen de belangrijkste onderhoudende rol. (AANGENOMEN)

Probleemstelling

Er is sprake van rugklachten die een jaar geleden plotseling zijn verergerd. De pijn is ernstiger en blijft langer bestaan dan op grond van de normale fysiologische hersteltijd mag worden verwacht. De degeneratieve afwijkingen LWK passen bij de leeftijd van de heer Veen. Hij heeft eerdere behandelingen ondergaan, zonder effect. Er is ondui-

delijkheid en onzekerheid bij de patiënt over de oorzaak en hij maakt zich grote zorgen over de toekomst.
De onderhoudende factoren zijn te weinig activiteiten (disuse), neerslachtigheid, angst voor bewegen (kinesiofobie) en het vermijden van zowel fysieke als sociale activiteiten. Recente stressoren zijn de verhuizing, relationele spanningen en arbeidsproblematiek. De heer Veen heeft zijn twijfels ten aanzien van een behandeling die niet gericht is op pijnbestrijding, omdat hij de pijn ziet als oorzaak voor al zijn problemen.
De patiënt valt op basis van de anamnese en vragenlijsten binnen de classificatie van de WPN in WPN-4:
Volwassen patiënten met disfunctioneren bij pijnklachten (aspecifiek en specifiek), zich uitend in houdings- en bewegingsapparaat langer dan 6 weken bestaand. Sociale en psychische factoren zijn zeer complex en spelen de belangrijkste onderhoudende rol.[1]

Behandeladvies

Het advies is de heer Veen aan te melden voor een multidisciplinair pijnrevalidatieprogramma van twintig weken, waarbij de disciplines ergotherapie, fysiotherapie, psychologie en een revalidatiearts betrokken zijn. De fysiotherapie zal zich richten op educatie, reconceptualisatie en het blootstellen aan en opbouwen van activiteiten volgens tijdcontingente principes (graded exposure). In eerste instantie zullen de interventies gericht zijn op het onderzoeken van zijn motivatie voor gedragsverandering.

Doelstellingen

Patiënt is na uitleg aan de hand van het biopsychosociaal verklaringsmodel mogelijk gemotiveerd voor een activerende behandeling. Eerst zal moeten worden besproken dat de behandeling niet gericht is op pijnvermindering, maar op het verbeteren in functioneren (motivatie en educatie). De doelen kunnen in psychologische, sociale en fysieke factoren worden ingedeeld.

Behandeldoelen (fysiek: alle doelen binnen vijf maanden)

1 Het verhogen van het aeroob vermogen van de heer Veen.
2 De balans in belasting/belastbaarheid (dag/weekrooster) wordt verbeterd.
3 Het verhogen van de algemene belastbaarheid van de heer Veen.
4 Het verhogen van het activiteitenpatroon (graded exposure) van de heer Veen.
5 De heer Veen maakt adequaat gebruik van pijnmedicatie.

6 De heer Veen ervaart een toegenomen vertrouwen in zijn lichaam (sport en spel).

Behandeldoelen (psychisch)

1 De heer Veen krijgt middels reconceptualisatie een beter inzicht in pijn en onderhoudende factoren.
2 Met behulp van cognitieve gedragstherapie wordt de stemming van de heer Veen verbeterd.
3 Met behulp van graded exposure en cognitieve herstructurering krijgt hij minder last van bewegingsangst.
4 De heer Veen kan dankzij generalisatie en follow-up omgaan met terugval.

Behandeldoelen (sociaal)

1 De heer Veen re-integreert in zijn werk.
2 Met communicatietraining met betrekking tot pijn komt er verbetering in de relatieproblemen.

STROOMDIAGRAM FASE IV: MEETINSTRUMENTEN, BEHANDELING EN EVALUATIE

Evaluatieve meetinstrumenten en evaluatie plan

1 De volgende vragenlijsten zullen na behandeling, en 3 en 12 maanden na ontslag opnieuw worden afgenomen: de RMDQ om een beeld te krijgen van het activiteitenniveau van de patiënt en de TSK, PCS, 4DKL en BDI-II om bewegingsangst, catastroferen en depressieve klachten opnieuw te meten.
2 Bij het ontslag wordt patiënt één uur ingepland om de PILE en de Åstrand submaximaal fietstest te herhalen. Hier wordt geëvalueerd hoe de belastbaarheid is na de behandeling in relatie tot de taaklast. Er wordt tijdens dit uur tevens geëvalueerd hoe de patiënt nu met zijn klachten omgaat. De behandeling wordt formeel afgerond met een gesprek bij de revalidatiearts.

7.5 Afkortingen en begrippen

In de volgende tabel staan de afkortingen en begrippen die in dit hoofdstuk ter sprake zijn gekomen bij de behandeling van de verschillende patiënten.

Afkortingen en begrippen	
	Verklaring
4DKL	Vierdimensionale Klachtenlijst zelfbeoordelingsvragenlijst die vier dimensies van psychopathologie meet (distress, depressie, angst en somatisatie) om te bepalen of pijnklachten stressgerelateerd zijn
Åstrandtest	submaximale fietstest waarmee de maximale aerobe capaciteit (VO_2-max) wordt geschat
biopsychosociaal model	verklaringsmodel waarin biologische, psychologische en sociale factoren als instandhoudende factoren voor gezondheidsklachten worden beschouwd
BDI-II	Beck Depression Inventory – second edition vragenlijst van 21 items om de ernst van een depressie te meten
graded activity	oefenprogramma waarbij de intensiteit van de oefeningen geleidelijk wordt opgevoerd, los van pijnklachten of beperkingen van patiënten
graded exposure	programma waarbij blootstelling aan angst voor bijvoorbeeld beweging geleidelijk wordt opgevoerd
ICF	Internationale Classificatie van het menselijk Functioneren
LWK	lumbale wervelkolom
NPIP's	Non-Patient Identified Problems door anderen gesignaleerde problemen
NRS	Numerieke Rating Schaal numerieke schaal van 0-10 om de ervaren pijn of belasting uit te drukken
PCS	Pijn Catastroferen Schaal vragenlijst van 13 items om te meten in hoeverre pijn als bedreigend wordt ervaren
PILE	Progressive Isoinertial Lifting Evaluation test om de tilcapaciteit te meten
PIP's	Patient Identified Problems door de patiënt ervaren problemen
PSK	Patiënt Specifieke Klachtenlijst vragenlijst die de individuele beperkingen in activiteiten in het dagelijks leven meet
RMDQ	Roland Morris Disability Questionnaire vragenlijst voor het vaststellen van beperkingen in activiteiten ten gevolge van lagerugpijn
TSK	Tampaschaal voor Kinesiofobie instrument om de bewegingsangst te bepalen
VO_2-max	het maximale volume (V) zuurstof (O_2) dat een lichaam kan transporteren; de VO_2-max. is een indicatie van iemands conditie en geeft de maximale aerobe capaciteit aan

Literatuur

1 Köke A, Brouwers M, Heuts P, Schiphorst Preuper R, Swaan L, Vlaeyen J, et al. Consensus Rapport Pijnrevalidatie Nederland. Maastricht, Academisch Ziekenhuis Maastricht, 2005.
2 Koninklijk Nederlands Genootschap voor Fysiotherapie. KNGF richtlijn voor lagerugpijn. Ned Tijdschr Fysiother 2005;15(1).
3 Hodselmans AP. Psychophysical capacity in non-specific chronic low back pain. Groningen: Rijksuniversiteit Groningen, Universitair Medisch Centrum Groningen, 2009.
4 Vos JA. Ergometry and exercise accompaniment, pp. 148-94. Amersfoort: Nederlands Paramedisch Instituut, 2004.
5 Borg G. Subjective aspects of physical and mental load. Ergonomics 1978;21:215-20.
6 Beurskens AJ, Vet HC de, Köke A, Lindeman E, Heijden van der GJ, Regtop W, et al. A patient-specific approach for measuring functional status in low back pain. J Manipulative Physiol Ther 1999;22:144-8.
7 Roland M, Fairbank J. The Roland-Morris Disability Questionnaire and the Oswestry Disability Questionnaire. Spine 2000;25(24):3115-24.
8 Terluin B. De Vierdimensionale Klachtenlijst (4DKL) in de huisartspraktijk. De Psycholoog 1998;33:18-24.
9 Terluin B, Duijsens IJ. 4DKL-handleiding. Handleiding van de Vierdimensionale Klachtenlijst 2002. Leiderdorp: Datec, 2002.
10 Vlaeyen JW, Kole-Snijders AM, Boeren RG, Eek H van. Fear of movement/(re)injury in chronic low back pain and its relation to behavioral performance. Pain 1995; 62(3):363-72.
11 Dijkstra A. Het veranderingsfasenmodel als leidraad bij het motiveren tot en begeleiding van gedragsverandering bij patiënten. Ned Tijdschr Fysiother 2002; 112(3):62-8.
12 Köke A, Wilgen P van, Engers A, Geilen M. Graded Activity; een gedragsmatige behandelmethode voor paramedici. Houten: Bohn Stafleu van Loghum, 2007.
13 Damme S van, Crombez G, Vlaeyen JWS, Goubert L, Broek A van der, Houdenhove B van. De Pain Catastrophizing Scale. Gedragstherapie 2000;33(3):211-22.
14 Beck AT, Steer RA, Brown GK. De Nederlandse versie van de Beck Depression Inventory – second edition. Enschede: Ipskamp, 2002.

8 Chronisch Obstructief Longlijden

Rob Douma, Cees van der Schans

8.1 Inleiding

Het Global Initiative for Chronic Obstructive Lung Disease (GOLD) werkt samen met artsen, specialisten en officiële instanties wereldwijd om de ziekte COPD (Chronic Obstructive Pulmonary Disease ofwel Chronisch Obstructief Longlijden) onder de aandacht te brengen en om de preventie en behandeling van deze ziekte te verbeteren. Het GOLD-initiatief geeft richtlijnen uit voor de diagnose, behandeling en preventie van COPD. Gold heeft een classificatie opgesteld van de verschillende stadia van COPD en de bijbehorende verschijnselen (zie tabel 8.1).

Voor informatie met betrekking tot patiënteneducatie zie kader 8.1. Bij de anamnese van COPD dient er aandacht te zijn voor de volgende vragen.[2]

- Is er sprake van kortademigheid in rust of tijdens inspanning?
- Is het inspanningsvermogen normaal of afgenomen?
- Zijn er beperkingen in de normale dagelijkse fysieke activiteiten?
- Is er mucustransport?
- Wat is het verloop van de symptomen en is er congruentie van het ziektebeeld met externe of persoonlijke factoren die de aandoening of het verloop beïnvloeden?
- Is er voldoende kennis of informatie met betrekking tot de aandoening?
- Wat zijn de copingstijlen?[2,3,4]
- Hoe is de thuissituatie?[3,4]

Tabel 8.1 GOLD-classificatie COPD[1]

Stadium	Karakteristieken
0: risicopatiënt	– normale spirometrie – chronische symptomen (hoesten, sputumproductie)
1: milde COPD	– FEV1/FVC* < 70% – FEV1* ≥ 80% van de voorspelde waarde – met of zonder chronische symptomen (hoesten, sputumproductie)
2: matige COPD	– FEV1/FVC < 70% – FEV1 tussen 50 en 80% van de voorspelde waarde – met of zonder chronische symptomen (hoesten, sputumproductie)
3: ernstige COPD	– FEV1/FVC < 70% – FEV1 tussen 30 en 50% van de voorspelde waarde – met of zonder chronische symptomen (hoesten, sputumproductie)
4: zeer ernstige COPD	– FEV1/FVC < 70% – FEV1 < 30% van de voorspelde waarde; *of* FEV1 < 50% van de voorspelde waarde en chronisch longfalen

* VC = Vitale Capaciteit, het totaal aan verplaatsbare lucht.
FEV1/FVC = Tiffeneau-index, de FEV1 als functie van de VC: welk percentage van de VC kan in 1 seconde worden uitgeademd
FEV1 = Forced Expiration Volume in 1 second: de hoeveelheid lucht die in 1 seconde kan worden uitgeademd.

Kader 8.1 Patiënteneducatie COPD

Bij het onderricht aan COPD-patiënten is een aantal aspecten van essentieel belang. Tijdens de educatie moeten de volgende punten derhalve zeker te berde worden gebracht:

- ademhalingsstrategieën;
- normale longfunctie en pathofysiologie van de longaandoening;
- juist medicatiegebruik, met inbegrip van zuurstof;
- technieken voor bronchiale hygiëne;
- positieve effecten van training en het belang van het behouden van voldoende fysieke activiteit;
- energieconservatie en het vereenvoudigen van bepaalde taken;
- goede voeding;
- het vermijden van contact met irriterende stoffen, onder meer door te stoppen met roken;

- preventie en snelle behandeling van respiratoire exacerbaties;
- indicaties om de gezondheidswerkers te verwittigen;
- vrije tijd, reizen en seksualiteit;
- omgaan met een chronische longaandoening en planning van het levenseinde;
- angst- en paniekcontrole, onder andere door ontspanningstechnieken en stressmanagement.

STROOMDIAGRAM FASE I: VERWIJZING, AANMELDING EN INITIËLE HYPOTHESES

Casus A: de heer PerDok

De 64-jarige heer PerDok wordt door de huisarts naar de fysiotherapeut in de eerste lijn verwezen met verdenking van COPD, GOLD-classificatie 1.[1] Zijn klachten zijn hoesten en overmatige dyspneu bij submaximale inspanning. De longfunctie en het lichaamsgewicht van de heer PerDok zijn normaal.
Het medisch dossier vermeldt de ziektegeschiedenis van de patiënt met zijn persoonlijke en antropometrische gegevens en eventueel medicijngebruik. De heer PerDok is bekend met persisterend hoesten in episoden. Hij hoest eigenlijk alleen 's ochtends op. Hij is niet bekend met eerdere klachten als buitensporige kortademigheid.
De reden van verwijzing is overmatig ervaren dyspneu bij gematigd intensieve inspanning.[2]

Initiële hypotheses casus A, de heer PerDok	
H1	Het hoesten en de ervaren dyspneu zijn een gevolg van het ouder worden.
H2	Het hoesten en de ervaren dyspneu worden veroorzaakt door een toename van het gewicht.
H3	Het hoesten en de ervaren dyspneu zijn het gevolg van lichamelijk conditieverlies door inactiviteit.
H4	Het hoesten en de ervaren dyspneu zijn het gevolg van bewegingsangst.
H5	Het hoesten en de ervaren dyspneu zijn het gevolg van persisterende verkoudheid.
H6	Het hoesten en de ervaren dyspneu zijn het gevolg van roken.

Casus B: de heer Pieters

De 70-jarige heer Pieters wordt door de huisarts naar de fysiotherapeut verwezen met de diagnose COPD, GOLD 2-3. De reden van de verwijzing is persisterend hoesten 's nachts en tijdens roken, met expectoratie van sputum. De heer Pieters gebruikt 2x dagelijks kortwerkende bronchusverwijders. Er is geen resultaat van een inspanningstest voorhanden.

Initiële hypotheses casus B, de heer Pieters	
H1	Het hoesten en de ervaren dyspneu worden veroorzaakt door het ouder worden.
H2	Het hoesten en de ervaren dyspneu worden veroorzaakt door een toename van het gewicht.
H3	Het hoesten en de ervaren dyspneu zijn het gevolg van lichamelijk conditieverlies door inactiviteit.
H4	Het hoesten en de ervaren dyspneu zijn het gevolg van astma-aanvallen.
H5	Het hoesten en de ervaren dyspneu zijn het gevolg van exacerbatie (periode van verslechtering) van COPD.
H6	Het hoesten en de ervaren dyspneu worden veroorzaakt door hartfalen.

Casus C: de heer De Kort

De 66-jarige heer De Kort wordt door de longarts verwezen naar de fysiotherapeut met de diagnose COPD, GOLD 3. De reden van de verwijzing is een achteruitgang in inspanningscapaciteit ten gevolge van dyspneu en vermoeidheid na poliklinische revalidatie in een revalidatiecentrum. Ook geeft de heer De Kort aan meer last te hebben van hoesten. De patiënt is bekend met hypertensie en heeft in het verleden een hartinfarct gehad. Er is een recente inspanningstest voorhanden. De heer De Kort gebruikt bij inspanning af en toe zuurstof. Als medicatie gebruikt hij bronchusverwijders, bètablokkers en antihypertensiva.

Initiële hypotheses casus C, de heer De Kort	
H1	De afgenomen inspanningscapaciteit, het hoesten en de ervaren dyspneu zijn het gevolg van het voortschrijden van de ernst van COPD.
H2	De afgenomen inspanningscapaciteit, het hoesten en de ervaren dyspneu worden veroorzaakt door een toename van het gewicht.

H3	De afgenomen inspanningscapaciteit, het hoesten en de ervaren dyspneu zijn het gevolg van lichamelijk conditieverlies door inactiviteit.
H4	De afgenomen inspanningscapaciteit, het hoesten en de ervaren dyspneu zijn het gevolg van astma-aanvallen.
H5	De afgenomen inspanningscapaciteit, het hoesten en de ervaren dyspneu zijn het gevolg van exacerbatie van COPD.
H6	De afgenomen inspanningscapaciteit, het hoesten en de ervaren dyspneu zijn het gevolg van cardiale comorbiditeit, zoals bij COPD, GOLD 3 en 4 kan worden gevonden.

8.2 Uitwerking casus A

STROOMDIAGRAM FASE II: ANAMNESE EN BIJGESTELDE HYPOTHESES

PIP's

De heer PerDok is zijn hele leven actief geweest en heeft als sportleraar geprobeerd gezond te leven door op zijn gewicht te letten en voldoende te bewegen. Hij woont samen met zijn vrouw in het stadscentrum op een bovenverdieping met lift. Zijn kinderen en kleinkinderen wonen dichtbij. De heer PerDok is door de huisarts doorverwezen naar de fysiotherapeut in de eerste lijn. In het verleden is vaker een fysiotherapeutisch consult aangevraagd vanwege enkelklachten ten gevolge van sportletsel. Ook blijkt dat er in het verleden sprake is geweest van wat langerdurende verkoudheid die gepaard ging met hoesten. Vooralsnog vormt dat voor hem geen reden tot ongerustheid en daarom heeft hij de huisarts hierover niet geconsulteerd.
Tijdens inspanning bij het sporten (zaalvoetbal) heeft de heer PerDok enige moeite om het tempo bij te houden. Ook de oefeningen tijdens de training kosten hem meer moeite. De trainer en hijzelf vinden het verstandig om het rustiger aan te doen, omdat hij inmiddels toch wel bij de echte veteranen hoort. Het laatste jaar kostte het hem echter onevenredig veel moeite om het bij te benen. Hij zit vaker en langer op de bank en herstelt trager dan voorheen. Van het hoesten heeft hij vooral aan het begin van een wedstrijd last. De heer PerDok traint nu nog maar af en toe omdat hij lang moe blijft, en doet het thuis ook wat rustiger aan.
Het spelen met zijn kleinkinderen kost hem meer moeite dan voorheen, iets wat zijn vrouw nu ook opvalt. Hij heeft in het recente verleden, na een periode van voortdurende verkoudheid, een lichte longontsteking gehad en blijft nu, ondanks medicatie, maar hoesten.

Af en toe hoest hij sputum op. Daarnaast moet de heer PerDok 's nachts regelmatig zijn bed uit om te plassen. Het hoesten is nu ook bij het opstaan aanwezig. Hij hoest dan ook wat op. Sporten en spelen met de kinderen lukken nu even niet en ook de ADL-activiteiten, bijvoorbeeld traplopen, zijn vermoeiender dan voorheen. De heer PerDok vindt dat zijn leven kwalitatief achteruit is gegaan en voelt zich belemmerd in zijn doen en laten. Hij vindt het allemaal bijzonder vervelend en wil zo gauw mogelijk weer actief zijn.
De lichaamslengte van de patiënt is 1.82 meter, zijn gewicht is 64 kilo.

Bijgestelde hypotheses casus A, de heer PerDok	
H1	Het hoesten en de ervaren dyspneu worden veroorzaakt door het ouder worden met als gevolg een afgenomen inspanningscapaciteit en spierkracht. (AANHOUDEN)
H2	Het hoesten en de ervaren dyspneu worden veroorzaakt door een toename van het gewicht ten gevolge van een afgenomen activiteitenniveau. (VERWERPEN *op basis van de anamnese*)
H3	Het hoesten en de ervaren dyspneu zijn het gevolg van lichamelijk conditieverlies door inactiviteit, waardoor er sprake is van een afgenomen inspanningscapaciteit en aerobe capaciteit die past bij COPD. (AANHOUDEN)
H4	Het hoesten en de ervaren dyspneu zijn het gevolg van bewegingsangst na een langere periode van inactiviteit. (VERWERPEN *op basis van de anamnese*)
H5	Het hoesten en de ervaren dyspneu zijn het gevolg van persisterende verkoudheid ten gevolge van micro-aspiraties. (AANHOUDEN)
H6	Het hoesten en de ervaren dyspneu zijn het gevolg van roken. (VERWERPEN *op basis van de anamnese*)

STROOMDIAGRAM FASE II: ONDERZOEK OP ICF-NIVEAU

Methode

De fysiotherapeut kiest voor tests die geadviseerd worden door de GOLD-classificatie en het KNGF. Deze tests zijn valide, betrouwbaar, gemakkelijk uitvoerbaar en voldoende interpreteerbaar. De resultaten van de afgenomen tests staan verderop in tabel 8.2.

NPIP's

Functies en anatomische eigenschappen

Voor het bepalen van de stoornissen en afwijkingen in de ademhaling worden de frequentie, het patroon en de ratio geobserveerd. Er wordt, onder meer met behulp van auscultatie, gelet op bijgeluiden die duiden op sputumretentie. De hoestkracht kan worden geëvalueerd, samen met de expectoratie en de houding (statiek).[2,4]
De fysiotherapeut verricht longfunctieonderzoek. Indien mogelijk gebeurt dit op de afdeling longfunctie van een ziekenhuis. De mate van dyspneu wordt bepaald met behulp van de gemodificeerde Medical Research Council (MRC)-dyspneuschaal en/of gemodificeerde Borgschaal. De spierkracht van de skeletspieren[2,5] wordt gemeten met een handheld dynamometer.[18,19] De röntgenfoto van de thorax (X-thorax) wordt beoordeeld door de huisarts en/of longarts en gewicht, lengte en BMI van de patiënt worden vastgelegd. Ook worden zijn activiteiten en participatie in kaart gebracht.

Tabel 8.2 Bevindingen onderzoek casus A, de heer PerDok

Test	Resultaat	Interpretatie
	Functies en anatomische eigenschappen	
patroon	borstademhaling	mild afwijkend
ademfrequentie	16	norm = 12 tot 16 per minuut; valt in normale range
ratio in- en expiratie	1 staat tot 2,5	1-2 is normaal COPD leidt tot een toegenomen ratio
auscultatie	licht versterkt en verhoogd (pitch) ademgeruis linksonder	afwijkend teken van obstructie en retentie normaal sonoor ademgeruis
hoestevaluatie	hoest krachtig en productief	non-productief is normaal; productieve hoest is suggestief voor COPD
tekenen van dyspneu	geen tekenen van dyspneu in rust, wel ervaren dyspneu	afwijkend; normaal geen ervaren dyspneu
expectoratie	productieve hoest	afwijkend; non-productief is normaal
gewicht	64 kg	normaal gewicht (norm is 61,5 tot 82,5 kg)
lengte	1,81 m	
BMI	19	normaal (norm is 18,5 tot 25)

Test	Resultaat	Interpretatie
dyspneu met de Borg-schaal	Borg 4-5	afwijkend (normaal is 0)
dyspneu met de gemodificeerde MRC-schaal in rust	MRC 2-3	afwijkend (normaal is 1)
skeletspierkracht	m. biceps brachi: 90% van de voorspelde waarde	afname
	triceps brachi: 90% van de voorspelde waarde	afname
	hamstrings: 85% van de voorspelde waarde	afname
	m. quadriceps: 80% van de voorspelde waarde	afname
6MWT	85% van de voorspelde waarde	afname
	Relevant toegevoegd medisch onderzoek	
röngenfoto van thorax	normale tekening	geen uitsluitsel of bevestiging COPD mogelijk
longfunctie/ spirometrie	FEV1: 78% van de voorspelde waarde	afname
	VC: 81% van de voorspelde waarde	afname
	FEV1/VC: 83% van de voorspelde waarde	afname (normaal is 72-85%)
na medicatie	geringe reversibiliteit	reversibiliteit
	Activiteiten en participatie	
ADL	moeite met traplopen en spelen met kleinkinderen	afname in traplopen en in spelen met de kinderen
hobby/sport	moeite om tempo bij te houden met zaalvoetbal	afname in trainen
	Persoonlijke factoren	
copingstrategie	in eerste instantie passief/vermijdend; later actief of probleemgeoriënteerd gedragsmatig	

VC = Vitale Capaciteit, FEV1/FVC = Tiffeneau-index, FEV1 = Forced Expiration Volume in 1 second.

Op het gebied van activiteiten kan de functionele inspanningstolerantie worden gemeten met functionele tests, bijvoorbeeld de 6-minuten-wandeltest (6MWT) en shuttle walk test (SWT).[2,6,7]

Bevindingen/status praesens de heer PerDok

Vanuit de literatuur kunnen referentiewaarden worden berekend. De gegevens van de heer PerDok kunnen hierin worden verwerkt. De resultaten van de heer PerDok staan in formule 1.

Referentieformules

FEV1	(4.30* H) + (0.029*A) – 2.49 (sd 0.51)	(liters)
IVC	(6.10* H) – (0.028*A) – 4.65 (sd 0.56)	(liters)
FEV1/VC	-0.18*A + 87.21 (sd 7.17)	(%)

H = lengte in meters; A = leeftijd in jaren

6-minuten looptest met aanmoediging (6MWD)

M = 218 + (5.14 * L – 5.23 * A) – 1.80 * W) + 95131* G)

voor 50 tot 85 jaar[8]

M = (7.578 H) – (5.02 * H) – (1.76 * W) – 309 (laagste limiet normaal voor man)

V = (2.118 L) – (2.29 * W) – (5.78 * A) + 667 (laagste limiet normaal voor vrouw)

A = leeftijd in jaren; W = gewicht in kilo's; H = lengte in meters
voor 40 tot 80 jaar[9]

Formule 1 *Spirometrie bij de heer PerDok.*[8,9]

Samenvatting onderzoeksbevindingen – problemen

Patiënt is een 64-jarige man met een actieve levensstijl. In het verleden heeft hij tien pack years[1] gerookt. In het verleden heeft hij episodes gehad van persisterende lichte kortademigheid met hoesten en slijm opgeven tijdens en na perioden van verkoudheid. Hij is momenteel minder actief dan voorheen en kampt met een conditieverlies, met als gevolg een afgenomen inspanningstolerantie. Recentelijk heeft de heer PerDok een lichte longontsteking gehad, die behandeld is met antibiotica. Voorts heeft hij last van persisterend hoesten en geeft hij

1 Peak years is het aantal jaren dat men gemiddeld twintig sigaretten per dag rookt. Rookt men bijvoorbeeld 40 jaar lang 15 sigaretten per dag, dan is dat: 15 × 40 / 20 = 30 pack years.

sputum op bij matige inspanning en is hij kortademig. Hij streeft naar een snel herstel.
Aanvullend onderzoek wijst uit dat in de ademhaling een licht afwijkende ratio kan worden geconstateerd. De hoest van de heer PerDok is effectief en productief. Bij de auscultatie blijkt een verhoogd ademgeruis linksonder te worden gevonden en een lichte dyspneu in rust (Borg 4, MRC 2). De BMI is laag normaal. De spierkracht van zowel de onderste als bovenste extremiteiten is afgenomen.
Op de 6MWD haalt hij een licht verminderde loopafstand (90% van de voorspelde waarde). Ten slotte is met spirometrie ook de longfunctie gemeten. De FEV_1 is 80% van de voorspelde waarde en voor wat betreft de VC en FEV_1/VC zijn de resultaten respectievelijk 85% en 74% van de voorspelde waarde.

Te verwachten problemen

De rookgeschiedenis van de heer PerDok en zijn huidige inactieve levensstijl kunnen leiden tot gezondheidsrisico's en verdere deconditionering van het musculoskeletale systeem en het cardiovasculaire en respiratoire systeem. Tevens kan het leiden tot toename van pulmonale complicaties.[2,5,10,11,12,13]

STROOMDIAGRAM FASE III: DEFINITIEVE HYPOTHESES, ADVIES EN BEHANDELDOELSTELLINGEN

Definitieve hypotheses casus A, de heer PerDok	
H1	Het hoesten en de ervaren dyspneu worden veroorzaakt door het ouder worden met als gevolg een afgenomen inspanningscapaciteit en spierkracht. (VERWERPEN *op basis van aanvullend onderzoek, de wandeltest en spierkrachtmetingen*)
H2	*(Was reeds verworpen)*
H3	Het hoesten en de ervaren dyspneu zijn het gevolg van lichamelijk conditieverlies door inactiviteit, waardoor er sprake is van een afgenomen inspanningscapaciteit en aerobe capaciteit die past bij COPD. (AANGENOMEN)
H4	*(Was reeds verworpen)*
H5	Het hoesten en de ervaren dyspneu zijn het gevolg van persisterende verkoudheid ten gevolge van micro-aspiraties. (VERWORPEN *op basis van lichamelijk onderzoek en aanvullend onderzoek: röntgentfoto van de thorax, auscultatie, spirometrie*)
H6	*(Was reeds verworpen)*

Verklaring

In eerste instantie leken de problemen van de heer PerDok verband te houden met het vorderen van zijn leeftijd, waardoor zijn inspanningscapaciteit afnam. Hij kon het sporten en ADL-activiteiten minder lang volhouden; hij presteerde ook op een minder hoog niveau en het herstel duurde langer. Hij heeft zijn levensstijl daar inmiddels ook wat op aangepast. De trainer van zijn sportclub heeft daar op dezelfde wijze op ingespeeld. De patiënt en zijn omgeving hebben de langdurige perioden van kortademigheid en hoesten aangezien voor langdurige verkoudheid. De relatie met roken, afname van inspanningsvermogen en persisterend hoesten is niet gelegd; in dit verband is zelfs de levensstijl hierop aangepast.
Bij lichamelijk onderzoek blijkt dat de heer PerDok een licht afwijkend adempatroon heeft en dat hij persisterend productief hoest met toegenomen kortademigheid bij inspanning. In eerste instantie werd gedacht dat het afgenomen inspanningsvermogen was toe te schrijven aan de leeftijd van patiënt. Nu blijkt er een scala aan afwijkingen te zijn, die in eerste instantie niet in beeld waren of meer afwijkend blijken te zijn dan op basis van de eerste veronderstellingen werd verwacht. Een voorbeeld van een niet-herkende COPD, GOLD-classificatie 0 (risicopatiënt).[1]

Probleemstelling

De patiënt is een 64-jarige man met klachten van afgenomen inspanningstolerantie en spierkracht, productief hoesten en toegenomen kortademigheid bij inspanning met traag herstel. Er zijn milde longfunctieafwijkingen gevonden, passend bij COPD, met daarbij een licht afwijkend adempatroon. Hij heeft een rookgeschiedenis.

Indicatie fysiotherapie

De patiënt heeft last van milde COPD, een verminderde inspanningscapaciteit, verminderde spierkracht, kortademigheid bij inspanning (MRC2+) en lichte sputumretentie. Het risico op inactiviteit is aanwezig. De angst is dat verminderde inspanning zal leiden tot verdere afname van de skeletspierkracht en tot pulmonale infecties. Tevens bestaat het risico op verdere afname van het niveau van activiteiten en participatieniveau.

Doelstellingen korte termijn

1 De heer PerDok krijgt scholing en gezondheidsvoorlichting omtrent aspecten en risicofactoren van COPD en zelfmanagement,

zodat hij binnen 6 weken op de hoogte is van de gezondheidsrisico's van de ziekte.

2 Om de expectoratie te verbeteren krijgt de heer PerDok de eerste 4 weken ademinstructie. Dit wordt tijdens latere consulten steeds geëvalueerd.

3 De heer PerDok doet een inspanningstest en zijn maximale isometrische spierkracht wordt gemeten. De resultaten worden besproken in een intakegesprek voor een beweegprogramma.

Doelstellingen langere termijn

1 Door het beweegprogramma moeten de spierkracht van de heer PerDok en zijn cardiovasculaire/aerobe systeem binnen 2 maanden verbeteren. ADL en zaalvoetbal moet hij dan weer op het normale voorspelde niveau van leeftijdgenoten kunnen uitvoeren.

2 De heer PerDok kan zelfstandig zijn conditie op peil houden in de huidige of een aangepaste sportsituatie en blijven bewegen conform de Nederlandse Norm Gezond Bewegen (NNGB).

3 De heer PerDok neemt zijn medicatie in conform de gewenste techniek en op het juiste tijdstip en blijft de expectoratieoefeningen uitvoeren. Zijn therapietrouw verbetert en blijft behouden.[2]

Multidisciplinaire doelstellingen

1 Via multidisciplinaire samenwerking wordt de medicamenteuze instelling geoptimaliseerd.

STROOMDIAGRAM FASE IV: MEETINSTRUMENTEN, BEHANDELING EN EVALUATIE

Evaluatieve meetinstrumenten en evaluatie plan

1 In een leergesprek (voorlichting en scholing) krijgt de heer PerDok een beter inzicht in de COPD-risicofactoren, zijn huidige activiteitenniveau, de ervaren dyspneu en zijn rookgedrag.[1,2,12,16] Ook de NPIP'S worden besproken.

2 Aan het einde van de behandeling wordt een evaluatiegesprek gevoerd om na te gaan of de patiënt voldoende begrip heeft van de aspecten die in het leergesprek aan bod zijn gekomen. Tevens wordt in dit gesprek geëvalueerd of zijn inspanningsvermogen, spierkracht en kortademigheid significant zijn verbeterd.[2,5,21] Ten slotte wordt in de evaluatie gesproken over het continueren van de activiteiten in een aangepaste (beweegprogramma) of reguliere sportsetting.

3 Aan het einde van de behandeling kan een 6MWT (of een andere submaximale functionele inspanningstest die bij aanvang gebruikt is) worden verricht om te evalueren in hoeverre de functionele inspanningscapaciteit is verbeterd en in hoeverre de mate van ervaren dyspneu is veranderd.
4 Voor het evalueren van de spierkracht kan de skeletspierkracht opnieuw worden gemeten met een handheld dynamometer.

Behandeling

De behandeling van de inspanningscapaciteit en spierkracht kan worden opgedeeld in cardiovasculaire training en spierkrachttraining.
Cardiovasculaire training (= duurtraining):
- frequentie: 3 tot 5 keer per week;
- duur: 20 tot 60 minuten (eventueel onderbroken sessies van 10 minuten minimaal);
- intensiteit: 40 tot 60% van hartfrequentiereserve of MRC 4/5.

Spierkrachttraining (kracht/uithoudingsvermogen):
- frequentie: 2 tot 3 keer per week;
- intensiteit: 60 tot 80% 1 herhalingsmaximum (RM), 8 tot 15 herhalingen, 2 tot 5 series.

Om de expectoratie te verbeteren wordt de heer PerDok de Forced Expectoration Technique aangeleerd.[4] Dit is een ademhalingstechniek om de gaswisseling en expectoratie te verbeteren.

Toelichting

De GOLD-classificatie 1 is geen indicatie voor fysiotherapie. De score van meer dan 2 op de MRC-schaal voor dyspneu rechtvaardigt de keuze voor fysiotherapeutische behandeling.[2] Ook moet er dan een maximale inspanningstest worden verricht om inzicht te kunnen krijgen in de ernst van de pathofysiologie en de zwakste schakel in het geheel. Wanneer blijkt dat de VO_2 max. groter is dan 80%, en de W max. groter is dan 70% van de voorspelde waarde en de MRC-score 2 of hoger is, kan worden gekozen voor fysieke activiteit of voor intake in een beweegprogramma. Indien bij de GOLD-classificatie de MRC-score 2 of lager is, kan worden volstaan met advies over de fysieke activiteiten en aangepast dan wel regulier sporten.[2]

8.3 Uitwerking casus B

STROOMDIAGRAM FASE II: ANAMNESE EN BIJGESTELDE HYPOTHESES

PIP's

Bij de 70-jarige heer Pieters is vorig jaar COPD gediagnosticeerd. Van beroep was hij dakdekker, zijn grote hobby is duiven houden (ook op het dak). Ook gaat hij zo nu en dan met een aantal vrienden biljarten. Tweemaal per jaar bezoekt hij de huisarts voor controle. Zijn voorgeschiedenis vermeldt geen allergie of bronchitis. Zijn longfunctie (FEV1) was vorig jaar nog ongeveer 60% van de voorspelde waarde en zeer beperkt reversibel. Na zijn vakantie naar Londen in augustus (prachtig windstil weer) is hij afgeknapt. De laatste tijd is hij wat afgevallen, heeft hij een verminderde eetlust en 's ochtends staat hij moe op om de gehele dag moe te blijven.
Hoewel andere klachten qua aard eigenlijk onveranderd zijn, moet hij vooral als hij naar bed gaat en opstaat meer en licht productief hoesten. Ook bij het roken (doet hij meestal alleen, op het dak bij zijn duiven) ervaart hij kortademigheid en bij inspanning hoest hij licht productief. Tevens lijkt het alsof er een ventiel dichtslaat als hij uitademt: bijvoorbeeld bij traplopen, het lopen met wat boodschappen of als hij naar het café wandelt om te gaan biljarten, ervaart hij meer kortademigheid. Het voorovergebogen staan bij het biljarten is al helemaal geen pretje. Ook merkt hij dat hij de lucht slecht kwijtraakt. Zijn vrouw vindt dat hij er met zijn gebogen houding wat triest uitziet. Zijn longfunctie was bij recent bezoek aan zijn huisarts 52% van de voorspelde waarde en hij heeft lichte verhoging van de lichaamstemperatuur. De heer Pieters gebruikt onregelmatig luchtwegverwijders twee keer per dag. Zijn huisarts heeft hem nu een kuur corticosteroïden voorgeschreven en verwijst hem door naar de fysiotherapeut.
De heer Pieters is 1.84 meter lang en weegt 62 kilo.

Bijgestelde hypotheses casus B, de heer Pieters	
H1	Het hoesten en de ervaren dyspneu worden veroorzaakt door het ouder worden, met als gevolg een afgenomen inspanningscapaciteit. (AANHOUDEN)
H2	Het hoesten en de ervaren dyspneu worden veroorzaakt door een toename van het gewicht. (VERWERPEN *op basis van de anamnese*)

H3	Het hoesten en de ervaren dyspneu zijn het gevolg van lichamelijk conditieverlies door inactiviteit en daardoor een afgenomen aerobe capaciteit en afgenomen inspanningscapaciteit. (AANHOUDEN)
H4	Het hoesten en de ervaren dyspneu zijn het gevolg van astma-aanvallen. *(VERWERPEN op basis van de anamnese)*
H5	Het hoesten en de ervaren dyspneu zijn het gevolg van exacerbatie van COPD. (AANHOUDEN)
H6	Het hoesten en de ervaren dyspneu worden veroorzaakt door hartfalen. *(VERWERPEN op basis van de anamnese)*

STROOMDIAGRAM FASE II: ONDERZOEK OP ICF-NIVEAU

Methode

De therapeut kiest voor relevante, dikwijls ziektespecifieke, meetinstrumenten om de drie aangehouden bijgestelde hypotheses te toetsen. Alle instrumenten zijn geschikt om in een eerstelijnspraktijk af te nemen. De resultaten van de afgenomen tests staan verderop in tabel 8.3.

NPIP's

Functies en anatomische eigenschappen

Voor het bepalen van de stoornissen en afwijkingen in de ademhaling worden het type, de frequentie, het patroon en de ratio geobserveerd. Er wordt, onder meer met behulp van auscultatie, geluisterd of er bijgeluiden zijn die duiden op sputumretentie. De hoestkracht en hoesteffectiviteit kunnen worden geëvalueerd, evenals de expectoratie. Ook de houding moet geëvalueerd worden.[2,4]

Toegevoegd onderzoek

Longfunctiemetingen worden verricht door de fysiotherapeut of, indien mogelijk, door de afdeling longfunctie van een ziekenhuis. De mate van dyspneu wordt bepaald met behulp van de gemodificeerde MRC-dyspneuschaal en/of gemodificeerde Borgschaal. De spierkracht van de skeletspieren wordt bepaald met behulp van handheld dynamometrie en er wordt een inspanningstest afgenomen.[2,4,5] De foto van de thorax wordt beoordeeld door de huisarts en/of longarts en gewicht, lengte en BMI van de patiënt worden vastgelegd. Ook worden zijn activiteiten en participatie in kaart gebracht.
De fysiotherapeut kiest voor tests die geadviseerd worden door de

GOLD en KNGF. Deze zijn valide en betrouwbaar. Bovendien zijn ze eenvoudig uit te voeren en voldoende interpreteerbaar.
De inspanningstolerantie wordt gemeten met de Symptom Limited Exercise Test (SLET). De volgende functionele inspanningstests worden bij de heer Pieters afgenomen: 6MWT en de SWT.

Tabel 8.3 Bevindingen onderzoek casus B, de heer Pieters

Test	Resultaat	Interpretatie
	Functies en anatomische eigenschappen	
patroon	borstademhaling	afwijkend: veel variatie in normaal patroon
ademfrequentie	18	norm = 12 tot 16 per minuut; te hoog, past bij exacerbatie van COPD; geringe teugdiepte
symmetrie	lichte asymmetrie: rechts blijft iets achter	
ratio in- en expiratie	1-3	1-2 is normaal COPD leidt tot een toegenomen ratio
auscultatie	afgenomen ademgeruis met verspreide ronchi	teken van obstructie en retentie normaal ademgeruis
hoestevaluatie	hoest krachtig met check valvemechanisme* en productief; niet efficiënt	check valve past bij COPD, GOLD 2-3; normale krachtige hoest met vrije expiratie
tekenen van dyspneu	licht neusvleugelen, zweterig, aanspannen accessoire ademmusculatuur	past bij dyspneu t.g.v. exacerbatie van COPD
expectoratie	productieve hoest	afwijkend; productieve hoest is suggestief voor COPD
houding	licht prominerend abdomen met kyfotische thoracale wervelkolom	beide observaties zijn suggestief voor inspiratiestand passend bij COPD
gewicht	62 kg	ondergrens van normaal (norm 63 tot 84,5 kg)
lengte	1,84 m	normale lengte
BMI	18,4	laag (norm is 18,5 tot 25)
dyspneu met de Borg-schaal	Borg 2	afwijkend (normaal is 0)
dyspneu met de gemodificeerde MRC-schaal in rust	MRC 2-3	afwijkend (normaal is 1)

Test	Resultaat	Interpretatie
skeletspierkracht	m. biceps brachi: 88% van de voorspelde waarde	afname
	triceps brachi: 87% van de voorspelde waarde	afname
	hamstrings: 80% van de voorspelde waarde	afname
	m. quadriceps: 75% van de voorspelde waarde	afname
6MWT	77% van de voorspelde waarde: stoppen o.b.v. spiervermoeidheid MRC 3/4 en dyspneu MRC 4	afname
	Relevant toegevoegd medisch onderzoek	
röngenfoto van thorax	verlaagde longgrenzen met sluiering links- en rechtsonder	geen uitsluitsel of bevestiging COPD mogelijk
longfunctie/spirometrie	FEV1: 52% van de voorspelde waarde	afname
	VC: 60% van de voorspelde waarde	afname
	FEV1/VC: 68% van de voorspelde waarde	afname (normaal is 72-85%)
na medicatie	geringe reversibiliteit	reversibiliteit
	Activiteiten en participatie	
ADL	lopen en traplopen	
hobby/sport	duivenhouden en biljarten	
participatie	cafébezoek	
	Persoonlijke factoren	
copingstrategie	passieve copingstrategie	

* Collaberende luchtwegen als teken van expiratoire obstructie.
VC = Vitale Capaciteit, FEV1/FVC = Tiffeneau-index, FEV1 = Forced Expiration Volume in 1 second.

Bevindingen/status praesens de heer Pieters

Vanuit de literatuur kunnen referentiewaarden worden berekend. De gegevens van de heer Pieters kunnen hierin worden verwerkt. De resultaten van de heer Pieters staan in formule 2.

Referentieformules

FEV1	(4.30 * H) + (0.029 * A) – 2.49 (sd 0.51)	(liters)
IVC	(6.10 * H) – (0.028 * A) – 4.65 (sd 0.56)	(liters)
FEV1/VC	-0.18 * A + 87.21 (sd 7.17)	(%)

H = lengte in meters; A = leeftijd in jaren

6-minuten looptest met aanmoediging (6MWD)

M = 218 + (5.14 * L – 5.23 * A) – 1.80 * W) + 95131 * G)

voor 50 tot 85 jaar

M = (7.578 H) – (5.02 * H) – (1.76 * W) – 309 (laagste limiet normaal man)

V = (2.118 H) – (2.29 * W) – (5.78 * A) + 667 (laagste limiet normaal vrouw)

A = leeftijd in jaren; W = gewicht in kilo's; H = lengte in meters
voor 40 tot 80 jaar[8,9]

Formule 2 *Spirometrie bij de heer Pieters.*[8,9]

Samenvatting onderzoeksbevindingen – problemen

Patiënt is een 70-jarige man. Bij binnenkomst maakt hij een vermoeide en kortademige indruk. Beroepshalve is hij in het verleden lange tijd veelvuldig in contact geweest met prikkelende stoffen. Zijn grootste hobby is duivenhouden. Patiënt heeft een forse rookgeschiedenis van 35 pack years en heeft een betrekkelijk inactieve levensstijl. Meneer staat onder controle van de huisarts, die vorig jaar de diagnose COPD, GOLD-classificatie 2 heeft gesteld, met een FEV1 van 60% van de voorspelde waarde.

Na zijn vakantie is de patiënt blijvend minder vitaal en moe, en kampt hij met een lichte afname van zijn gewicht en een afgenomen inspanningscapaciteit en spierkracht. Hij hoest productief, vooral in de avond, bij het opstaan, tijdens activiteiten en als hij rookt. De patiënt ervaart het check valve-fenomeen bij het uitademen en raakt de lucht niet kwijt. Zijn FEV1 is 52% van de voorspelde waarde. Mevrouw Pieters geeft aan dat haar man een voorovergebogen houding heeft.

(Aanvullend) onderzoek

Aanvullend onderzoek wijst uit dat de ademhaling van de heer Pieters afwijkt in ratio. Hij hoest productief met check valve-fenomeen, wat duidt op collaberende luchtwegen. Auscultatie toont dat er sprake is

van afgenomen ademgeruis met verspreide ronchi. Hij heeft lichte dyspneu in rust, wat wordt gemeten met de Borg 4 MRC 2-3, en zijn BMI is licht verminderd.
Bij onderzoek blijkt de spierkracht te zijn afgenomen: de onderste extremiteit geeft 82,5%, de bovenste extremiteit 87,5% van de voorspelde waarde. Op de 6MWD scoort de heer Pieters een licht verminderde loopafstand: 77% van de voorspelde waarde. Met spirometrie wordt zijn longfunctie gemeten: de FEV1 is 52% van de voorspelde waarde en de resultaten op de VC en FEV1/VC zijn respectievelijk 60% van de voorspelde waarde en 0,68.

Te verwachten problemen

De rookgeschiedenis van de heer Pieters en zijn huidige inactieve levensstijl kunnen leiden tot gezondheidsproblemen en verschillende pulmonale complicaties. Dit vergroot de kans op een ziekenhuisopname en mortaliteit. Daarnaast zijn er risico's voor verdere achteruitgang van de lichamelijke conditie en beperkingen van het cardiovasculaire en respiratoire systeem en de skeletmusculatuur. Dat leidt weer tot pulmonale complicaties of verdere afname van het lichaamsgewicht.[2,5,16,17,18]

STROOMDIAGRAM FASE III: DEFINITIEVE HYPOTHESES, ADVIES EN BEHANDELDOELSTELLINGEN

Definitieve hypotheses casus B, de heer Pieters	
H1	Het hoesten en de ervaren dyspneu worden veroorzaakt door het ouder worden, met als gevolg een afgenomen inspanningscapaciteit. (MEENEMEN)
H2	*(Was reeds verworpen)*
H3	Het hoesten en de ervaren dyspneu zijn het gevolg van lichamelijk conditieverlies door inactiviteit en daardoor een afgenomen aerobe capaciteit en afgenomen inspanningscapaciteit. (MEENEMEN)
H4	*(Was reeds verworpen)*
H5	Het hoesten en de ervaren dyspneu zijn het gevolg van exacerbatie van COPD. (AANGENOMEN)
H6	*(Was reeds verworpen)*

Verklaring

De heer Pieters is sinds een jaar bekend met COPD. De aandoening is bij hem op betrekkelijk late leeftijd gediagnosticeerd. Als dakdekker is hij in het verleden veelvuldig in aanraking gekomen met prikkelende stoffen, hetgeen samen met zijn hobby (duivenhouden) en rookgedrag heeft bijgedragen aan het ontstaan van COPD. Het is mogelijk dat zijn inactieve levensstijl ervoor heeft gezorgd dat hij tot nu toe geen of weinig last heeft gehad van zijn aandoening. Na zijn vakantie in Londen blijkt er een knik in de anamnese te zijn. Mogelijk heeft de aanwezigheid van smog, die vaak in grote steden hangt, samen met andere factoren als roken tot een exacerbatie van COPD geleid. Deze exacerbatie leidt over het algemeen tot benauwdheid tijdens inspanning, maar soms ook in rust. Daarnaast leidt het tot het ophoesten van sputum, meestal in de ochtend of na inspanning. De obstructie hangt samen met de pathofysiologie van COPD. Een gebogen houding kan worden geassocieerd met de hyperinflatiestand die bij COPD wordt gevonden. Zijn BMI is te laag.

Probleemstelling

De patiënt is een 70-jarige man met exacerbatie van COPD, GOLD-classificatie 2/3, met een rookgeschiedenis en dyspneu. Hij heeft een inactieve levensstijl en heeft onvoldoende begrip van de problematiek en risicofactoren rond COPD. Hij onderhoudt weinig maatschappelijke contacten. Hij vertoont een afwijkend adempatroon met sputumretentie en een ineffectieve hoest. Ook is er sprake van een afgenomen inspanningscapaciteit en afgenomen spierkracht.

Indicatie fysiotherapie

De sputumretentie en dyspneu (MRC 3 tot 4) veroorzaken een verminderde inspanningscapaciteit en verminderde spierkracht en vergroten het risco op inactiviteit en angst voor inspanning. Dat leidt weer tot afname van skeletspierkracht en kan pulmonale infecties teweegbrengen. Er is sprake van dyspneu, zowel in rust als bij inspanning. Tevens is er verdere afname in activiteiten en participatie te verwachten.[5]

Doelstellingen korte termijn

1 De heer Pieters krijgt scholing en gezondheidsvoorlichting omtrent aspecten en risicofactoren van COPD en zelfmanagement, zodat hij binnen 6 weken op de hoogte is van de gezondheidsrisico's van de ziekte.

2 De heer Pieters stopt met roken om de dyspneu te verminderen en zijn expectoratie te verbeteren.
3 De heer Pieters doet een maximale inspanningstest en zijn maximale isometrische spierkracht wordt gemeten. De gegevens worden besproken in een intakegesprek voor een beweegprogramma.
4 De heer Pieters dient zijn therapietrouw te verbeteren en vervolgens dient dat niveau te worden behouden.

Doelstellingen langere korte termijn

1 Dankzij het beweegprogramme moet de spierkracht van de heer Pieters verbeteren tot 90% van de voorspelde waarde. Binnen 2 maanden zal zijn cardiovasculaire/aerobe dusdanig systeem verbeteren, dat hij een activiteit met een t-niveau van 4,7 MET kan uitvoeren. Daardoor moet hij in een stevig tempo kunnen wandelen (maximaal 59% VO_2 max. of 69% van de maximale hartfrequentie).

Multidisciplinaire doelstellingen

1 De praktijkondersteunende hulpverlener (POH) helpt de heer Pieters om zijn medicamenteuze instelling en toediening te optimaliseren.
2 Om verdere achteruitgang van zijn gewicht en daarmee samenhangende problemen te voorkomen, bezoekt de heer Pieters een diëtist.[2,4,5]

STROOMDIAGRAM FASE IV: MEETINSTRUMENTEN, BEHANDELING EN EVALUATIE

Evaluatieve meetinstrumenten en evaluatie plan

1 Er wordt een leergesprek gevoerd om de heer Pieters een beter begrip te geven van de risicofactoren van COPD, van zijn huidige activiteitenniveau en ervaren dyspneu en van het gevaar van roken. Ook kan de patiënt worden geïnstrueerd ten aanzien van de subjectief ervaren inspanning in relatie tot de objectieve inspanningsparameters. Na afloop wordt geëvalueerd of de patiënt voldoende begrip heeft van de aspecten die in het leergesprek (voorlichting en scholing) ter sprake zijn gekomen.
2 Er volgt een evaluatie of het inspanningvermogen, de spierkracht en kortademigheid globaal en adequaat veranderd zijn en of verbetering ervan effect heeft gehad op het functioneren van de heer Pieters. Dit wordt gemeten met de Clinical COPD Questionnaire (CCQ).[21] Ook wordt er gesproken over het continueren van de activiteiten in een aangepaste of reguliere sportsetting.[5] De ex-

pectoratie kan aan de hand van de opgehoeste hoeveelheid sputum en ervaren dyspneu worden geëvalueerd.

3 Aan het eind van de behandeling kan dezelfde submaximale functionele inspanningstest worden afgenomen die bij aanvang van de behandeling is verricht, bijvoorbeeld een 6MWT. Daarmee wordt geëvalueerd in hoeverre de functionele inspanningscapaciteit is verbeterd. Met behulp van de MRC- of Borgschaal wordt nagegaan in hoeverre de mate van ervaren dyspneu is veranderd.[21] Voor het evalueren van de spierkracht kan de skeletspierkracht opnieuw worden gemeten met een handheld dynamometer.[18,19]

Behandeling

De behandeling van de inspanningscapaciteit en spierkracht kan worden opgedeeld in cardiovasculaire training en spierkrachttraining.
Cardiovasculaire training (= duurtraining of intervaltraining) met gelijke trainingsarbeid:

- frequentie: 3 tot 5 keer per week;
- duur: 20 tot 60 minuten (eventueel onderbroken sessies van 10 minuten minimaal);
- intensiteit: 40 tot 60% van hartfrequentiereserve of MRC 4/5.

Spierkrachttraining (kracht/uithoudingsvermogen):

- frequentie: 2 tot 3 keer per week;
- intensiteit: 60 tot 80% 1 RM, 8 tot 15 herhalingen, 2 tot 5 series.

Om de expectoratie te verbeteren wordt de heer Pieters de Forced Expectoration Technique aangeleerd.

Toelichting

De GOLD-classificatie 2-3 is een duidelijke indicatie voor fysiotherapie. Bij deze patiëntengroep bestaat er een grote kans op afname van activiteit, spierkracht en inspanningscapaciteit. Deze drie factoren hangen sterk met elkaar samen en hebben een grote invloed op de mate van ervaren dyspneu en ervaren kwaliteit van leven. Daarnaast is de kracht van de m. quadriceps een belangrijke predictor voor mortaliteit bij patiënten met ernstig COPD.[20] Het is van groot belang om de longen schoon te houden, omdat sputumretentie kan zorgen voor infecties en daarmee verlies van longweefsel. Inspanningstraining heeft effect op het uithoudingsvermogen en zorgt ervoor dat de skeletspieren minder snel vermoeid raken.[22,23] Het vergroot het algemene uithoudingsvermogen en zorgt voor een reductie van kortademigheid bij het uitvoeren van ADL-activiteiten.[24]

8.4 Uitwerking casus C

STROOMDIAGRAM FASE II: ANAMNESE EN BIJGESTELDE HYPOTHESES

PIP's

De heer De Kort is 65 jaar. In het verleden was hij jarenlang vrachtwagenchauffeur, tot hij een aantal jaren geleden werd afgekeurd. Hij vond het een prachtige baan: de hele dag achter het stuur en elke nacht ergens anders slapen. Hoewel hij nooit iets aan zijn longen had gemankeerd, is een aantal jaren geleden bij hem COPD geconstateerd. Sindsdien is zijn gezondheid snel achteruitgegaan.
Hij heeft veel activiteiten moeten opgeven, zoals het samen fietsen met zijn vrouw. Zelfs op een elektrische fiets lukt dit niet meer. Verder kan hij niet langer klussen in en rond het huis en ook was hij genoodzaakt te stoppen met werken. Volgens zijn arts is dit deels zijn eigen schuld, omdat hij ondanks zijn slechte longen niet wilde stoppen met roken.
De heer De Kort heeft een halfjaar geleden gedurende zes weken poliklinisch een low impact revalidatietraject gevolgd in een revalidatiecentrum. Daarvan knapte hij goed op, ondanks het feit dat zijn drie jaar geleden doorgemaakte hartinfarct misschien voor belemmeringen zou kunnen zorgen. De afgelopen periode heeft de heer De Kort zich goed aan alle afspraken gehouden. Desondanks gaat het de laatste tijd tot zijn spijt wat minder lekker. Hij is wat benauwder, kan wat minder. Lopen bijvoorbeeld kost hem meer moeite, om nog maar te zwijgen van traplopen, wandelen of praten. Hij eet minder, is moe en moet 's nachts zijn bed uit om te plassen. Hij hoest de laatste tijd weer wat meer en hoest soms ook wat op. Andere keren blijft het bij wat kuchen.
De longfunctie van de heer De Kort is volgens zijn arts erg slecht. Hij gebruikt middelen tegen hoge bloeddruk. Hij is erg blij dat zijn gewicht na een periode van afvallen nu voor het eerst weer wat is toegenomen. Hij is verder onder behandeling van een diëtist en in het revalidatiecentrum heeft hij met een psycholoog gesproken.
Er is een recente inspanningstest voorhanden. Bij inspanning gebruikt hij af en toe zuurstof. Zijn longfunctie is verminderd: de FEV_1 is 33% van de voorspelde waarde. Psychologische begeleiding is niet noodzakelijk.
De lichaamslengte van de patiënt is 1.84 meter, zijn gewicht is 69 kilo. Als medicatie gebruikt de heer De Kort bronchusverwijders, bètablokkers en anticoagulantia.

Bijgestelde hypotheses casus C, de heer De Kort	
H1	De afgenomen inspanningscapaciteit, het hoesten en de ervaren dyspneu zijn het gevolg van het voortschrijden van de ernst van COPD. (AANHOUDEN)
H2	De afgenomen inspanningscapaciteit, het hoesten en de ervaren dyspneu worden veroorzaakt door een toename van het gewicht. (VERWERPEN *op basis van de anamnese)*
H3	De afgenomen inspanningscapaciteit, het hoesten en de ervaren dyspneu zijn het gevolg van lichamelijk conditieverlies door inactiviteit. (VERWERPEN *op basis van de anamnese)*
H4	De afgenomen inspanningscapaciteit, het hoesten en de ervaren dyspneu zijn het gevolg van astma-aanvallen. (VERWERPEN *op basis van de anamnese)*
H5	De afgenomen inspanningscapaciteit, het hoesten en de ervaren dyspneu zijn het gevolg van exacerbatie van COPD. (AANHOUDEN)
H6	De afgenomen inspanningscapaciteit, het hoesten en de ervaren dyspneu zijn het gevolg van cardiale comorbiditeit, zoals bij COPD, GOLD 3 en 4 kan worden gevonden. (AANHOUDEN)

STROOMDIAGRAM FASE II: ONDERZOEK OP ICF-NIVEAU

Methode

De therapeut kiest voor relevante, dikwijls ziektespecifieke, meetinstrumenten om de aangehouden bijgestelde hypotheses te toetsen. Alle instrumenten zijn geschikt om in een eerstelijnspraktijk af te nemen. De resultaten van de afgenomen tests staan verderop in tabel 8.4.

NPIP's

Functies en anatomische eigenschappen

Voor het bepalen van de stoornissen en afwijkingen in de ademhaling worden het type, de frequentie, het patroon en de ratio geobserveerd. Er wordt, onder meer met behulp van auscultatie, geluisterd of er bijgeluiden zijn die duiden op sputumretentie. De hoestkracht kan worden geëvalueerd, samen met de expectoratie. Ook de houding moet geëvalueerd worden. In geval van GOLD-classificatie 3 moet rekening worden gehouden met cardiale comorbiditeit.[2,4,5]

Toegevoegd onderzoek

De fysiotherapeut meet de longfunctie of dit wordt, indien mogelijk, op de afdeling longfunctie van een ziekenhuis gedaan. De mate van dyspneu in rust en tijdens inspanning wordt door de fysiotherapeut vastgelegd met behulp van de gemodificeerde MRC-dyspneuschaal en/of gemodificeerde Borgschaal. De spierkracht van de skeletspieren wordt bepaald met behulp van handheld dynamometrie en de inspanningscapaciteit wordt vastgelegd met behulp van een minutenwandeltest of SWT. Tevens kan een SLET worden verricht om de inspanningstolerantie te meten.[2,4,5]

De röntgenfoto van de thorax wordt beoordeeld door de huisarts en/of longarts en gewicht, lengte en BMI van de patiënt worden vastgelegd. Ook worden zijn activiteiten en participatie in kaart gebracht.

De fysiotherapeut kiest voor tests die geadviseerd worden door de GOLD en KNGF. Deze zijn valide en betrouwbaar. Bovendien zijn ze eenvoudig uit te voeren en voldoende interpreteerbaar.

Tabel 8.4 Bevindingen onderzoek casus C, de heer De Kort

Test	Resultaat	Interpretatie
	Functies en anatomische eigenschappen	
patroon	borstademhaling met paradoxale bewegingen van onderste ribbenboog	afwijkend
ademfrequentie	12	norm = 12 tot 16 per minuut; is afwijkend voor een patiënt met ernstig COPD in rust
symmetrie	geen evidente asymmetrie	normaal
ratio in- en expiratie	1-3	1-2 is normaal COPD leidt tot een toegenomen ratio
auscultatie	afgenomen en gedempt ademgeruis, crepiteren en piepen	teken van obstructie en retentie of overvulling
hoestevaluatie	hoest inefficiënt met check valve-mechanisme niet efficiënt	check valve past bij COPD, GOLD 3/4 normale krachtige hoest met vrije expiratie
tekenen van dyspneu	licht neusvleugelen, zweterig, aanspannen accessoire ademmusculatuur	past bij dyspneu t.g.v. exacerbatie van COPD of overvulling
Expectoratie	non-productieve hoest	kan passen bij toegenomen obstructie bij exacerbatie van COPD
houding	licht prominerend abdomen met kyfotische thoracale wervelkolom	beide observaties suggestief voor inspiratiestand passend bij COPD

Test	Resultaat	Interpretatie
onderste extremiteit	licht gezwollen onderbeen, enkels en voeten	afwijkend (norm is geen zwelling)
gewicht	69 kg	normaal (norm is 63 tot 84,5 kg)
lengte	1,84 m	normale lengte
BMI	20,3	normaal (norm is 18,5 tot 25)
dyspneu met de Borgschaal	Borg 4	afwijkend (normaal is 0)
dyspneu met de gemodificeerde MRC-schaal in rust	MRC 3	afwijkend (normaal is 1)
skeletspierkracht	m. biceps brachi: 87% van de voorspelde waarde	afname
	triceps brachi: 86% van de voorspelde waarde	afname
	hamstrings: 85% van de voorspelde waarde	afname
	m. quadriceps: 74% van de voorspelde waarde	afname
6MWT	67% van de voorspelde waarde: stoppen o.b.v. spiervermoeidheid MRC 4 en dyspneu MRC 5	afname
	Relevant toegevoegd medisch onderzoek	
X-thorax	– verlaagde longgrenzen met sluiering links- en rechtsonder – versterkte vaattekening	suggestief voor COPD
longfunctie/spirometrie	FEV1: 33% van de voorspelde waarde	afname
	VC: 49% van de voorspelde waarde	afname
	FEV1/VC: 0,56 van de voorspelde waarde	afname
na medicatie	geringe reversibiliteit	reversibiliteit
tensie	160/95	Verhoogd
	Activiteiten en participatie	
CCQ	fors hogere score dan normaal	sterk beïnvloed door COPD (norm is 0)
ADL	fietsen, lopen, traplopen en praten	
hobby/sport	fietsen en klussen	
participatie	kan niet meer werken	
	Persoonlijke factoren	
copingstrategie	actieve gedragsmatige copingstrategie	

VC = Vitale Capaciteit, FEV1/FVC = Tiffeneau-index, FEV1 = Forced Expiration Volume in 1 second.

Toelichting

Bij patiënten met COPD, GOLD-classificatie 3 komt veelvuldig comorbiditeit voor. Hierbij kan worden gedacht aan rechtsdecompensatie van het hart. Tijdens het onderzoek constateert de fysiotherapeut dat er bij de heer De Kort sprake is van mogelijk nieuw cardiaal lijden. Eerder heeft de patiënt al een beperkt infarct aan de voorwand doorstaan, nu lijkt er sprake te zijn van rechtsdecompensatie. Dit is, zoals in de Directe Toegang Fysiotherapie benoemd, een indicatie om de patiënt terug te verwijzen naar de huisarts alvorens hem verder te onderzoeken of te behandelen.[2] Pas als de patiënt voor deze comorbiditeit gezien en/of behandeld is en dit in de verwijzing duidelijk benoemd wordt met eventuele relatieve of absolute contra-indicaties, kan de fysiotherapeut zijn interventie voortzetten.

Bevindingen/status praesens de heer De Kort

Vanuit de literatuur kunnen referentiewaarden worden berekend. De gegevens van de heer De Kort kunnen hierin worden verwerkt. De resultaten van de heer De Kort staan in formule 3.

Referentieformules

FEV1	(4.30 * H) + (0.029 * A) – 2.49 (sd 0.51)	(liters)
IVC	(6.10 * H) – (0.028 * A) – 4.65 (sd 0.56)	(liters)
FEV1/VC	-0.18 * A + 87.21 (sd 7.17)	(%)

H = lengte in meters; A = leeftijd in jaren

6-minuten looptest met aanmoediging (6MWD)

M = 218 + (5.14 * L – 5.23 * A) – 1.80 * W) + 95131 * G)

voor 50 tot 85 jaar

M = (7.578 * H) – (5.02 * H) – (1.76 * W) – 309 (laagste limiet normaal man)

V = (2.118 * H) – (2.29 * W) – (5.78 * A) + 667 (laagste limiet normaal vrouw)

Man = 1; Vrouw = 0; A = leeftijd in jaren; W = gewicht in kilo's; H = lengte in meters
voor 40 tot 80 jaar[8,9]

Formule 3 *Spirometrie bij de heer De Kort.*[8,9]

Samenvatting onderzoeksbevindingen – problemen

De patiënt is een 66-jarige man, gediagnosticeerd met COPD, GOLD-classificatie eind 3. Zijn FEV1 is 33% van de voorspelde waarde. In het verleden heeft hij een licht voorwandinfarct van het hart doorgemaakt en nu vertoont hij rechtsdecompensatie. Hij werkte als vrachtwagen-chauffeur totdat hij enkele jaren geleden werd afgekeurd.
De patiënt heeft een forse rookgeschiedenis van 35 pack years en heeft een betrekkelijk inactieve levensstijl. Hij staat onder controle van de huisarts en longarts. Afgelopen jaar heeft de heer De Kort een revalidatietraject doorlopen. De laatste tijd is er sprake van achteruitgang in inspanningscapaciteit en een toename van dyspneu en moet hij meer hoesten.

(Aanvullend) onderzoek

Aanvullend onderzoek wijst uit dat de ademhaling van de heer De Kort afwijkt in ratio, patroon en frequentie, met paradoxale adembewegingen. Hij hoest licht productief met een uitgesproken check valve-fenomeen, wat duidt op collaberende luchtwegen. De auscultatie is afgenomen en hij vertoont een gedempt ademgeruis. Er bestaat een lichte dyspneu in rust (MRC 2) en een normale BMI.
Bij onderzoek blijkt dat de spierkracht is afgenomen: de onderste extremiteit geeft 79,5%, de bovenste extremiteit 86,5% van de voorspelde waarde. Op de 6MWD scoort de heer De Kort een verminderde loopafstand: 67% van de voorspelde waarde. Met spirometrie wordt zijn longfunctie gemeten: de FEV1 is 33% van de voorspelde waarde en de resultaten op de VC en FEV1/VC zijn respectievelijk 49% van de voorspelde waarde en 0,56.

Te verwachten problemen

Bij de heer De Kort is sprake van een cardiale comorbiditeit en een inactieve levensstijl. Dit, gecombineerd met zijn rookgeschiedenis, betekent dat hij vatbaar is voor gezondheidsrisico's, zoals nieuwe pulmonale complicaties en verergering van de comorbiditeit. Hij heeft een toegenomen kans op mortaliteit.[2,5,10,11-13] Er zijn verder risico's op verdere deconditionering van het cardiovasculaire en respiratoire systeem, de skeletmusculatuur en op verdere afname van zijn lichaamsgewicht.[15,16]

STROOMDIAGRAM FASE III: DEFINITIEVE HYPOTHESES, ADVIES EN BEHANDELDOELSTELLINGEN

Bijgestelde hypotheses casus C, de heer De Kort	
H1	De afgenomen inspanningscapaciteit, het hoesten en de ervaren dyspneu zijn het gevolg van het voortschrijden van de ernst van COPD. (AANGENOMEN)
H2	*(Was reeds verworpen)*
H3	*(Was reeds verworpen)*
H4	*(Was reeds verworpen)*
H5	De afgenomen inspanningscapaciteit, het hoesten en de ervaren dyspneu zijn het gevolg van exacerbatie van COPD. (AANGENOMEN)
H6	De afgenomen inspanningscapaciteit, het hoesten en de ervaren dyspneu zijn het gevolg van cardiale comorbiditeit, zoals bij COPD, GOLD 3 en 4 kan worden gevonden. (AANGENOMEN)

Verklaring

De heer De Kort is sinds een aantal jaren bekend met COPD. Het ontstaan van COPD en het betrekkelijk progressieve beloop ervan kunnen samenhangen met zijn rookgedrag, inactieve levensstijl en mogelijk het in het verleden doorgemaakte hartinfarct.
In de laatste stadia van COPD – soms al in stadium GOLD 3 en frequent in GOLD-stadium 4 – kan er zoveel longweefsel verloren zijn gegaan, dat de tensie in het pulmonale systeem oploopt. Op den duur kan dit decompensatie van het rechter hart (cor pulmonale) veroorzaken. Dit kan leiden tot vochtretentie en stasis van het bloed stroomopwaarts, met als gevolg oedeem in de onderbenen, enkels en voeten. Een en ander resulteert in een afgenomen inspanningscapaciteit, die gepaard gaat met hoesten en dyspneu, en vanwege de vochtretentie in toename van het gewicht.

Probleemstelling

De patiënt is een 66-jarige man met COPD, eindstadium GOLD-classificatie 3, en een forse rookgeschiedenis. Zijn FEV1 is 33% van de voorspelde waarde. Er is sprake van cardiale comorbiditeit, deels op basis van COPD. De patiënt is kortgeleden gerevalideerd in een revalidatiecentrum, maar vertoont nu – mede op basis van cardiale componenten – opnieuw en verdere afname van zijn inspanningscapaciteit, met dyspneu en hoesten. Dit heeft geleid tot inactiviteit.

Indicatie fysiotherapie

Bij de heer De Kort is sprake van een afgenomen inspanningscapaciteit, veroorzaakt door ernstig COPD en cardiale comorbiditeit. Hij vertoont verminderde spierkracht en functionaliteit, toegenomen dyspneu bij inspanning (MRC 4/5) en toegenomen inactiviteit. Er is een risico op pulmonale infecties en verdere afname van de inspanningscapaciteit, spierkracht en functionaliteit.[2,6]

Doelstellingen op korte termijn

1 De heer De Kort krijgt de eerste weken scholing en gezondheidsvoorlichting omtrent aspecten en risicofactoren van COPD, en informatie met betrekking tot zelfmanagement, zodat hij binnen 6 weken op de hoogte is van de gezondheidsrisico's van COPD in relatie tot de bestaande comorbiditeit.
2 Er wordt aandacht besteed aan efficiëntie van bewegen.
3 De heer De Kort krijgt ontspanningstechnieken aangeleerd, zodat hij binnen 6 weken efficienter kan bewegen en zijn ontspanningstechnieken in stressvolle situaties kan gebruiken.

Doelstellingen op langere termijn

1 Op basis van gegevens van de bestaande inspanningstest en isometrische spierkrachtmetingen volgt intake in een beweegprogramma om zodoende binnen 2 maanden te komen tot verbetering van de spierkracht van de onderste extremiteit tot 85% van de voorspelde waarde (arbitrair) en verbetering van de functionaliteit in het dagelijks leven tot het niveau waarbij lichte ADL-activiteiten tot een niveau van 3.5 MET (maximaal 40% VO_2 max) op een normale wijze kunnen worden uitgevoerd. De hartfrequentie is hierbij geen betrouwbare parameter.[25]
2 De heer De Kort leert gebruik te maken van ontspanningstechnieken bij gevoelens van dyspneu of stressvolle situaties. Een belangrijk aspect hierbij is het behouden van de therapietrouw.

Multidisciplinaire doelstellingen

1 De huisarts behandelt en controleert de cardiale comorbiditeit en COPD.
2 De praktijkhulpverlener (POH) zorgt voor optimalisering van de medicamenteuze instelling en toediening ervan.

3 De heer De Kort bezoekt de diëtist voor een passend dieet om verdere achteruitgang van het gewicht en daarmee samenhangende problemen te voorkomen.

STROOMDIAGRAM FASE IV: MEETINSTRUMENTEN, BEHANDELING EN EVALUATIE

Evaluatieve meetinstrumenten en evaluatie plan

1 Door het leergesprek krijgt de heer De Kort een beter inzicht in de COPD-risicofactoren en de samenhang met zijn cardiale comorbiditeit, wat de gevolgen zijn van zijn huidige activiteitenniveau en de oorzaak van zijn ervaren dyspneu.
2 Na afloop wordt geëvalueerd of de patiënt voldoende begrip heeft van de aspecten zoals in het leergesprek (voorlichting en scholing) ter sprake zijn gekomen.
3 Met de 6MWT (of een andere submaximale functionele inspanningstest die bij aanvang gebruikt is) wordt gemeten of zijn inspanningsvermogen, spierkracht en kortademigheid subjectief, meetbaar en adequaat veranderd zijn en of dit effect heeft gehad op de functionaliteit bij het verrichten van ADL-activiteiten. Zijn dyspneu wordt geëvalueerd met behulp van de gemodificeerde MRC-dyspneu- of Borgschaal. Ten slotte wordt in de evaluatie gesproken over het al dan niet continueren van de activiteiten in een aangepast beweegprogramma of in een sportsetting.
4 Voor het evalueren van de spierkracht kan de skeletspierkracht opnieuw worden gemeten met een handheld dynamometer.
5 De cardiale evaluatie wordt verricht door de huisarts.

Behandeling

De behandeling van de inspanningscapaciteit en spierkracht kan worden opgedeeld in cardiovasculaire training en spierkrachttraining.
Cardiovasculaire training (= intervaltraining) of ADL-training, eventueel (onder begeleiding van een arts) met zuurstof:

- frequentie: 3 tot 5 keer per week;
- duur: 20 tot 30 minuten in onderbroken sessies;
- intensiteit: MRC 4/5.

Spierkrachttraining (kracht/uithoudingsvermogen):

- frequentie: 2 tot 3 keer per week;
- intensiteit: 60 tot 80% 1 RM, 8 tot 15 herhalingen, 2 tot 5 series.

Om de expectoratie te verbeteren wordt de heer De Kort de Forced Expectoration Technique aangeleerd. Om zich beter te kunnen ontspannen ondergaat hij ontspanningstherapie.

Toelichting

De GOLD-classificatie 3 is een duidelijke indicatie voor fysiotherapie. Deze patiënten hebben een grote kans op afname van activiteit, spierkracht en inspanningscapaciteit. Bij veel van deze COPD-patiënten is sprake van comorbiditeit, wat een beperkende factor vormt in de fysiotherapeutische behandeling. Alle COPD-patiënten vanaf GOLD-stadium 2 moeten multidisciplinair behandeld en begeleid worden. Dyspneu is een belangrijke factor in de kwaliteit van leven en kan extreem invalidiserend werken. Daarnaast is de kracht van de m. quadriceps een belangrijke predictor voor mortaliteit bij patiënten met ernstig COPD. Het is bijzonder belangrijk om de longen schoon te houden, omdat sputumretentie kan zorgen voor infecties en daarmee verlies van longweefsel. Inspanningstraining heeft effect op het uithoudingsvermogen en zorgt ervoor dat de skeletspieren minder snel vermoeid raken. Het vergroot het algemene uithoudingsvermogen en zorgt voor een reductie van kortademigheid bij het uitvoeren van ADL-activiteiten.

Bij patiënten met COPD (GOLD-classificatie 2, 3 en 4) is de hartfrequentie geen betrouwbare parameter om de trainingsintensiteit te monitoren. Normaal gesproken en bij patiënten met COPD tot aan een FEV1-afname van 40% van de voorspelde waarde is er sprake van een cardiovasculaire inspanningsbeperking. Patiënten met een ernstiger vorm van COPD (GOLD-classificatie 3 en 4) kunnen een ventilatie- of diffusiebeperking hebben, waarbij de hartfrequentie geen betrouwbare parameters meer is.[26]

Het niveau van de geleverde inspanning kan beter worden bepaald op basis van de ervaren dyspneu met behulp van een MRC- of Borgschaal of een pulsoxymeter, zo mogelijk aan de hand van een symptoomgelimiteerde inspanningstest.

8.5 Afkortingen en begrippen

In de volgende tabel staan de afkortingen en begrippen die in dit hoofdstuk ter sprake zijn gekomen bij de behandeling van de verschillende patiënten.

Afkortingen en begrippen	
	Verklaring
6MWT (6MWD)	6-minuten-wandeltest (6 minutes walking distance) submaximale inspanningstest om de inspanningscapaciteit te meten
ADL	Activiteiten van het Dagelijks Leven
auscultatie	het beluisteren van lichaamsgeluiden (luchtweg- en longgeluiden) met behulp van een stethoscoop
Borgschaal	ordinale schaal voor het meten van vermoeidheid op een schaal van 0-10 of 6-20
CCQ	Clinical COPD Questionnaire gezondheidsvragenlijst voor patiënten met COPD en bronchitis
check valve	collaberende luchtwegen als teken van expiratoire obstructie
exacerbatie	periode van verslechtering
GOLD	Global Initiative for Chronic Obstructive Lung Disease wereldwijd samenwerkingsorgaan van artsen, specialisten en officiële instanties om de ziekte COPD onder de aandacht te brengen en om de preventie en behandeling van deze ziekte te verbeteren
FEV1	Forced Expiration Volume in 1 seconde berekent de hoeveelheid lucht die iemand in 1 seconde kan uitademen
FEV1/VC	Tiffeneau-index de FEV1 als functie of fractie van de VC; dit is een maat voor de mate van obstructie ten gevolge van COPD *Hartfrequentie reserve HF(res) = hartfrequentie reserve → HF(max) - HF(rust)*
HHD	handheld dynamometer instrument om de isometrische spierkracht te meten
hyperinflatie-stand	hoogstand van ribben en schouders met een toegenomen voor-achterwaartse diameter, karakteristiek bij COPD
MRC	Medical Research Council
MRC-schaal	instrument om spierkracht en/of dyspneu te objectiveren
NPIP's	Non-Patient Identified Problems door anderen gesignaleerde problemen
PIP's	Patient Identified Problems door de patiënt ervaren problemen
SLET	Symptom Limited Exercise Test test waarbij de patiënt zich maximaal inspant, met bloedafname; hierbij wordt gekeken wat de inspanningscapaciteit van de patiënt is en wat de zwakste schakel is bij inspanning
sputumretentie	achterblijven van slijm in de luchtwegen en/of longen
statiek	houding

	Verklaring
SWT	shuttle walk test functionele inspanningstest waarbij het tempo telkens wordt opgevoerd
VC	Vitale Capaciteit het totaal aan verplaatsbare lucht
RM	herhalingsmaximum van een bepaalde oefening (bijv.: 6 RM = maximaal 6 keer)

Literatuur

1 Pauwels RA, Buist AS, Calverley PMA, Jenkins CR, Hurd SS. Global Strategy for the Diagnosis, Management, and Prevention of Chronic Obstructive Pulmonary Disease. NHLBI/WHO Global Initiative for Chronic Obstructive Lung Disease (GOLD). Workshop Summary.

2 Koninklijk Nederlands Genootschap voor Fysiotherapie. KNGF richtlijn COPD. Ned Tijdschr Fysiother 2005;115(1).

3 Dekhuizen PNR. Chronisch Obstructieve Longziekten COPD. Alphen aan den Rijn: Van Zuiden Communications B.V., 2004.

4 Gosselink R, Decramer M. Revalidatie bij chronisch obstructieve longziekten. Maarsen: Elsevier Gezondheidszorg, 2001.

5 Jongert MWA, Troosters Th, Gosselink R. De KNGF-standaard Beweeginterventie chronisch obstructieve longziekten (COPD). Amersfoort: Koninklijk Nederlands Genootschap voor Fysiotherapie; 2005.

6 ATS Statement: Guidelines for the Six-Minute Walk Test. Am J Respir Crit Care Med 2002;166:111-7.

7 Singh SJ, Morgan MD, Scott S, Walters D, Hardman AE. Development of a shuttle walking test of disability in patients with chronic airways obstruction. Thorax 1992;47 (12):1019-24.

8 Troosters T, Gosselink R, Decramer M. Six minute walking distance in healthy elderly subjects. Eur Respir J 1999;14(2):270-4.

9 Enright PL, Sherrill DL. Reference Equations for the Six-Minute Walk in Healthy Adults. Am J Respir Crit Care Med 1998;158(5):1384-7.

10 Compertz S, Bayley DL, Hill SL, Stokley RA. Relationship between airway inflammation and the frequency of exacerbations in patients with smoking related COPD. Thorax 2001;56:36-41.

11 Siafakas NM, Vermeire P, Pride N, Paoletti P, Gibson J, Howard P, Yernault JC, Decramer M, Higenbottam T, Postma DS. Optimal assessment and management of chronic obstructive pulmonary disease (COPD): a consensus statement of the European Respiratory Society. Eur Respir J 1995;8:1398-420.

12 Marshall AL, Smith B, Bauman AE, Kaur S. Reliability and validity of a brief physical activity assessment for use by family doctors. Br J Sports Med 2005;39: 294-7.

13 British Thoracic Society. BTS Guidelines for the management of chronic obstructive pulmonary disease. Thorax 1997;52(Suppl 5):S1-S28.

14 American Thoracic Society. Standards for the diagnosis and care of patients with chronic obstructive pulmonary disease. Am J Respir Crit Care Med 1995; 152(Suppl):S77-S120.

15 Marshall AL, Smith B, Bauman AE, Kaur S. Reliability and validity of a brief physical activity assessment for use by family doctors. Br J Sports Med 2005;39:294-7.
16 Gosker HR, Mameren H van, Dijk PJ van, Engelen MPKJ, Vusse GJ van der, Wouters EFM, Schols AMWJ. Skeletal muscle fibre-type shifting and metabolic profile in patients with chronic obstructive pulmonary disease. Eur Respir J 2002;19:617-25.
17 Bernard S, le Blanc P, Whittom F, Carrier G, Jobin J, Belleau R, Maltais F. Peripheral Muscle Weakness in Patients with Chronic Obstructive Pulmonary Disease. Am J Respir Crit Care Med 1998;158:629-34.
18 Andrews AW, Thomas MW, Bohannon RW. Normative Values for Isometric Muscle Force Measurements Obtained With Hand-held Dynamometers. Phys Ther 1996; 76(3):248-59.
19 Bohannon RW, Andrews AW. Interrater Reliability of Hand-Held Dynamometry. Phy Ther 1987;67(6):931-3.
20 Swallow EB, Reyes D, Hopkinson NS, Man W, Porcher R, Cetti EJ, Moore AJ, Moxham J, Polkey MI. Quadriceps strength predicts mortality in patients with moderate to severe chronic obstructive pulmonary disease. Thorax 2007;62;115-20.
21 Molen T van der, Willemse BW, Schokker S, Hacken NH ten, Postma DS, Juniper EF. Development, validity and responsiveness of the Clinical COPD Questionnaire. Health Qual Life Outcomes 2003;1:13.
22 Rabinovich RA, Ardite E, Troosters T, Carbo N, Alonso J, De Suso JM, et al. Reduced muscle redox capacity after endurance training in patients with chronic obstructive pulmonary disease. Am J Respir Crit Care Med 2001;164(7):1114-8.
23 Lacasse Y, Goldstein R, Lasserson TJ, Martin S. Pulmonary rehabilitation for chronic obstructive pulmonary disease. Cochrane Database Syst Rev 2006;(4): CD003793.
24 Sewell L, Singh SJ, Williams JE, Collier R, Morgan MD. Can individualized rehabilitation improve functional independence in elderly patients with COPD? Chest 2005;128(3):1194-200.
25 Zacarias EC, Neder JA, Cendom SP, Nery LE, Jardim JR. Heart rate at the estimated lactate threshold in patients with chronic obstructive pulmonary disease: effects on the target intensity for dynamic exercise training. J Cardiopulm Rehabil 2000; 20(6):369-76.
26 Herwaarden FH van. Exercise limitations in patients with pulmonary diseases. Int J Sports Med 1994l;15(3):107-11.

9 Patiënt met coxartrose

Jan Simons, Ella Kruger, Henny van de Koekelt

9.1 Inleiding

Artrose is de meest voorkomende aandoening van het houdings- en bewegingsapparaat. Kenmerkend voor artrose is een langzaam en wisselend progressief verlies van gewrichtskraakbeen. Er kan sprake zijn van kraakbeenverlies, het subchondrale bot kan veranderen en er kunnen woekeringen optreden van het bot aan de gewrichtsranden (vorming van osteofyten). Periodiek kan de synoviale membraan geprikkeld raken, wat leidt tot gewrichtsontsteking.[1]
Op 1 januari 2007 hadden naar schatting 24,5 personen per 1000 mannen en 42,7 personen per 1000 vrouwen heup- of knieartrose. Knieartrose komt vaker voor dan heupartrose. Het aantal nieuwe patiënten met heup- en/of knieartrose per jaar in Nederland werd in 2007 geschat op 2,8 personen per 1000 mannen en 5,1 personen per 1000 vrouwen.[1]

Casus A: mevrouw Majoor

De 61-jarige mevrouw Majoor wordt door haar huisarts verwezen met de medische diagnose: coxartrose links, graad 1. Momenteel is ze niet in staat om pijnvrij te tennissen en een lange tijd te wandelen.

Initiële hypotheses casus A, mevrouw Majoor	
H1	De problemen met tennissen en wandelen zijn ontstaan door een toename van de coxartrose.
H2	De problemen met tennissen en wandelen zijn ontstaan door disbalans tussen belasting en belastbaarheid van het heupgewricht.

H3	De problemen met tennissen en wandelen zijn ontstaan door andere aandoeningen dan de coxartrose binnen de tractus locomotorius.
H4	De problemen met tennissen en wandelen zijn ontstaan door andere aandoeningen dan de coxartrose buiten de tractus locomotorius.
H5	De problemen met tennissen en wandelen zijn ontstaan door de reacties vanuit de omgeving.

Casus B: mevrouw Adriaanse

De 61-jarige mevrouw Adriaanse wordt door haar huisarts verwezen met de medische diagnose: coxartrose links, graad 1. Zij is bekend met hartfalen.

De verwijsreden is: toenemende pijnklachten in de heupregio bij het uitvoeren van huishoudelijke werkzaamheden en bij het in en uit bed tillen van de kleinkinderen.

Initiële hypotheses casus B, mevrouw Adriaanse	
H1	De problemen bij het uitvoeren van huishoudelijke werkzaamheden en het verzorgen van haar kleinkinderen zijn ontstaan door een toename van de coxartrose.
H2	De problemen bij het uitvoeren van huishoudelijke werkzaamheden en het verzorgen van haar kleinkinderen zijn ontstaan door disbalans tussen belasting en belastbaarheid van het heupgewricht.
H3	De problemen bij het uitvoeren van huishoudelijke werkzaamheden en het verzorgen van haar kleinkinderen zijn ontstaan door een afname van het algemeen fysiek uithoudingsvermogen.
H4	De problemen bij het uitvoeren van huishoudelijke werkzaamheden en het verzorgen van haar kleinkinderen zijn ontstaan door andere aandoeningen dan de coxartrose binnen de tractus locomotorius.
H5	De problemen bij het uitvoeren van huishoudelijke werkzaamheden en het verzorgen van haar kleinkinderen zijn ontstaan door andere aandoeningen dan de coxartrose buiten de tractus locomotorius.
H6	De problemen bij het uitvoeren van huishoudelijke werkzaamheden en het verzorgen van haar kleinkinderen zijn ontstaan door reacties vanuit de omgeving.
H7	De problemen bij het uitvoeren van huishoudelijke werkzaamheden en het verzorgen van haar kleinkinderen zijn ontstaan door angst voor bewegen.

9.2 Uitwerking casus A

STROOMDIAGRAM FASE II: ANAMNESE EN BIJGESTELDE HYPOTHESES

PIP's

Mevrouw Majoor is door haar huisarts verwezen met de diagnose coxartrose. Ze is tot haar 59e jaar lerares geweest in het basisonderwijs en is nu twee jaar met de vut. Mevrouw is getrouwd. Haar man werkt als financieel administrateur op een hbo-instelling. Ze hebben drie uitwonende kinderen en vijf kleinkinderen. Elke woensdag past ze op op twee van haar kleinkinderen van 1 en 3 jaar. Daarnaast tennist ze elke maandagochtend met haar vriendinnen, en met haar man maakt ze graag lange wandelingen. Ze staat voor iedereen graag klaar.
Ze vertelt dat ze sinds drie maanden last heeft van pijn en stijfheid in de lies, soms uitstralend naar de binnenzijde van het bovenbeen. De klachten nemen toe door wandelen en traplopen. De liespijn is ontstaan tijdens langdurige wandelingen in de bergen. In plaats van de gebruikelijke vier uur per dag, wandelde ze tijdens de vakantie sommige dagen zes uur per dag.
Bij de eerste stappen ervaart mevrouw Majoor pijn en het bewegen voelt stijf aan. Ze kan moeilijk op gang komen. De stijfheid verdwijnt vaak nadat ze een tijdje gelopen heeft. Na een halfuur lopen voelt mevrouw een vermoeidheid in het been en gaat ze mank lopen. De laatste tijd heeft ze ook meer moeite met huishoudelijk werk en met traplopen. Op verzoek van de huisarts zijn er röntgenfoto's gemaakt.
Mevrouw Majoor vertelt verder goed gezond te zijn: ze heeft een Body Mass Index (BMI) van 25, gebruikt geen medicijnen en is nog nooit geopereerd of op een andere wijze specialistisch behandeld.
Ze vraagt zich af of fysiotherapie haar kan helpen in het hervatten van haar dagelijkse activiteiten.

NPIP's

De echtgenoot merkt op dat de zorg voor de kleinkinderen zijn vrouw zwaar valt: ze vraagt hem steeds vaker hulp bij het de trap op- en afdragen en het in en uit het ledikantje tillen van de kinderen.
Vriendinnen vertellen dat mevrouw Majoor tot een jaar geleden, net als zij, nog minstens drie keer per week op de tennisbaan stond. Zij vragen zich af of mevrouw op den duur nog wel kan blijven tennissen.

Bijgestelde hypotheses casus A, mevrouw Majoor	
H1	De problemen met tennissen en wandelen zijn ontstaan door een toename van de coxartrose. (AANHOUDEN)
H2	De problemen met tennissen en wandelen zijn ontstaan door disbalans tussen belasting en belastbaarheid van het heupgewricht. (AANHOUDEN)
H3	De problemen met tennissen en wandelen zijn ontstaan door andere aandoeningen dan de coxartrose binnen de tractus locomotorius. (VERWERPEN *op basis van de anamnese*)
H4	De problemen met tennissen en wandelen zijn ontstaan door andere aandoeningen dan de coxartrose buiten de tractus locomotorius. (VERWERPEN *op basis van de anamnese*)
H5	De problemen met tennissen en wandelen zijn ontstaan door de reacties vanuit de omgeving. (VERWERPEN *op basis van de anamnese*)

STROOMDIAGRAM FASE II: ONDERZOEK OP ICF-NIVEAU

Methode

De fysiotherapeut kiest voor relevante, dikwijls ziektespecifieke, meetinstrumenten om de vijf bijgestelde hypotheses te toetsen. Alle instrumenten zijn geschikt om in een eerstelijnspraktijk af te nemen. Voor specifieke rode vlaggen zie KNGF-richtlijn Artrose 2010.[1] De verkregen gegevens uit de anamnese (PIP's en NPIP's) staan in verderop tabel 9.2.

Prognostische factoren en risicofactoren

De literatuur leert ons dat er bepaalde factoren zijn die een positieve (beschermende factoren) of negatieve (risicofactoren) invloed hebben op het natuurlijke beloop van coxartrose (zie tabel 9.1).[2]

Tabel 9.1 Prognostische factoren en risicofactoren bij artrose van de heup[2]

Risicofactoren	Beschermende factoren	Geen verband
– toegenomen instabiliteit	– grotere spierkracht	– varus-/valgusstand
– proprioceptieve problemen	– betere mentale gezondheid	– geslacht
– hogere leeftijd	– hogere self-efficacy	– fysieke activiteit
– hogere BMI	– sociale steun	– rolfunctioneren
– hogere pijnscore	– actief zijn	– comorbiditeit
– pijntoename in de tijd		– burgerlijke stand
		– ernst van de artrose
		– aanwezigheid bilaterale artrose
		– radiologische veranderingen

Vanuit de PIP's en NPIP's is nagegaan welke van deze factoren van toepassing zijn op mevrouw Majoor. Een actieve levensstijl, goede mentale gezondheid en sociale steun zijn beschermend. De actieve levensstijl en sociale steun worden echter wel bedreigd door de beperkingen in functies en anatomische eigenschappen, activiteiten en participatie. Pijn en de verminderde stabiliteit hebben mogelijk een licht negatieve invloed op het beloop van de coxartrose.

Functies en anatomische eigenschappen

De Visuele Analoge Schaal (Engels: Visual Analogue Scale (VAS)) wordt gebruikt ter inventarisatie van de ernst en draaglijkheid van pijnklachten. De score varieert van 0 mm (geen enkele pijn) tot 100 mm (ondraaglijke pijn).[3]

De Intermittent and Constant Osteoarthritis Pain (ICOAP) bestaat uit elf vragen. De vragenlijst wordt gebruikt voor het beoordelen van de pijn bij mensen met artrose van de heup of knie, waarbij rekening wordt gehouden met zowel constante als intermitterende pijnervaringen. Per vraag geeft de patiënt de ervaren pijn aan op een score van 0 tot en met 4: 0 = helemaal niet/geen voordurende pijn in de heup; 1 = een beetje pijn; 2 = matige pijn; 3 = ernstige pijn; 4 = extreem. De totaalscore kan worden omgezet naar een score van 0 tot en met 100.[4]

De Algofunctional Index for Osteoarthritis (AFI) inventariseert pijn, maximale loopafstand en het niveau van activiteiten in het dagelijks leven. De te behalen score varieert van 0-25: > 14 = extreem grote beperkingen; 11-13 = zeer grote beperkingen; 8-10 = grote beperkingen; 5-7 = matige beperkingen; 0-4 = geringe/kleine beperkingen.[5]

Activiteiten

De Patiënt Specifieke Klachtenlijst (PSK) wordt gebruikt ter inventarisatie van de individuele beperkingen in activiteiten in het dagelijks leven. De score 0 staat voor geen beperking in activiteit; 10 staat voor activiteit onmogelijk uit te voeren.[6]

De Nederlandse versie van de Hip disability and Osteoarthritis Outcome Score (HOOS) is gebruikt ter inventarisatie van pijn, stijfheid en andere symptomen. Ook meet de HOOS het functioneren in het dagelijks leven, het functioneren in de vrije tijd en bij sport, en de heupgerelateerde kwaliteit van leven.[7]

Participatie en persoonlijke factoren

De Illness Perception Questionnaire (IPQ-K) is een vragenlijst ter inventarisatie van de ziekteperceptie. Dit evaluatieve meetinstrument bestaat uit negen items over de klachtenbeleving van de patiënt. Er zijn geen normwaarden; de individuele perceptie wordt aangegeven op een schaal van 0 (geen invloed) tot en met 10 (maximale invloed).[8] Hogere scores betekenen dus meer ('foute') ziektepercepties.

Tabel 9.2 Bevindingen onderzoek casus A, mevrouw Majoor

Coxartrose links	
Functies en anatomische eigenschappen	***Activiteiten en participatie***
PIP: – VAS (pijn) • minimaal: 0/100 mm • maximaal: 40/100 mm • gemiddeld: 20/100 mm – VAS (stijfheid) • minimaal: 0/100 mm • maximaal: 30/100 mm • gemiddeld: 20/100 mm – ICOAP: 23/100	PIP: – PSK • tennissen: 6/10 • traplopen: 4/10 • wandelen: 3/10 • huishouden: 2/10 – Algofunctional index: 7/25 – HOOS: 91/200
	NPIP: – verzorgen van kinderen 6/10 – tennissen met vriendinnen 6/10
Persoonlijke factoren	***Externe factoren***
– Actieve levensstijl + – Goede mentale gezondheid + – Ziekteperceptie + (IPQ-K)	– Sociale omgeving +

\+ = beschermende factor; – = risicofactor

Samenvatting onderzoeksbevindingen – problemen

De klachten zijn ontstaan na intensieve en langdurige wandelingen en het beloop is afwijkend op de uitkomstmaten pijn, dagelijkse activiteiten en participatie.

Er bestaat een samenhang tussen de stoornissen in de functie van het heupgewricht links (pijn, vermoeidheid, mank lopen), de aangegeven beperkingen in activiteiten (loopafstand, huishoudelijk werk, traplopen) en participatieproblemen (sportdeelname en sociale interactie met familie en vriendinnen).

LICHAMELIJK ONDERZOEK OP ICF-NIVEAU

FUNCTIES EN ANATOMISCHE EIGENSCHAPPEN

Om na te gaan of de mobiliteit in het heupgewricht (de art. coxae) links gestoord is, wordt gebruikgemaakt van de goniometer. Met dit instrument wordt de range of motion (ROM) van de art. coxae geïnventariseerd.[10] De normaalwaarden zijn:

- extensie-flexie: 15°/0°/120°;
- abductie-adductie: 45°/0°/25°;
- exorotatie-endorotatie: 45°/0°/30°.

Met de handheld dynamometer wordt bepaald of er bij mevrouw Majoor sprake is van verminderde spierkracht van de musculatuur van de art. coxae.[11] De normaalwaarden voor vrouwen van 60-69 zijn:

- heupflexoren: 121,2 N; SD: 21.1;
- heupabductoren: 187,3 N; SD: 44.5.

Ook werd gekeken of het traplopen van mevrouw Majoor afwijkend is, en in hoeverre dat verklarend zou kunnen zijn voor haar klachten. Ten slotte wordt haar Body Mass Index (BMI) bepaald en gekeken of de uitkomst van deze meting haar klachten kan verklaren.[12] De op de BMI behaalde score wordt geïnterpreteerd volgens de Queteletindex voor volwassenen (zie tabel 9.3).

Tabel 9.3 Interpretatie van de Queteletindex voor volwassenen[6]

Index (kg/m^2)	interpretatie
minder dan 18,5	ondergewicht
18,5 tot 25	normaal gewicht
25 tot 27	licht overgewicht
27 tot 30	matig overgewicht
30 tot 40	ernstig overgewicht
meer dan 40	ziekelijk overgewicht

Activiteiten

Voor het objectiveren van een afwijkend looppatroon werd de Ganganalyse Lijst Nijmegen (GALN) gebruikt.[9] De GALN is een observatielijst ter inventarisatie van de ganganalyse bij patiënten met orthopedische aandoeningen. Op basis van de uitkomsten van de GALN kan worden beoordeeld in hoeverre het afwijkende looppatroon verklarend is voor de door mevrouw Majoor ervaren klacht (zie figuur 9.1).

	Item	Vraag		STANDFASE Vroeg	STANDFASE Midden	STANDFASE Laat	ZWAAIFASE Vroeg	ZWAAIFASE Laat	Prioriteit
Alg.	1	*Is er een verkorte standfase?*	Links		(ja) / nee				ja / nee
			Rechts		ja / nee				ja / nee
Romp	2	*Valt de romp duidelijk voor de heupen?*				(ja) / nee			ja / nee
	3	*Valt de romp duidelijk achter de heupen?*				ja / nee			ja / nee
	4	*Is er een lateroflexie?*	Links		(ja) / nee				ja / nee
			Rechts		ja / nee				ja / nee
	5	*Is er te weinig armzwaai?*	Links			ja / nee			ja / nee
			Rechts			ja / nee			ja / nee
Bekken	6	*Is er te veel achterwaartse rotatie?*	Links			(ja) / nee			ja / nee
			Rechts			ja / nee			ja / nee
Heup	7	*Is er te weinig extensie?*	Links			(ja) / nee			ja / nee
			Rechts			ja / nee			ja / nee
Knie	8	*Is er te weinig extensie?*	Links					(ja) / nee	ja / nee
			Rechts					ja / nee	ja / nee
	9	*Ontbreekt de flexiebeweging?*	Links	ja / nee					ja / nee
			Rechts	ja / nee					ja / nee
	10	*Is er te weinig flexie?*	Links	ja / nee					ja / nee
			Rechts	ja / nee					ja / nee
	11	*Is er te weinig extensie?*	Links		ja / nee				ja / nee
			Rechts		ja / nee				ja / nee
Enkel	12	*Is er te weinig plantaire flexie?*	Links			ja / nee			ja / nee
			Rechts			ja / nee			ja / nee
	13	*Is er te weinig dorsale flexie?*	Links		ja / nee				ja / nee
			Rechts		ja / nee				ja / nee

Figuur 9.1 *Uitkomsten GALN bij mevrouw Majoor.*

Samenvatting onderzoeksbevindingen – problemen

De resultaten van de verschillende tests staan in figuur 9.2. De conclusie luidt dat er bij mevrouw Majoor sprake is van een verminderde mobiliteit in het linker heupgewricht, een verminderde spierkracht van de heupflexoren en abductoren links, een afwijkend looppatroon en een afwijkend traplopen.

De samenhang van de gegevens verkregen uit de anamnese en het lichamelijk onderzoek (PIP's en NPIP's) wordt in figuur 9.3 weergegeven.

Mevrouw Majoor heeft episodes met klachten van pijn, stoornissen gerelateerd aan bewegen en geleidelijk ook in activiteiten. Er bestaat een samenhang tussen de stoornissen in functie van het heupgewricht links (pijn, vermoeidheid, mank lopen) met de aangegeven beperkingen in activiteiten (loopafstand, huishoudelijk werk, traplopen) en problemen in de participatie (sportdeelname en sociale interactie met familie en vriendinnen).

De actieve levensstijl van mevrouw, haar goede mentale gezondheid, ziekteperceptie en sociale omgeving hebben mogelijk een positieve

Coxartrose links	
Anatomische eigenschappen en functie	*Activiteiten en participatie*
Mobiliteit: AROM Extensie-flexie : 5°/0°/100° (normaal 15°/0°/120°) Abductie-adductie : 35°/0°/25° (normaal 45°/0°/25°) Exorotatie-endorotatie : 45°/0°/10° (normaal 45°/0°/30°)	*GALN (zie figuur 9.1)* *Verkorte standfase links* *Romp valt duidelijk voor de heupen* *Lateroflexie links* *Te veel achterwaartse rotatie* *Te weinig extensie heup en knie links*
Mobiliteit: PROM Extensie-flexie : 10°/0°/110° Abductie-adductie : 40°/0°/25° Exorotatie-endorotatie : 45°/0°/15°	Traplopen: het optreden van een positieve Duchenne links na 8 traptreden
Spierkracht: Flexoren : 102,2 N (normaal 121,2 N; SD: 21.1) Abductoren : 157,3 N (normaal 187,3 N; SD: 44.5)	

Figuur 9.2 *Uitkomsten van tests tijdens het functieonderzoek bij mevrouw Majoor (t=0).*
+ = positieve invloed op het beloop; - = negatieve invloed op het beloop.

invloed op het beloop van de pijn en de functionele status. Haar leeftijd, de ervaren pijn en verminderde stabiliteit hebben mogelijk een licht negatieve invloed.
In het algemeen zoekt mevrouw Majoor zelf oplossingen voor haar klachten en is er een hoge mate van zelfcontrole; alleen tijdens een episode van klachten heeft zij extra begeleiding nodig.

Te verwachten problemen

Mevrouw Majoor zal naar verwachting te maken krijgen met een toename van de pijn en beperkingen in de activiteiten/participatie. In de toekomst zal zij steeds meer moeite krijgen met het tennissen en de verzorging van haar kleinkinderen.

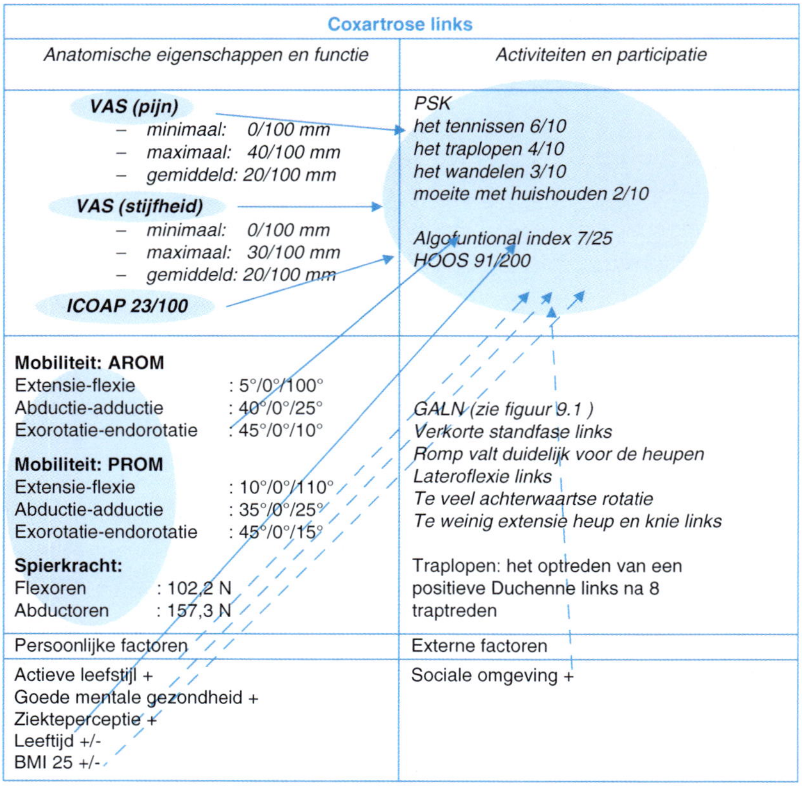

Figuur 9.3 Uitkomsten van tests tijdens de anamnese en het lichamelijk onderzoek aan de hand van een RPS-formulier.
Stippellijn: factoren met een positieve invloed op het beloop.
Doorgetrokken lijn: factoren met een negatieve invloed op het beloop.

STROOMDIAGRAM FASE III: DEFINITIEVE HYPOTHESES, ADVIES EN BEHANDELDOELSTELLINGEN

Definitieve hypotheses casus A, mevrouw Majoor	
H1	De problemen met tennissen en wandelen zijn ontstaan door een toename van de coxartrose. (AANGENOMEN)
H2	De problemen met tennissen en wandelen zijn ontstaan door disbalans tussen belasting en belastbaarheid van het heupgewricht. (AANGENOMEN)
H3	*(Was reeds verworpen)*
H4	*(Was reeds verworpen)*
H5	*(Was reeds verworpen)*

Indicatie fysiotherapie

Het begeleiden (informeren en adviseren) en oefenen en sturen van functies en activiteiten heeft een positief effect op de pijn en de beperkingen in activiteiten bij coxartrose links.
Deze conclusie wordt ondersteund door meerdere wetenschappelijke studies.[13-16]

Doelstellingen

Op basis van de onderzoeksgegevens zijn doelen en verrichtingen opgesteld voor mevrouw Majoor. Hierbij is de KNGF-richtlijn Artrose heup-knie[1] leidend geweest.

1 Binnen 6 weken zijn de bewegingsfuncties, te weten mobiliteit, spierkracht en coördinatie, van mevrouw Majoor verbeterd.
2 Binnen 6 weken zijn de pijn en stijfheid bij mevrouw Majoor opgeheven.
3 Het informeren/adviseren van mevrouw Majoor met betrekking tot de opbouw van belasting-belastbaarheid. Denk hierbij aan:
   - het reduceren van momenten van springen tijdens het tennissen;
   - het reduceren van wandelingen langer dan 30 minuten;
   - het reduceren in frequentie van statische belastingen tijdens huishoudelijke werkzaamheden;
   - het dagelijks uitvoeren van oefeningen en activiteiten, zoals wandelen, fietsen en zwemmen: matig intensief gedurende 30 minuten.[1,17]
4 Het oefenen en sturen van functies van spierkracht, mobiliteit en stabiliteit.

5 Het teweegbrengen van articulaire bewegingen in de richting van de verminderde bewegingsuitslag.
6 Binnen 8 weken kan mevrouw Majoor recreatieve activiteiten, zoals tennissen en wandelen, hervatten.
7 Binnen 4 weken kan mevrouw Majoor klachtenvrij haar dagelijkse activiteiten uitvoeren: traplopen, verzorgen van haar kleinkinderen en het uitvoeren van haar huishoudelijke werkzaamheden.
8 Het begeleiden van mevrouw Majoor bij activiteiten met opbouw in belasting (frequentie/duur/intensiteit).

STROOMDIAGRAM FASE IV: MEETINSTRUMENTEN, BEHANDELING EN EVALUATIE

Evaluatieve meetinstrumenten en evaluatie plan

Na zes weken is er een evaluatie uitgevoerd op het niveau van functies en anatomische eigenschappen, activiteiten en participatie. Hierbij zijn de genoemde metingen uit eerder onderzoek herhaald (t=0; zie figuur 9.2). De belangrijkste resultaten van de opnieuw verrichte tests staan in figuur 9.4.

Conclusies

De bewegingsfuncties (mobiliteit, spierkracht en coördinatie) van het linker heupgewricht van mevrouw Majoor zijn verbeterd. De pijn en stijfheid van het linker heupgewricht zijn weliswaar verminderd, maar niet opgeheven.
Mevrouw Majoor heeft de recreatieve activiteiten, zoals tennissen en wandelen, weliswaar hervat, maar zij kan ze nog niet klachtenvrij uitvoeren.
De klachten die mevrouw ervaart bij het uitvoeren van dagelijkse activiteiten – te weten traplopen, verzorgen van haar kleinkinderen en het uitvoeren van haar huishoudelijke werkzaamheden – zijn weliswaar verminderd, maar nog niet opgeheven.

De doelstellingen zijn grotendeels behaald. De lokale belastbaarheid van de art. coxae is toegenomen. Bij intensieve en langdurige activiteiten, zoals tennissen en wandelen, is de lokale belastbaarheid nog niet voldoende hersteld.

Behandeling

Het voorstel is om de behandeling voort te zetten en deze vooral te richten op een verdere opbouw van ADL en sportgerelateerde activiteiten.

Coxartrose links	
Anatomische eigenschappen en functie	*Activiteiten en participatie*
Mobiliteit: AROM Extensie-flexie 5°/0°/100° (t=0) 10°/0°/110° (t=1) (normaal 15°/0°/120°) Abductie-adductie 35°/0°/25° 35°/0°/25° (normaal 45°/0°/25°) Exorotatie-endorotatie 45°/0°/10° (t=0) 45°/0°/15° (t=1) (normaal 45°/0°/30°) **Mobiliteit: PROM** Extensie-flexie 10°/0°/110° Abductie-adductie 40°/0°/25° Exorotatie-endorotatie 45°/0°/15° **Spierkracht:** Flexoren 102,2 N (t=0) 110,5 N (t=1) (normaal 121,2 N; SD: 21,1) Abductoren 157,3 N (t=0) 165.3 N (t=1) (normaal 187,3 N; SD: 44,5)	*GALN (zie figuur 9.1)* *t=0:* *Verkorte standfase links* *Romp valt duidelijk voor de heupen* *Lateroflexie links* *Te veel achterwaartse rotatie* *Te weinig extensie heup en knie links* *t=1:* *Verkorte standfase opgeheven en extensie heup is toegenomen.* Traplopen: het optreden van een positieve Duchenne links: na 8 traptreden (t=0) na 12 traptreden (t=1) ***PSK*** *tennissen 6/10 (t=0) 4/10 (t=1)* *traplopen 4/10 (t=0) 2/10 (t=1)* *wandelen 3/10 (t=0) 2/10 (t=1)* *huishouden 2/10 (t=0) 1/10 (t=1)* ***Algofuntional Index*** *7/25 (t=0)* *4/25 (t=1)* ***HOOS*** *91/200 (t=0)* *39/200 (t=1)*
VAS (pijn) minimaal: 0/100 mm (t=0) 0/100 mm (t=1) maximaal: 40/100 mm (t=0) 20/100 mm (t=1) gemiddeld: 20/100 mm (t=0) 10/100 mm (t=1) **VAS (stijfheid)** minimaal: 0/100 mm (t=0) 0/100 mm (t=1) maximaal: 30/100 mm (t=0) 20/100 mm (t=1) gemiddeld: 20/100 mm (t=0) 10/100 mm (t=1) **ICOAP** 23/100 (t=0) 13/100 (t=1)	

Figuur 9.4 Uitkomsten van tests tijdens het functieonderzoek bij mevrouw Ma-oor na zes weken (t=1).

9.3 Uitwerking casus B

STROOMDIAGRAM FASE II: ANAMNESE EN BIJGESTELDE HYPOTHESES

PIP's

Mevrouw Adriaanse heeft tot haar 55^e^ huishoudelijk werk gedaan in de thuiszorg. Op haar 55^e^ belandde ze vanwege hartfalen in de WAO als gevolg van een eerder doorgemaakt hartinfarct in de onderwand. De vermoeidheid en kortademigheid ten gevolge van het hartfalen beperkten haar in de werkzaamheden als interieurverzorgster.
Mevrouw Adriaanse is getrouwd. Haar man werkt als timmerman (ZZP'er). Ze hebben drie uitwonende kinderen en vijf kleinkinderen. Mevrouw staat graag voor iedereen klaar. Elke woensdag past ze op twee van haar kleinkinderen van 1 en 3 jaar oud. Meer dan één keer per week lukt niet vanwege de fysieke inspanningsbeperking. Wanneer ze een afspraak buitenshuis heeft, neemt ze de auto, ongeacht de afstand. Lopen en fietsen vermoeien haar te veel.
Ze vertelt dat ze sinds drie maanden last heeft van toenemende pijn en stijfheid in de lies, soms uitstralend naar de binnenzijde van het bovenbeen. De liespijn is geleidelijk ontstaan. De klachten nemen toe door lopen binnenshuis en traplopen. Vooral de eerste stappen zijn pijnlijk; het bewegen voelt stijf aan. De laatste tijd heeft mevrouw Adriaanse in toenemende mate moeite met huishoudelijk werk en traplopen. Ze ervaart hierbij zowel pijn als kortademigheid en vermoeidheid.
Mevrouw Adriaanse gebruikt medicijnen: bètablokkers, diuretica en pijnstillers. Ze staat onder specialistische behandeling van een cardioloog.

NPIP's

De echtgenoot van mevrouw Adriaanse merkt op dat de zorg voor de kleinkinderen zijn vrouw zwaar valt: ze vraagt hem steeds vaker hulp bij het de trap op- en afdragen en bij het in- en uittillen van de kinderen in het ledikantje. Bovendien merkt hij op dat ze steeds minder kan door de pijn in haar heup en de hartproblematiek. Steeds meer huishoudelijke taken moeten door hem worden uitgevoerd, terwijl hij het druk heeft in zijn timmerbedrijf.
De kinderen doen steeds minder vaak een beroep op hun moeder, omdat ze zien dat het haar allemaal wat te veel wordt. Ze maken zich zorgen over de achteruitgang in het functioneren van hun moeder. Ze hebben hun ouders geadviseerd om thuiszorg in te schakelen.

Bijgestelde hypotheses casus B, mevrouw Adriaanse	
H1	De problemen bij het uitvoeren van huishoudelijke werkzaamheden en het verzorgen van haar kleinkinderen zijn ontstaan door een toename van de coxartrose. (AANHOUDEN)
H2	De problemen bij het huishoudelijk werk en het verzorgen van de kleinkinderen zijn ontstaan door een disbalans tussen belasting en belastbaarheid van het heupgewricht. (AANHOUDEN)
H3	De problemen bij het huishoudelijk werk en het verzorgen van de kleinkinderen zijn ontstaan door een afname van het algemeen fysiek uithoudingsvermogen. (AANHOUDEN)
H4	De problemen bij het huishoudelijk werk en het verzorgen van de kleinkinderen zijn ontstaan door andere aandoeningen dan de coxartrose binnen de tractus locomotorius. (VERWERPEN *op basis van de anamnese*)
H5	De problemen bij het huishoudelijk werk en het verzorgen van de kleinkinderen zijn ontstaan door andere aandoeningen dan de coxartrose buiten de tractus locomotorius. (AANHOUDEN)
H6	De problemen bij het huishoudelijk werk en het verzorgen van de kleinkinderen zijn ontstaan door reacties vanuit de omgeving. (AANHOUDEN)
H7	De problemen bij het huishoudelijk werk en het verzorgen van de kleinkinderen zijn ontstaan door angst voor bewegen. (AANHOUDEN)

STROOMDIAGRAM FASE II: ONDERZOEK OP ICF-NIVEAU

Methode

De fysiotherapeut kiest voor relevante, dikwijls ziektespecifieke, meetinstrumenten om de vijf bijgestelde hypotheses te toetsen. Alle instrumenten zijn geschikt om in een eerstelijnspraktijk af te nemen. Voor algemene rode vlaggen en specifieke rode vlaggen, zie KNGF-richtlijn Artrose 2010.[1] De verkregen gegevens uit de anamnese (PIP's en NPIP's) staan in figuur 9.5.

Prognostische factoren en risicofactoren

De literatuur leert ons dat er bepaalde factoren zijn die een positieve (beschermende factoren) of negatieve (risicofactoren) invloed hebben op het natuurlijke beloop van coxartrose; zie ook tabel 9.1 eerder in dit

Coxartrose links	
Anatomische eigenschappen en functie	*Activiteiten en participatie*
PIP: • *VAS (pijn)* – *minimaal: 20/100 mm* – *maximaal: 60/100 mm* – *gemiddeld: 40/100 mm* • *VAS (stijfheid)* – *minimaal: 30/100 mm* – *maximaal: 80/100 mm* – *gemiddeld: 50/100 mm* ICOAP 27/100	**PIP:** *PSK* *Zware huishoudelijke activiteiten (w.o. schoonmaken): 8/10* *Traplopen: 6/10* *Verzorging van de kinderen 6/10* *Lichte huishoudelijke werkzaamheden (w.o. maaltijd bereiden) 4/10* *Algofuntional index 15/25* HOOS-somscore 145/200 MLHFQ act. 47/105 METS 2 **NPIP:** *verzorgen van kinderen 6/10* *huishoudelijke werkzaamheden 6/10*
Persoonlijke factoren	Externe factoren
Leefstijl (gebrek aan beweging) – Comorbiditeit hartfalen – Ziekteperceptie – (IPQ-K):(weinig controle, sterke ziektebeleving) BMI: 30 – Angst voor bewegen 48/68 –	Sociale omgeving –

Figuur 9.5 *Uitkomsten van tests tijdens het functieonderzoek bij mevrouw Adriaanse (t=0). – = risicofactor*

hoofdstuk. Vanuit de PIP's en NPIP's is nagegaan welke van deze factoren van toepassing zijn op mevrouw Adriaanse.
Een passieve levensstijl, een verminderde ziekteperceptie, een verhoogde BMI en hartfalen hebben een negatieve invloed op het beloop van de coxartrose. Pijn en verminderde stabiliteit hebben mogelijk een licht negatieve invloed op het beloop van de coxartrose.

Functies en anatomische eigenschappen

Bij mevrouw Adriaanse zijn de ernst en draaglijkheid van haar pijnklachten gemeten met de VAS en de AFI. Ook haar BMI werd gemeten.

Activiteiten

De PSK is afgenomen om de individuele beperkingen in activiteiten in het dagelijks leven te in kaart te brengen. Met de AFI is verder gekeken naar de maximale loopafstand en het niveau van activiteiten in het dagelijks leven.

In verband met het hartfalen van mevrouw Adriaanse werd de Minnesota Living with Heartfailure Questionnaire (MLHFQ; COACH Minnesota, Nederlandse vertaling) gebruikt.[18] Dit is een vragenlijst met 21 vragen ter inventarisatie van de mate waarin symptomen, functionele beperkingen en psychologische distress gerelateerd aan hartfalen invloed hebben op de individuele kwaliteit van leven. Op een 6-puntslikertschaal (van 0-5) geeft de patiënt aan in hoeverre ieder van de 21 facetten ertoe geleid heeft dat hij/zij in de afgelopen maand anders geleefd heeft dan hij/zij wilde. Hoe hoger de score, des te groter is de invloed van het hartfalen geweest op de kwaliteit van leven.
Om het inspanningsvermogen van mevrouw te kunnen inschatten is de Metabolic Equivalent Task (MET)-methode aangewend.[19] De toename boven het basaalmetabolisme (BMR of 'basal metabolic rate') wordt gemeten met behulp van METS. Een MET is een veelvoud van het basaal metabolisme, uitgedrukt in gebruik van zuurstof per kg lichaamsgewicht per minuut. Voor een groot aantal activiteiten is het aantal benodigde METS bepaald (1 tot 16+).
Ook werd mevrouw Adriaanse onderzocht met de Tampaschaal voor Kinesiofobie.[20] De TSK is een vragenlijst bestaande uit 17 items, die een indruk geeft van de mate van pijngerelateerde bewegingsangst bij patiënten. De score varieert van 17 (geen angst) tot 68 (zeer veel angst).

Participatie

Om na te gaan hoe de ziekteperceptie bij mevrouw Adriaanse is, heeft zij de vragen van de IPQ-K beantwoord.

Voorlopige conclusie na anamnese

De klachten van het linker heupgewricht zijn geleidelijk ontstaan. Mevrouw Adriaanse spant zich sinds het hartinfarct steeds minder in. Ze is vaak moe en benauwd. Er is sprake van een afwijkend beloop op de uitkomstmaten pijn, dagelijkse activiteiten en participatie.

Voorlopig bijgestelde hypothese

Er zijn aanwijzingen dat de stoornissen in de functie van het heupgewricht links (pijn, vermoeidheid, mank lopen), de aangegeven beperkingen in activiteiten (loopafstand, huishoudelijk werk, traplopen) en participatieproblemen (sociale interactie met familie) samenhangen met de verminderde fysieke inspanning ten gevolge van hartfalen. Angst voor bewegen en beïnvloeding vanuit de omgeving spelen hierbij mogelijk een rol.

VERVOLG LICHAMELIJK ONDERZOEK OP ICF-NIVEAU

Na de anamnese volgt verder lichamelijk onderzoek. De resultaten van het functieonderzoek staan in figuur 9.6.

Functies en anatomische eigenschappen

Om na te gaan of de mobiliteit gestoord is, wordt met de goniometer de ROM van de art. coxae links geïnventariseerd. Met de handheld dynamometer wordt getest of er bij haar sprake is van verminderde spierkracht van de musculatuur van het heupgewricht.

Activiteiten

Om te beoordelen in hoeverre het looppatroon van mevrouw Adriaanse afwijkend is, wordt de GALN afgenomen. Ook wordt kritisch gekeken hoe zij trappen loopt; een afwijking in de coördinatie daarin zou ook een verklaring voor haar pijnklacht kunnen zijn.
Een andere instrument dat wordt ingezet is de 6-minuten-wandeltest (6MWT). Hiermee wordt gemeten of er sprake is van een verminderd inspanningsvermogen tijdens het lopen. Het is een instrument voor objectieve meting en evaluatie van het functionele aeroob vermogen.[21] De patiënt loopt gedurende zes minuten op een zelfgekozen snelheid en probeert een zo groot mogelijke afstand af te leggen, zonder te rennen. Ook wordt gecontroleerd of het verminderd inspanningsvermogen tijdens het lopen de verklaring is voor de kortademigheid en vermoeidheid van mevrouw Adriaanse tijdens het traplopen. Dit wordt gedaan met de Borgschaal. Dit is een subjectieve index voor moeheid

Coxartrose links	
Anatomische eigenschappen en functie	*Activiteiten en participatie*
Mobiliteit: AROM Extensie-flexie 5°/0°/100° (normaal 15°/0°/120°) Abductie-adductie 35°/0°/25° (normaal 45°/0°/25°) Exorotatie-endorotatie 45°/0°/10° (normaal 45°/0°/30°) **Mobiliteit: PROM** Extensie-flexie 10°/0°/110° Abductie-adductie 40°/0°/25° Exorotatie-endorotatie 45°/0°/15° **Spierkracht** Flexoren 95 N (normaal 121,2 N; SD 21,1) Abductoren 140 N (normaal 187,3 N; SD 44,5)	*GALN (zie figuur 9.1)* *Verkorte standfase links* *Romp valt duidelijk voor de heupen* *Lateroflexie links* *Te veel achterwaartse rotatie* *Te weinig extensie heup en knie links* Traplopen: het optreden van een positieve Duchenne links na 8 traptreden Borgscore 13/20 (vermoeidheid en kortademigheid) 6-minuten-wandeltest: 375 m (normaal 588 m (Troosters, 1999))

Figuur 9.6 *Uitkomsten van vervolgtests tijdens het functieonderzoek bij mevrouw Adriaanse (t=0).*[23]

van de patiënt of diens reactie op activiteiten. Met de Borgschaal kunnen de patiënten leren hun activiteiten af te stemmen op hun (verminderde) belastbaarheid. Op een schaal van 6 tot 20 geven zij aan welke mate van vermoeidheid en eventueel pijn op de borst en dyspneu zij ervaren tijdens een bepaalde belasting.[22]

Samenvatting onderzoeksbevindingen – problemen

Bij mevrouw Adriaanse is sprake van een verminderde mobiliteit in het linker heupgewricht, een verminderde spierkracht van de heupflexoren en abductoren links, een afwijkend looppatroon en afwijkend traplopen (zie figuur 9.6 en figuur 9.1 aan het begin van dit hoofdstuk). Ook kampt zij met een verminderd algemeen uithoudingsvermogen en kortademigheid tijdens (trap)lopen.
De samenhang van de gegevens verkregen uit de anamnese en het lichamelijk onderzoek (PIP's en NPIP's) staat in figuur 9.7 weergegeven.

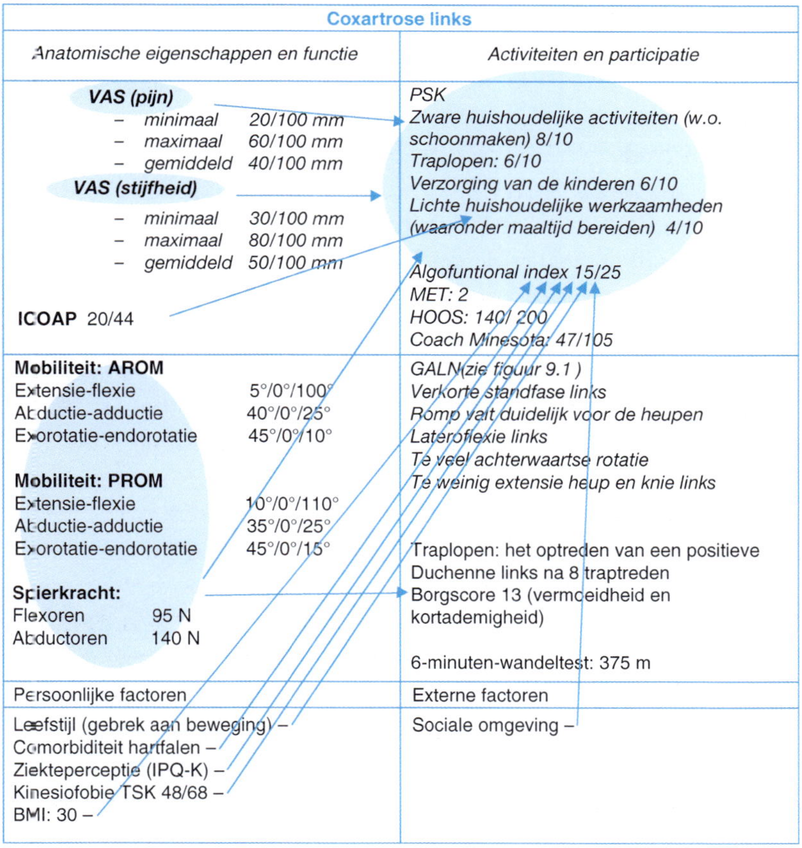

Figuur 9.7 *Uitkomsten van tests tijdens de anamnese en het lichamelijk onderzoek bij mevrouw Adriaanse aan de hand van een RPS-formulier. Lijn = factoren die een negatieve invloed hebben op het beloop.*

Te verwachten problemen

Het valt te verwachten dat de fysieke conditie, spierkracht en mobiliteit van mevrouw Adriaanse zullen afnemen. Verder zal zij te maken krijgen met een toename van haar beperkingen in activiteiten (traplopen en wandelen), participatie (verzorging van de kleinkinderen) en het uitvoeren (lichte) huishoudelijke activiteiten.
Dit alles zal resulteren in problemen met het zelfstandig functioneren (zelfverzorging/ADL), balansproblemen en een vergroot risico om te vallen.

STROOMDIAGRAM FASE III: DEFINITIEVE HYPOTHESES, ADVIES EN BEHANDELDOELSTELLINGEN

Definitieve hypotheses casus B, mevrouw Adriaanse	
H1	De problemen bij het huishoudelijk werk en het verzorgen van de kleinkinderen zijn ontstaan door een toename van de coxartrose. (AANGENOMEN)
H2	De problemen bij het huishoudelijk werk en het verzorgen van de kleinkinderen zijn ontstaan door een disbalans tussen belasting en belastbaarheid van het heupgewricht. (AANGENOMEN)
H3	De problemen bij het huishoudelijk werk en het verzorgen van de kleinkinderen zijn ontstaan door een afname van het algemeen fysiek uithoudingsvermogen. (AANGENOMEN)
H4	*(Was reeds verworpen)*
H5	De problemen bij het huishoudelijk werk en het verzorgen van de kleinkinderen zijn ontstaan door andere aandoeningen dan de coxartrose buiten de tractus locomotorius. (AANGENOMEN)
H6	De problemen bij het huishoudelijk werk en het verzorgen van de kleinkinderen zijn ontstaan door reacties vanuit de omgeving. (AANGENOMEN)
H7	De problemen bij het huishoudelijk werk en het verzorgen van de kleinkinderen zijn ontstaan door angst voor bewegen. (AANGENOMEN)

Probleemstelling

De patiënte heeft stoornissen in de functie van het heupgewricht links (pijn, vermoeidheid en mank lopen), beperkingen in activiteiten (loopafstand, huishoudelijk werk en traplopen) en participatieproblemen (sociale interactie met familie). Deze hangen samen met de verminderde fysieke inspanning en het verminderde inspanningsvermogen van de patiënte ten gevolge van hartfalen. Angst voor bewegen en beïnvloeding vanuit de omgeving spelen een negatieve invloed op haar ADL-activiteiten.

Indicatie fysiotherapie

Er is een indicatie voor fysiotherapie. De behandeling zal onder meer gericht zijn op een gedoseerde opbouw van activiteiten ten aanzien van ADL, sport, hobby en werk en het vergroten van zelfcontrole. Daarnaast zal de behandeling gericht zijn op vergroting van het algemene aerobe uithoudingsvermogen (naast de doelstellingen op basis van coxartrose). De verwachting is dat het herstelproces ten aanzien van de coxartrose – vanwege de comorbiditeit – langer zal duren dan gemiddeld.

Doelstellingen

1 Mevrouw Adriaanse leert binnen 12 weken haar eigen somatische grenzen kennen.
2 Zij leert omgaan met haar somatische beperkingen.
3 Zij optimaliseert binnen 12 weken het inspanningsvermogen.
4 Zij overwint binnen 12 weken haar angst voor inspanning.
5 Zij ontwikkelt en onderhoudt een lichamelijk actieve levensstijl (norm gezond bewegen).
6 Zij traint haar aerobe (algemene) uithoudingsvermogen en lokale uithoudingsvermogen (kracht).
7 Binnen 8 weken verbetering van de bewegingsfuncties, te weten mobiliteit, spierkracht en coördinatie.
8 Het verminderen van de pijn en stijfheid binnen 8 weken.
9 De fysiotherapeut geeft de patiënte ontspanningsinstructie.
10 De fysiotherapeut informeert/adviseert de patiënte en familie om inzicht te verschaffen in de aandoening en de therapie en om op een adequate wijze te kunnen omgaan met de klachten.
11 De fysiotherapeut informeert/adviseert en begeleidt mevrouw Adriaanse met betrekking tot de opbouw (frequentie/duur/intensiteit) van belasting en belastbaarheid. Hierbij is extra aandacht voor het voorkomen van statische belastingen tijdens huishoudelijke werkzaamheden en het dagelijks uitvoeren van oefeningen en activiteiten zoals wandelen en fietsen.[1]

1 Op basis van: KNGF-richtlijn Artrose heup-knie, 2010[1]; Coxartrose, best-evidence protocol[17]; KNGF-richtlijn hartrevalidatie, 2005[24].

12 Het oefenen en sturen van functies van spierkracht, mobiliteit, stabiliteit.
13 Het manueel teweegbrengen van articulaire bewegingen in de richting van de verminderde bewegingsuitslag.
14 Mevrouw Adriaanse kan binnen 12 weken activiteiten hervatten, bijvoorbeeld boodschappen doen (lopend of per fiets).
15 Binnen 8 weken vermindering van de klachten bij het uitvoeren van haar dagelijkse activiteiten, zoals traplopen, het verzorgen van de kleinkinderen en het uitvoeren van huishoudelijke werk.

STROOMDIAGRAM FASE IV: MEETINSTRUMENTEN, BEHANDELING EN EVALUATIE

Evaluatieve meetinstrumenten en evaluatie plan

Na twaalf weken is er een evaluatie uitgevoerd op het niveau van functies, activiteiten en participatie. Hierbij zijn de genoemde metingen uit eerder onderzoek herhaald (t=0; zie figuur 9.5 en 9.6). De resultaten van de opnieuw verrichte tests (t=1) staan in figuur 9.8.

Conclusies

Na twaalf weken wordt bij mevrouw Adriaanse een toename van de bewegingsfuncties waargenomen. De mobiliteit, spierkracht en coördinatie van het linker heupgewricht zijn verbeterd. Tegelijkertijd zijn de pijn en stijfheid in haar linker heupgewricht afgenomen. Haar algemeen fysiek uithoudingsvermogen is verbeterd, wat zich uit in een lichamelijk actieve levensstijl.
Het is evident dat mevrouw Adriaanse inzicht heeft in het stellen van somatische grenzen, met als gevolg een vermindering van angst voor bewegen. Zij heeft minder last van klachten bij het uitvoeren van dagelijkse activiteiten, zoals traplopen, het verzorgen van haar kleinkinderen en het huishoudelijk werk.

Behandeling

De doelstellingen zijn deels behaald. Mevrouw Adriaanse heeft een actieve levensstijl ontwikkeld en zij wordt hierin gesteund door haar omgeving. Het algemeen fysiek uithoudingsvermogen is toegenomen, evenals de lokale belastbaarheid van de art.coxae. Het voorstel is om de behandeling voort te zetten en deze vooral te richten op een verdere opbouw van ADL en begeleiding in het onderhouden van een actieve levensstijl.

Coxartrose links	
Anatomische eigenschappen en functie	*Activiteiten en participatie*
VAS (pijn) - *minimaal* *20/100 mm* - *maximaal* *60/100 mm* - *gemiddeld* *40/100 mm* ***VAS (stijfheid)*** - *minimaal* *30/100 mm* - *maximaal* *80/100 mm* - *gemiddeld* *50/100 mm* **ICOAP** 20/44	*PSK* *Zware huishoudelijke activiteiten* *(w.o. schoonmaken) 8/10 (t=0) 6/10 (t=1)* *Traplopen: 6/10 (t=0) 4/10* *Verzorging van de kinderen 6/10 (t=0) 4/10 (t=1)* *Lichte huishoudelijke werkzaamheden* *(w.o. maaltijd bereiden) 4/10 (t=0) 2/10 (t=1)* *Algofuntional index 15/25 (t=0) 10/25 (t=1)* *MET: 2 (t=0); 3 (t=1)* *HOOS: 140/200 (t=0); 117/200 (t=1)* *Coach Minesota: 47/105 (t=0) ; 38/105 (t=1)*
Mobiliteit: AROM Extensie-flexie 5°/0°/100° (t=0) 10°/0°/110° (t=1) (normaal 15°/0°/120°) Abductie-adductie 35°/0°/25° 35°/0°/25° (normaal 45°/0°/25°) Exorotatie-endorotatie 45°/0°/10° (t=0) 45°/0°/15° (t=1) (Normaal 45°/0°/30°) **Mobiliteit: PROM** Extensie-flexie 10°/0°/110° Abductie-adductie 40°/0°/25° Exorotatie-endorotatie 45°/0°/15° **Spierkracht** Flexoren 95 N (t=0) 105 N (t=1) Abductoren 140 N (t=0) 152 N (t=1)	*GALN (zie figuur 9.1)* Verkorte standfase links Romp valt duidelijk voor de heupen Lateroflexie links Te veel achterwaartse rotatie Te weinig extensie heup en knie links (t=0) Verkorte standfase opgeheven en extensie heup is toegenomen (t=1) Traplopen: het optreden van een positieve Duchenne links: na 8 traptreden (t=0) na 12 traptreden (t=1) Borgscore 13 (vermoeidheid en kortademigheid) (t=0) Borgscore 10 (t=1) 6-minuten-wandeltest: 375 m (t=0) 6-minuten-wandeltest: 425 m (t=1)
Persoonlijke factoren	Externe factoren
Leefstijl : gebrek aan fysieke inspanning (t= 0) Voldoet aan de norm voor gezond bewegen (30 min. matig intensief) (t=1) Comorbiditeit hartfalen – Ziekteperceptie (IPQ-K): mevr. ervaart meer controle over haar klachten, de intensiteit van ziektebeleving is verbeterd Kinesiofobie TSK 48/68 (t=0) 32/68 (t=1) BMI: 30 (t=0) 28 (t=1)	Sociale omgeving: • familie bevestigt beperkte mogelijkheden van functioneren (t=0) • familie ondersteunt mevr. Adriaanse in een actieve leefstijl (t=1)

Figuur 9.8 *Uitkomsten van tests tijdens het functieonderzoek bij mevrouw Adriaanse na twaalf weken,*
t=0: oorspronkelijke meting; t=1: nieuwe meting na twaalf weken.

9.4 Afkortingen en begrippen

In de volgende tabel staan de afkortingen en begrippen die in dit hoofdstuk ter sprake zijn gekomen bij de behandeling van de verschillende patiënten.

Afkortingen en begrippen	
	Verklaring
6MWT	6-minuten-wandeltest = 6-minuten-wandeltest submaximale inspanningstest om de functionele inspanningscapaciteit te meten
ADL	Activiteiten van het Dagelijks Leven
AFI	Algofunctional Index for Osteoarthritis instrument ter inventarisatie van pijn, maximale loopafstand en het niveau van activiteiten in het dagelijks leven
BMI	Body Mass Index gewicht gedeeld door lengte in het kwadraat
Borgschaal	ordinale schaal voor het meten van vermoeidheid op een schaal van 0-10 of 6-20
GALN	Ganganalyse Lijst Nijmegen observatielijst voor het gangpatroon bij patiënten met orthopedische aandoeningen
goniometer	instrument om de ROM (bewegingsuitslag/gewrichtsmobiliteit) te meten
handheld dynamometer	instrument om de spierkracht te meten
HOOS	Hip disability and Osteoarthritis Outcome Score meetinstrument ter inventarisatie van pijn, stijfheid en andere symptomen; ook meet de HOOS het functioneren in het dagelijks leven, het functioneren in de vrije tijd en sport en de kwaliteit van leven
ICOAP	Intermittent and Constant Osteoarthritis Pain vragenlijst voor het beoordelen van de pijn bij mensen met artrose van de heup of knie
IPQ-K	Illness Perception Questionnaire vragenlijst om ziekteperceptie te meten
MET-methode	methode die gebruik maakt van het energieverbruik van motorische activiteiten
MLHFQ	Minnesota Living with Heartfailure Questionnaire vragenlijst die inventariseert in hoeverre hartfalen tijdens de afgelopen maand van invloed is geweest op de kwaliteit van leven
NPIP's	Non-Patient Identified Problems door anderen gesignaleerde problemen
PIP's	Patient Identified Problems door de patiënt ervaren problemen

	Verklaring
PSK	Patiënt Specifieke Klachtenlijst vragenlijst die de individuele beperkingen in de activiteiten van het dagelijks leven meet
TSK	Tampaschaal voor Kinesiofobie instrument om de mate van bewegingsangst te meten
VAS	Visuele Analoge Schaal (Engels: Visual Analogue Scale) instrument ter inventarisatie van de intensiteit van pijnklachten

Literatuur

1 KNGF-richtlijn Artrose heup-knie, 2010.
2 Dijk G van, Dekker J, Veenhof C, Ende CHM van den. Course of functional status and pain in osteoarthritis of the hip or knee: a systematic review of the literature. Arthritis & Rheumatism 2006;55(5):779-85.
3 Verkes RJ, Vanderiet K, Vertommen H, Kloot WA van der, Meij J van der. De MPQ-DLV pijnvragenlijst. Lisse: Swets en Zeitlinger, 1989.
4 Maillefert JF, Kloppenburg M, Fernandes L, Punzi, L, Gunther KP, Martin ME, et al. Multi-language translation and cross-cultural adaptation of the OARSI/OMERACT measure of intermittent and constant osteoarthritis pain (ICOAP). Osteoarthritis Cartilage 2009;17(10):1293-6.
5 Lequesne MG, Mery C, Samson M, Gerard P. Indexes of severity for osteoarthritis of the hip and knee. Validation-value in comparison with other assessment tests. Scand J Rheumatol 1987;0(Suppl):6585-9.
6 Beurskens AJ, Vet HC de, Köke AJ. Responsiveness of functional status in low back pain: a comparison of different instruments. Pain 1996;65:71-6.
7 Klässbo M, Larsson E, Mannevik E. Hip disability and osteoarthritis outcome score. An extension of the Western Ontario and McMaster Universities Osteoarthritis Index. Scand J Rheumatol 2003;32(1):46-51.
8 Raai EJ de, Schröder C, Kaptein AA. De ziekteperceptie vragenlijst; Master Thesis algemene gezondheidswetenschappen Fysiotherapiewetenschap. Utrecht: Universiteit Utrecht, 2007.
9 Burm PET. Inter-beoordelaarbetrouwbaarheid van een ganganalyselijst en vergelijking van de observaties met de resultaten van een registratiesysteem. Nijmegen: Katholieke Universiteit Nijmegen, 1992.
10 Egmond D, Schuitemaker R. Extremiteiten, manuele therapie in engere en ruime zin, p. 643-644. Houten: Bohn Stafleu van Loghum, 2009.
11 Andrews AW, Normative values for isometric muscle force measurements obtained with hand-held dynamometers. Phys Ther 1996;76: 248-59.
12 Deutekom R. Een Bewogen Begrip: over het begrip, gebruik en de constructie van de Body Mass Index in Nederland. Amsterdam: Afstudeerscriptie Science & Technology Studies, UvA Amsterdam, 2007.
13 Baar ME van, Assendelft WJJ, Dekker J, Oostendorp RAB, Bijlsma JWJ. Effectiveness of exercise therapy in patients with osteoarthritis of the hip or knee: a systematic review of randomized clinical trials. Arthritis & Rheumatism 1999; 42(7):1361-9.
14 Hoeksma HL, Dekker J, Ronday HK, Heering A, Lubbe N van der, Vel C et al.

Comparison of manual therapy and exercise therapy in osteoarthritis of the hip: a randomized clinical trial. Arthritis & Rheumatism 2004;51(5):722-9.
15 Tak E, Staats P, Hespen A van, Hopman-Rock, M. The effects of an exercise programm for older adults with osteoarthritis of the hip. J Rheum 2005;32(6): 1106-13.
16 Pisters MF, Pisters MF, Veenhof C, Schellevis FG, Bakker DH de, Dekker J. Long-term Effectiveness of Exercise Therapy in the Patients with Osteoarthritis of the Hip and knee: a Systematic Review. Arthritis & Rheumatism 2007;57(7):1245-53.
17 Kleijn A, Hart M van der, Schuurmans R, Hartman S, Boer J de, Nunen D van. Coxartrose, best-evidence protocol. Utrecht: Hogeschool Utrecht, Academie Gezondheidszorg, Fysiotherapie februari, 2008.
18 Rector TS. Overview of the Minnesota living with Heartfailure. St. Paul, University of Minnesota, 2005.
19 Van Hees, 1999.
20 Vlaeyen JW, Kole-Snijders AM, Boeren RG, Eek H van. Fear of movement/(re)injury in chronic low back pain and its relation to behavioral performance. Pain 1995; 62(3):363-72.
21 Heijblom KG, Aufdemkampe G, Peters R, Bolt C van der. De zesminutenlooptest bij patiënten met hartfalen: een Nederlands onderzoek. In: Smits-Engelsman BCM, Ham I van, Aufdemkampe G, et al. (eds.). Jaarboek Fysiotherapie/Kinesitherapie 1998, p. 128-53. Houten: Bohn Stafleu van Loghum, 1998.
22 Pollock ML, Wilmore JH. Exercise in Health and Disease: Evaluation and prescription for Prevention and Rehabilitation, 2nd ed. Philadelphia: W.B. Saunders, 1990.
23 Troosters T, Gosselink R, Decramer C. Six minute walking distance in healthy elderly subjects. Eur Respir J 1999;14(2):270-4.
24 KNGF-richtlijn Hartrevalidatie, 2005.

10

Klapvoet en sleepvoet: loopstoornissen van verschillende oorsprong

Hans Hobbelen, Ina Bettman, Janke Oosterhaven, Tiny Looijen, Jacqueline Outermans

10.1 Inleiding

Loopstoornissen zijn een veelvoorkomend probleem bij oudere patiënten. Deze kunnen veroorzaakt zijn door orthopedische of perifeer-/centraal-neurologische problematiek. De casuïstiek in dit hoofdstuk betreft voornamelijk de perifeer- en/of centraal-neurologische pathogenese van de loopstoornis.

STROOMDIAGRAM FASE I: VERWIJZING, AANMELDING EN INITIËLE HYPOTHESES

Casus A: mevrouw Van Tol

Door de huisarts is de 67-jarige mevrouw Van Tol verwezen met een klapvoet rechts. Zij heeft daar sinds kort last van na een bedevaart naar Lourdes.

Initiële hypotheses casus A, mevrouw Van Tol	
H1	De klapvoet rechts is ontstaan op basis van drukneuropathie van de n. peroneus.
H2	De klapvoet rechts is ontstaan op basis van een hernia nuclei pulposi (HNP) in de lumbale wervelkolom van zenuwwortel L5 met druk op de n. ischiadicus.
H3	De klapvoet rechts is ontstaan door een osteoporotische inzakkingsfractuur in de lumbale wervelkolom, waarbij neurale druk op de n. ischiadicus wordt uitgeoefend.
H4	De klapvoet rechts is ontstaan door een stenose van de wervelkolom.
H5	De klapvoet rechts is ontstaan door een compartimentsyndroom in het onderbeen.
H6	De klapvoet rechts is ontstaan door een pseudoradiculair syndroom met druk op de n. ischiadicus.

Casus B: mevrouw De Vries

Door de huisarts is de 67-jarige mevrouw De Vries verwezen met een sleepvoet links. Zij heeft daar sinds twee weken last van na een bedevaart naar Lourdes.

Initiële hypotheses casus B, mevrouw De Vries	
H1	De sleepvoet links is ontstaan door een lokaal trauma van de n. peroneus communis.
H2	De sleepvoet links is ontstaan door druk op de zenuwwortel L4-L5, met als mogelijke oorzaak een hernia nuclei pulposi, een stenose of een impressiefractuur.
H3	De sleepvoet links is ontstaan door een pseudoradiculair syndroom met druk op de n. ischiadicus.
H4	De sleepvoet links is het gevolg van een hersenbeschadiging: een cerebrovasculair accident (CVA; een lacunair infarct van de arteria cerebri media (ACM)), multiple sclerose (MS) of tumor cerebri.

Casus C: mevrouw Kosters

Door de huisarts is de 67-jarige mevrouw Kosters verwezen met een loopstoornis, die beschreven wordt als een schuifelende pas en regelmatig struikelen.

Initiële hypotheses casus C, mevrouw Kosters	
H1	De schuifelende pas en het regelmatig struikelen zijn het gevolg van parkinsonisme.
H2	De schuifelende pas en het regelmatig struikelen zijn het gevolg van perifere sensibiliteitsstoornissen (polyneuropathie).
H3	De schuifelende pas en het regelmatig struikelen zijn het gevolg van visusproblematiek.
H4	De schuifelende pas en het regelmatig struikelen zijn het gevolg van myelopathie op basis van een stenose aan de cervicale wervelkolom die druk op het ruggenmerg veroorzaakt.
H5	De schuifelende pas en het regelmatig struikelen bestaan op basis van een verminderde mobiliteit aan het heup-, knie- of enkelgewricht.
H6	De schuifelende pas en het regelmatig struikelen zijn het gevolg van evenwichtstoornissen.
H7	De schuifelende pas en het regelmatig struikelen zijn ontstaan door verminderde spierkracht rond het heup-, knie- of enkelgewricht.

10.2 Uitwerking casus A

STROOMDIAGRAM FASE II: ANAMNESE EN BIJGESTELDE HYPOTHESES

PIP's

Na een lange treinreis vanuit Zuid-Frankrijk merkte mevrouw Van Tol na haar thuiskomst in Den Bosch dat haar rechterbeen slaapt. Zij was voor de eerste keer op bedevaart naar Lourdes meegegaan als vrijwillige begeleidster van zwaar gehandicapte jongeren. Het duwen van de rolstoel in het bergachtige Lourdes was voor haar erg zwaar geweest. Het grootste deel van de treinreis heeft mevrouw Van Tol met haar benen over elkaar gezeten, omdat het compartiment waarin zij zat erg vol was. Mevrouw verwachtte dat het slapende gevoel in haar been in de loop van de dag langzaam zou wegtrekken, maar dat is niet gebeurd. Het prikkelende gevoel is weliswaar verdwenen, maar haar voet kan ze niet actief optrekken.
Aanvullend onderzoek in het ziekenhuis gaf geen bijzonderheden. Er zijn ook geen provocerende momenten aan te wijzen, en hoesten, niezen of persen geven geen klachten. Evenmin heeft zij in het verleden ooit last ondervonden van vergelijkbare klachten. Wel heeft mevrouw Van Tol een aantal jaren geleden rugklachten gehad met uitstralende pijn naar haar rechterbil en -been. Zij heeft geen recent trauma of val doorgemaakt en is ook niet bekend met fracturen in de voorgeschiedenis. Momenteel heeft zij geen pijnklachten of uitstralende pijn in haar bil en/of been. Ook is er geen sprake van gewichtsverlies of afname van haar lengte. Het gevoel in haar been is niet veranderd, alleen voelt haar enkel stijf aan. Zij loopt nu met een stok naar de winkel en laat de boodschappen thuis bezorgen. Fietsen en autorijden zijn niet mogelijk.
Mevrouw is alleenstaand en woont in een eengezinswoning met trappen. Het traplopen gaat vooral omhoog lastig vanwege het bijzetten van de aangedane voet. Ze gebruikt geen medicijnen. Mevrouw wil weten wat er aan de hand is en wil haar voet weer goed kunnen gebruiken.

Bijgestelde hypotheses casus A, mevrouw Van Tol	
H1	De klapvoet rechts is ontstaan op basis van drukneuropathie van de n. peroneus. (AANHOUDEN)
H2	De klapvoet rechts is ontstaan op basis van een HNP in de lumbale wervelkolom van zenuwwortel L5 met druk op de n. ischiadicus. *(AANHOUDEN: deze hypothese is op basis van de anamnese niet erg aannemelijk, maar moet nog wel verder worden onderzocht.)*

H3	De klapvoet rechts is ontstaan door een osteoporotische inzakkingsfractuur in de lumbale wervelkolom, waarbij neurale druk op de n. ischiadicus wordt uitgeoefend. *(VERWERPEN op basis van de anamnese, omdat de patiënte geen pijnklachten aangeeft, geen fracturen in het verleden en geen afname van lengte heeft gehad.)*
H4	De klapvoet rechts is ontstaan door een stenose van de wervelkolom. *(AANHOUDEN op basis van de rugklachten in het verleden met uitstraling naar bil en been.)*
H5	De klapvoet rechts is ontstaan door een compartimentsyndroom in het onderbeen. *(VERWERPEN omdat er uit de anamnese geen trauma van het onderbeen naar voren is gekomen.)*
H6	De klapvoet rechts is ontstaan door een pseudoradiculair syndroom met druk op de n. ischiadicus. *(AANHOUDEN op basis van rugklachten in het verleden met uitstraling naar bil en been.)*

STROOMDIAGRAM FASE II: ONDERZOEK OP ICF-NIVEAU

Methode

De fysiotherapeut kiest voor relevante, dikwijls ziektespecifieke, meetinstrumenten om de aangehouden bijgestelde hypotheses te toetsen. Alle instrumenten zijn geschikt om in een eerstelijnspraktijk door een fysiotherapeut af te nemen. De resultaten van de afgenomen tests staan verderop in tabel 10.1.

NPIP's

Patiënte is een vitale vrouw met een normaal postuur. Zij loopt zonder loophulpmiddel. In de houding (statiek) vallen de lichte valgusstand van de beide knieën en de hamertenen van beide voeten op.

Functies en anatomische eigenschappen

De actieve en passieve mobiliteit van het enkelgewricht en de tenen van de rechtervoet zijn beperkt in extensierichting. De sensibiliteit (exterocepsis) is licht gestoord aan de anterolaterale zijde van het rechter onderbeen en de laterale voetrand; de propriocepsis (het vermogen van een organisme om de positie van het eigen lichaam en lichaamsdelen waar te nemen) is niet gestoord. De compressie van de rug provoceert geen klachten en de straight leg raise (SLR) en Slumptest zijn negatief. De SLR wordt uitgevoerd in rugligging, waarbij het been door de onderzoeker in de heup geflecteerd wordt met een gestrekte knie. De test is positief als er een neurogene uitstraling naar het been optreedt tussen de 30 and 70 graden. De Slumptest is de SLR in zit, waarbij de rug- en nekbewegingen nog tot

een verdere differentiatie kunnen leiden van de neurogene component.
De kniepeesreflex en achillespeesreflex zijn intact. De spierkracht is bepaald volgens de criteria van de Medical Research Council (MRC: normaal 0-5). In de onderste extremiteit is in alle bewegingsrichtingen de spierkracht 5. Uitzondering vormen de dorsaalflexie en inversie van de rechtervoet en de extensiekracht van de tenen; daarvan is de spierkracht 0.

Activiteiten

Voor patiënte is het onmogelijk om op hoge hakken te lopen. Zij geeft haar klachten aan op de Patiënt Specifieke Klachtenlijst (PSK). De score op de VAS-lijn daarvan varieert van 0 tot en met 100.[1] Voor autorijden scoort mevrouw Van Tol 80 mm. Haar scores voor lopen en fietsen zijn respectievelijk 75 mm en 40 mm.
Van het gangpatroon van mevrouw Van Tol wordt een analyse gemaakt volgens de criteria van Ganganalyse Lijst Nijmegen (GALN). Tijdens de zwaaifase blijft de voet in plantairflexie hangen en de patiënt tilt de voet hoger op. Bij de standfase komt de hiel met een klap tegen de grond en in de middenstandfase is er te weinig dorsaalflexie rechts met een verkorte zwaaifase links.[2]
Ook de Functional Ambulation Categories (FAC) wordt bepaald.[3] Met de FAC wordt de mate van zelfstandigheid in het lopen gescoord op een ordinale 6-puntsschaal (0 = patiënt kan niet of alleen met de hulp van twee personen lopen; 5 = patiënt kan zelfstandig lopen op vlakke ondergrond, hellingen en traplopen). Mevrouw Van Tol scoort 4.

Tabel 10.1 Bevindingen onderzoek casus A, mevrouw Van Tol

Test	Resultaat	Interpretatie
	Functies en anatomische eigenschappen	
range of motion (ROM)	actieve en passieve mobiliteit van de tenen beperkt in extensierichting.	hamertenen
krachttests (MRC)	dorsaalflexie en inversie van de rechtervoet en de extensiekracht van de tenen; spierkracht = 0	krachtverlies tibialis anterior, extensor hallucis longus en extensor digitorum longus
reflexen	kniepeesreflex en achillespeesreflex zijn intact	geen zenuwcompressie L3,4 en L5, S1, S2
sensibiliteit	licht gestoord aan anteriolaterale zijde van het rechter onderbeen en de laterale voetrand	dermatoomgebied L4, L5, S1

Test	Resultaat	Interpretatie
SLR en Slumptest	negatief	geen prikkeling zenuwwortel
compressie rug	negatief	fractuur uitgesloten
	Activiteiten	
Patiënt Specifieke Klachtenlijst (PSK)	– lopen 75 mm – fietsen 40 mm – autorijden 80 mm	patiënt ervaart beperkingen bij lopen, fietsen en autorijden
Ganganalyse Lijst Nijmegen (GALN)	– *zwaaifase*: de voet blijft in plantairflexie hangen en de patiënt tilt de voet hoger op – *standfase*: de hiel komt met een klap tegen de grond en in de middenstandfase is er te weinig dorsaalflexie rechts met een verkorte zwaaifase links	klapvoet
FAC	FAC = 4	patiënt kan zelfstandig lopen op een vlakke ondergrond, maar niet veilig traplopen, een helling nemen of op oneffen ondergronden lopen
	Contextuele factoren	
	patiënt is alleenstaand, heeft geen kinderen, en was ADL-zelfstandig en zeer gemotiveerd	

Samenvatting onderzoeksbevindingen – problemen

Er bestaat een klapvoet op basis van drukneuropathie van de n. peroneus, veroorzaakt door het langdurig met gekruiste benen zitten in de trein. Uit het onderzoek is naar voren gekomen dat patiënte een krachtvermindering heeft in de spieren van het rechteronderbeen, waardoor er een verminderde actieve mobiliteit is van de rechtervoet en -tenen. Ook is de sensibiliteit van de enkel en tenen van de rechtervoet gestoord. Deze functiestoornissen uiten zich onder andere in het beeld van een klapvoet en geven beperkingen in activiteiten, zoals het lopen op oneffen ondergronden en traplopen, fietsen en autorijden. Een verklaring hiervoor is een drukneuropathie van de n. peroneus; waarschijnlijk een compressieneuropathie met een segmentale demyelinisatie, wat het beeld geeft van een klapvoet.

Te verwachten problemen

Uit de ganganalyse is naar voren gekomen dat de voet van de patiënte tijdens de zwaaifase blijft hangen in plantairflexie. Dit geeft een vergrote kans op struikelen en/of vallen.[4]

De stoornissen leiden tot een klapvoet, met als gevolg beperkingen in activiteiten zoals lopen en fietsen. Het gevolg hiervan kan inactiviteit zijn, wat weer zorgt voor een verhoogd risico op trombosevorming.

STROOMDIAGRAM FASE III: DEFINITIEVE HYPOTHESES, ADVIES EN BEHANDELDOELSTELLINGEN

Definitieve hypotheses casus A, mevrouw Van Tol	
H1	De klapvoet rechts is ontstaan op basis van drukneuropathie van de n. peroneus. (AANGENOMEN)[5]
H2	De klapvoet rechts is ontstaan op basis van een HNP in de lumbale wervelkolom van zenuwwortel L5 met druk op de n. ischiadicus. *(VERWORPEN op basis van lichamelijk onderzoek: de negatieve SLR, de Slumptest, de normale reflexen en de sensibiliteit)*
H3	*(Was reeds verworpen)*
H4	De klapvoet rechts is ontstaan door een stenose van de wervelkolom. *(VERWORPEN op basis van lichamelijk onderzoek: de negatieve SLR, de Slumptest, de normale reflexen, de krachttests en de sensibiliteit)*
H5	*(Was reeds verworpen)*
H6	De klapvoet rechts is ontstaan door een pseudoradiculair syndroom met druk op de n. ischiadicus. *(VERWORPEN op basis van lichamelijk onderzoek: de negatieve SLR, de Slumptest, de normale reflexen, de krachttests en de sensibiliteit)*

Probleemstelling

In het geval van neuropathie met segmentale demyelinisatie volgt er volledig herstel binnen zes tot acht weken.
Bij een axonotmesis (letsel axon en myelineschede mét intact endoneurium) herstelt de zenuw 1 mm per dag. Het kan in dat geval maanden duren voordat de patiënte helemaal hersteld is.[5,6]

Indicatie fysiotherapie

Er is geen indicatie voor fysiotherapie. De verwachting is dat patiënte binnen zes tot acht weken compleet zal herstellen. Eventueel kan mevrouw een EVO (enkel-voetorthese) gaan dragen om het risico op struikelen en vallen te verminderen. De EVO belemmert het herstel van de paretische spieren niet.[6-8]

Doelstellingen

1. Als er sprake is van compressieneuropathie met een segmentale demyelinisatie, zal mevrouw Van Tol na 6 tot 8 weken volledig hersteld zijn door het natuurlijk beloop.[7]
2. Zij krijgt uitleg over de preventie van te verwachten problemen, zoals struikelen, vallen, balansverstoringen en trombose.
3. Na haar herstel krijgt zij begeleiding om secundaire problemen te voorkomen. Dit wordt goed gecontroleerd.
4. Herhaling van het onderzoek naar de spierkracht twee weken later.

STROOMDIAGRAM FASE IV: MEETINSTRUMENTEN, BEHANDELING EN EVALUATIE

Evaluatieve meetinstrumenten en evaluatie plan

1. De mobiliteit van mevrouw Van Tol zal worden getest met de GALN. Dit betreft het testen van de actieve en passieve mobiliteit van de enkel en de tenen van de rechtervoet, die nu beperkt zijn in extensierichting.
2. De sensibiliteit van de onderste extremiteit wordt gemeten: de enkel, voet en tenen rechts.
3. Met de MRC wordt de kracht gemeten in de onderste extremiteit: de enkel, voet en tenen rechts.
4. Ook wordt gekeken in hoeverre mevrouw Van Tol verschillende activiteiten kan uitvoeren. Met FAC wordt gekeken naar de loopfunctie en met de PSK wordt bekeken in hoeverre zij beperkt is in autorijden, lopen en fietsen.

10.3 Uitwerking casus B

STROOMDIAGRAM FASE II: ANAMNESE EN BIJGESTELDE HYPOTHESES

PIP's

Mevrouw De Vries was al voor de reis naar Lourdes niet fit. In Lourdes merkte zij dat het lopen niet gemakkelijk ging: telkens moest ze haar voet meeslepen. Bij het trap oplopen moest ze met de linkervoet steeds bijzetten en doorstappen was onmogelijk, want dan bleven haar tenen haken achter de traptrede. Wilde ze een trap af, dan moest ze altijd eerst haar linkerbeen op de volgende trede zetten, om vervolgens het rechterbeen op dezelfde trede te plaatsen, anders zakte zij door haar knie.

Sinds 1997 is zij bekend met diabetes mellitus type II, waarvoor zij

medicatie krijgt. In 2000 heeft zij drie bypasses van de coronairvaten ondergaan. In 2004 werd zij in beide onderbenen geopereerd voor spataderen. Vanaf die tijd draagt ze aan beide benen lange steunkousen. In 2005 heeft zij een staaroperatie aan het linkeroog ondergaan. In 2007 kreeg zij een nieuwe heup rechts in verband met artrose. In 2009 kreeg zij een hartinfarct. Ook kampte ze met hartritmestoornissen, waarvoor in augustus 2009 bij haar een implanteerbare cardioverterdefibrillator (icd) werd geplaatst. Mevrouw gebruikt vier verschillende medicijnen: ASS-100, insuline, RAS-remmer en statines. Mevrouw de Vries rookt niet meer sinds 2000 en gebruikt geen alcohol. In 2000 is zij gestopt met haar werk als verkoopster bij de HEMA. Zij loopt nu met een stok die ze van een kennis heeft geleend, want zonder stok zou ze voor haar gevoel niet buiten kunnen lopen. Binnenshuis loopt ze zonder stok, maar ze houdt zich wel voortdurend vast aan het meubilair. Er zijn geen provocerende momenten aan te geven. Hoesten, niezen en persen geven geen klachten. Mevrouw woont alleen in een appartement met lift. Zij is beperkt in het uitoefenen van haar hobby's nordic-walking en theaterbezoek. Met haar spraak heeft zij geen problemen ervaren; wel heeft zij heel even het idee gehad – een paar weken of een maand geleden – dat haar gezicht een beetje scheef stond, maar dat is weer bijgetrokken. Eten gaat zonder problemen. Het gevoel in haar linkerbeen en -voet is hetzelfde als rechts.
Haar hulpvraag is om weer zonder hulpmiddel buiten te kunnen lopen en weer wat gemakkelijker uit de voeten te kunnen.

Bijgestelde hypotheses casus B, mevrouw De Vries	
H1	Er is sprake van een coördinatieve stoornis van de voetheffers op basis van een sensorische stoornis t.g.v. diabetische polyneuropathie. *(TOEVOEGEN op basis van de anamnese)*
H2	De sleepvoet links is ontstaan door een lokaal trauma van de n. peroneus communis. (AANHOUDEN)
H3	De sleepvoet links is ontstaan door druk op de zenuwwortel L4-L5 (HNP, stenose, impressiefractuur). (AANHOUDEN)
H4	De sleepvoet links is ontstaan door een pseudoradiculair syndroom met druk op de n. ischiadicus. (AANHOUDEN)
H5	De sleepvoet links is het gevolg van een hersenbeschadiging: een CVA, MS of tumor cerebri. (AANHOUDEN)

STROOMDIAGRAM FASE II: ONDERZOEK OP ICF-NIVEAU

Methode

De fysiotherapeut kiest voor relevante, dikwijls ziektespecifieke, meetinstrumenten om de aangehouden bijgestelde hypotheses te toetsen. Alle instrumenten zijn geschikt om in een eerstelijnspraktijk door een fysiotherapeut af te nemen. De resultaten van de afgenomen tests staan verderop in tabel 10.2.

NPIP's

Functies en anatomische eigenschappen

De mobiliteit van de wervelkolom in flexie is niet beperkt, de extensie thoracaal en cervicaal verloopt moeizaam en de lateroflexie thoracaal en cervicaal is licht beperkt. De actieve dorsaalflexie van de linkervoet in zit met afhangend been is niet mogelijk, de actieve extensie van de knie is moeizaam. Bij passieve dorsaalflexie van de voet en passieve extensie van de knie is de bewegingsuitslag normaal. Bij snelle passieve beweging naar dorsaalflexie in de voet is een lichte weerstand waarneembaar. Andere bewegingsrichtingen van beide benen geven geen bijzonderheden voor actieve en passieve bewegingsuitslagen.
Bij mevrouw De Vries zijn de volgende uitslagen in de range of motion (ROM) gemeten en geregistreerd volgens de neutrale 0-methode.
Ook is de spierkracht van mevrouw De Vries gemeten. Hiervoor is gebruikgemaakt van de Medical Research Council Scale for Muscle Strength (MRC). De score van de spierkracht van dorsaalflexie van de linkervoet was 2, de kracht in de plantairflexoren van de linkervoet was MRC 4, die van de knie-extensoren MRC 4. De overige bewegingsrichtingen van beide benen gaven MRC 5.[9]
De exterocepsis en propriocepsis bleken in het hele linkeronderbeen niet gestoord. Dit werd gemeten met de Modified Nottingham Sensory Assessment (MNSA). De palpatie van de lumbale wervelkolom in zit is niet pijnlijk. Ook de palpatie van de n. peroneus is niet pijnlijk.
Bij mevrouw wordt de mechanische diagnose van McKenzie afgenomen.[12] Daaruit blijkt dat er geen provocatie van de klachten is door dynamische flexie/extensie. Uit de statische tests blijkt dat lang rechtop zitten lokaal thoracaal een lichte pijnprovocatie geeft. De sacro-iliacale provocatietests zijn negatief. De kracht en motorische controle werden onderzocht met de Motricity Index (MI). De scores voor de bovenste extremiteit waren 26, 25 en 25. Op de MI voor de onderste extremiteit scoorde mevrouw De Vries 14, 19 en 25.
Met de Modified Ashworth Scale (MAS) is de tonus gemeten.[9] Er is onderzoek gedaan naar de onderste extremiteit en bovenste extremi-

teit in zit. Hieruit bleek een lichte weerstand bij snelle beweging; de dorsaalflexie in de enkel links was MAS 2 en de flexie van de knie links scoorde MAS 1. Deze resultaten wijzen op een lichte toename van de spiertonus.
Ten slotte zijn de myotatische reflexen bekeken. Bij mevrouw De Vries is sprake van een lichte hyperreflexie van de kniepees en achillespees, hetgeen past bij een lichte toename van de spiertonus.
Het evenwicht van mevrouw De Vries wordt onderzocht met de Berg Balance Scale (BBS). Het resultaat is 37 (voor item 6 scoort zij 0 punten; op de items 1, 7, 8, 9 en 11 is de score 2 punten; op de items 4, 5, 12, 13 en 14 is haar score 3 punten; op items 2, 3 en 10 is de score 4 punten[9]). Een BBS-score lager dan 45 punten betekent een verhoogd valrisico.

Activiteiten

Bij observatie van mevrouw De Vries blijkt dat zij er voor haar leeftijd oud uitziet. Zij heeft een normaal postuur met een vergrote thoracale kyfose en een lichte anteropositie van het hoofd. Haar zwaartepunt in stand is naar rechts binnen het steunvlak verschoven. Haar tenen van beide voeten laten een licht cyanotische verkleuring zien. Haar linkervoet wordt iets in exorotatie gehouden. De ganganalyse laat een sleepvoet zien, met circumductie distaal in de zwaaifase en met een breed gangspoor. Voor de ervaren inspanning van het lopen scoorde zij VAS 4.[9]
Bij mevrouw is een aantal metingen (klinimetrie) verricht. Bij haar is de 10 Meter Timed Walking Test (MTWT) (met stok) afgenomen. De score was 0,7 m/s. Haar score op de FAC bedroeg 4. Zij kan bij de One Leg Stance-test 5 seconden op het rechterbeen en 0 seconden op het linkerbeen staan. De Romberg-test (negatief als de patiënt met gesloten ogen stil of vrijwel stil kan blijven staan) is positief.
Mevrouw De Vries kan normaal staan op de tenen van haar rechtervoet; de tenenstand links is daarentegen moeizaam. De hielenstand links is onmogelijk. Opstaan uit een stoel (chair rise) lukt haar niet zonder de handen te gebruiken.

Contextuele factoren

Er werd met een VAS-schaal naar de contextuele factor angst gekeken. Bij het buiten lopen bleek mevrouw De Vries een valangst te hebben van 8.

Tabel 10.2 Bevindingen onderzoek casus B, mevrouw De Vries

Test	Resultaat	Interpretatie
	Functies en anatomische eigenschappen	
ROM enkel links	– actief plantair/dorsaalflexie: 40°/20°/0° passief – plantair/dorsaalflexie: 50°/0°/20°	verlies spierkracht dorsiflexoren van de voet
ROM knie links	– actief flexie/extensie: 100°/0°/0° – passief flexie/extensie 130°/0°/10°	verlies spierkracht flexoren en extensoren van de knie
MRC	– dorsaalflexoren enkel: 2 – plantairflexoren enkel: 4 – knie-extensoren: 4	spierkrachtsverlies L3, 4, 5, S1 en S1; perifeer probleem onwaarschijnlijk
Modified Nottingham Sensory Assessment (MNSA)	– exterocepsis normaal – propriocepsis normaal	geen probleem met de sensibiliteit
palpatie wervelkolom	niet pijnlijk	fractuur onwaarschijnlijk
palpatie n. peroneus	niet pijnlijk	neuralgie onwaarschijnlijk
mechanische diagnose McKenzie	geen provocatieklachten	HNP onwaarschijnlijk
SI-tests	negatief	SI probleem onwaarschijnlijk
statische tests	thoracaal pijnprovocatie	verminderde kracht
Motricity Index (MI)	– scores bovenste extremiteit: 26, 25, 25 – scores onderste extremiteit: 14, 19, 25	– BE: normale kracht en motorische controle – OE: verminderde kracht en motorische controle distaal
Modified Ashworth Scale (MAS)	– de dorsaalflexie in de enkel links: MAS 2 – flexie van de knie links: MAS 1	lichte toename spiertonus
reflexen	hyperreflexie knie en achillespees	toename spiertonus
Berg Balans Schaal (BBS)	Score: 37	verhoogd valrisico
	Activiteiten	
VAS voor inspanning lopen	4	ervaart lopen als matig moeilijk
ganganalyse	sleepvoet met circumductie distaal in de zwaaifase en met een breed gangspoor	aanwezigheid van een pathologische extensiesynergie in de onderste extremiteit

Test	Resultaat	Interpretatie
10 Meter Timed Walking Test (MTWT)	0,7 m/s	beperkte competentie uitvoeren ADL
FAC	4	kan zelfstandig over vlakke ondergrond lopen, maar kan niet veilig traplopen, hellingen nemen of op oneffen ondergronden lopen
One Leg Stance	5 sec. rechts; 0 sec. links	verminderd evenwicht
Romberg	positief	verminderd evenwicht
hiel- en tenenstand	kan niet op tenen staan links	krachtverlies, verminderde motorische controle
chair rise	onmogelijk zonder gebruik handen	krachtverlies, verminderde motorische controle
	Contextuele factoren	
VAS voor vallen	8	angst om te vallen

Samenvatting onderzoeksbevindingen – problemen

Patiënte heeft last van een beperkte loopvaardigheid vanwege verminderde kracht distaal, van een licht verhoogde tonus, van verminderde motorische controle in de onderste extremiteit, van een stoornis van het statische evenwicht en van een verminderde loopactiviteit door valangst.

Te verwachten problemen

Vanwege valangst en de extra inspanning die het vergt om met een sleepvoet te lopen, is de verwachting dat de loopactiviteit van mevrouw De Vries zal verminderen. Haar valangst zal waarschijnlijk zorgen voor een steeds inactievere levensstijl, met als gevolg dat ook haar loopvaardigheid verder zal afnemen.
Verder wordt gevreesd voor een recidief CVA, exacerbatie van de MS of groei van de tumor. Het is dringend noodzakelijk dat zij zich geregeld door de neuroloog laat controleren voor differentiaaldiagnostiek van de CVA, de MS en de tumor.

STROOMDIAGRAM FASE III: DEFINITIEVE HYPOTHESES, ADVIES EN BEHANDELDOELSTELLINGEN

Definitieve hypotheses casus B, mevrouw De Vries	
H1	Er is sprake van een coördinatieve stoornis van de voetheffers op basis van een sensorische stoornis t.g.v. diabetische polyneuropathie. *(VERWERPEN omdat er geen sensorische beperking kan worden vastgesteld en mevrouw geen pijn heeft)*
H2	De sleepvoet links is ontstaan door een lokaal trauma van de n. peroneus communis. *(VERWERPEN op basis van lichamelijk onderzoek)*
H3	De sleepvoet links is ontstaan door druk op de zenuwwortel L4-L5 (HNP, stenose, impressiefractuur). *(VERWORPEN op basis van het lichamelijk onderzoek)*
H4	De sleepvoet links is ontstaan door een pseudoradiculair syndroom met druk op de n. ischiadicus. *(VERWORPEN op basis van het lichamelijk onderzoek)*
H5	De sleepvoet links is het gevolg van een hersenbeschadiging: een CVA, MS of tumor cerebri. (AANGENOMEN)

Verklaring

Medisch neurologisch onderzoek heeft uitgewezen dat de beschadiging in de motor cortex veroorzaakt is door een lacunair infarct. De definitieve hypothese na consultatie luidt dat de sleepvoet links is ontstaan als gevolg van een lacunair infarct in het gebied van de arteria cerebri media rechts.

Probleemstellingen

De patiënte heeft beperkte kracht in de m. tibialis anterior, de mm. extensor hallucis, de extensor digitorum en de mm. peroneii. Dit resulteert in een sleepvoet en beperkte loopvaardigheid.
Het gebruik van pathologische extensiesynergie, gepaard aan een distaal verhoogde extensietonus van de onderste extremiteit (pathologische reflexactiviteit), resulteert in een sleepvoet en beperkte loopvaardigheid.
Haar beperking van het statische evenwicht, gepaard aan distaal verhoogde extensietonus van de onderste extremiteit (pathologische reflexactiviteit), resulteert in een sleepvoet en beperkte loopvaardigheid.
Zij kampt met een reductie van haar loopactiviteit vanwege haar valangst. De valangst zorgt tevens voor verminderde loopvaardigheid.

Indicatie fysiotherapie

Fysiotherapie zal gericht zijn op verbetering van de loopvaardigheid door middel van krachttraining en afname van de valangst.

Doelstellingen

1 Op korte termijn (8 weken) verbetert de loopvaardigheid van mevrouw De Vries, waarbij in het bijzonder aandacht zal worden besteed aan kracht, motorische controle en evenwicht door functionele looptraining.
2 Op de middellange termijn (tot 10 weken) verbetert de loopvaardigheid van mevrouw De Vries buiten.
3 Op de lange termijn zal mevrouw De Vries meer gaan lopen, met bijzondere aandacht voor behoud van kracht, motorische controle en evenwicht en vermindering van valangst door middel van een coachingsprogramma door de fysiotherapeut.

STROOMDIAGRAM FASE IV: MEETINSTRUMENTEN, BEHANDELING EN EVALUATIE

Prognostische meting[13]

1 De score van 58 op de MI voor de onderste extremiteit betekent een gunstige prognose voor het herstel van de loopvaardigheid van mevrouw De Vries.
2 De Functional Independence Measure (FIM) geeft een score van 117. Dit betekent een gunstige prognose voor het herstel van de loopvaardigheid.

Evaluatieve meetinstrumenten en evaluatie plan

1 In eerste instantie is er de intakemeting. Deze wordt gedurende drie maanden gevolgd door tweewekelijkse evaluatieve metingen. Na deze drie maanden vinden de metingen om de acht weken plaats.[8]
2 De valangst wordt gemeten met de VAS.
3 De loopvaardigheid wordt gemeten in loopsnelheid op de 10 MTWT.
4 Het evenwicht wordt gemeten met de BBS.
5 De kracht en worden vastgesteld met de MI.

10.4 Uitwerking casus C

STROOMDIAGRAM FASE II: ANAMNESE EN BIJGESTELDE HYPOTHESES

PIP's

Al lange tijd loopt mevrouw Kosters traag. Zij maakt voorzichtige passen waarbij haar voeten nauwelijks van de vloer lijken los te komen. Tijdens het intakegesprek geeft haar echtgenoot hoofdzakelijk de antwoorden op de vragen.
Tijdens een verblijf in Lourdes, nu 2 weken geleden, kon mevrouw Kosters nauwelijks lopen en belandde zij in een rolstoel. Zij had er geen moeite mee om in een rolstoel vervoerd te worden en zegt zelf geen problemen te ervaren. De reis naar Lourdes was erg gezellig en dat zij van een rolstoel gebruikt moest maken, was toch heel normaal omdat ze oud is en het daar bergachtig is.
Mevrouw Kosters heeft sinds een paar jaar ouderdomsdiabetes en gebruikt hiervoor medicatie. Behalve de ouderdomsdiabetes is er geen ziektegeschiedenis en mevrouw gebruikt verder geen medicijnen. Zij heeft nooit gerookt en nuttigt een à twee alcoholische consumpties per dag. Zij is altijd huisvrouw geweest en heeft gezorgd voor de vier kinderen, die inmiddels allen het ouderlijk huis hebben verlaten en niet in de buurt wonen. Haar echtgenoot was vroeger ambtenaar bij de gemeente en is sinds vijf jaar met pensioen. Mevrouw heeft geen hobby's meer. Vroeger, een paar jaar geleden, ging zij nog graag bridgen, tuinieren en reizen. Het echtpaar woont in een vrijstaand huis met een grote tuin. Mevrouw zit er, tijdens het gesprek, een beetje afwezig bij en zegt af en toe dat het allemaal wel meevalt. Zij heeft geen pijnklachten. Mevrouw zegt niet het gevoel te hebben 'op watten te lopen' en geen problemen te ervaren met de visus.
Mevrouw heeft geen hulpvraag.

Bij de heteroanamnese komt aanvullende informatie naar boven. Volgens haar echtgenoot zijn de problemen een jaar of twee geleden begonnen. Toen is mevrouw Kosters gevallen bij het afstappen van haar fiets. Zij had geen ernstig letsel, wel forse blauwe plekken. Het heeft weken geduurd voordat zij weer op de fiets durfde te stappen. Vanaf die tijd zijn er meer 'ongelukjes' gebeurd. Mevrouw is een keer uitgegleden in de douche, heeft de laatste traptrede wel eens gemist en is in de hal gevallen.
Verder vindt haar echtgenoot het opvallend dat zijn vrouw sinds enige tijd kopjes en glazen heel dicht bij de rand van de tafel plaatst. Af en

toe sneuvelt er ook een kopje doordat zij het te vroeg loslaat boven de tafel. Zij is hiervoor bij de oogarts geweest, maar die kon geen afwijkingen vinden. De echtgenoot vindt ook dat het geheugen van mevrouw niet meer zo sterk is en dat ze initiatiefloos is geworden. Bovendien lijkt het wel of ze bang is om te lopen. Mevrouw kan goed starten met lopen en blijft nooit als aan de grond genageld staan.

Bijgestelde hypotheses casus C, mevrouw Kosters	
H1	De schuifelende pas en het regelmatig struikelen zijn het gevolg van parkinsonisme. (AANHOUDEN: *deze hypothese kan op basis van de anamnese nog niet worden verworpen of aangenomen.*)
H2	De schuifelende pas en het regelmatig struikelen zijn het gevolg van perifere sensibiliteitsstoornissen (polyneuropathie). (AANHOUDEN: *sensibiliteitsstoornissen op basis van de diabetes mellitus zijn mogelijk*)
H3	De schuifelende pas en het regelmatig struikelen zijn het gevolg van visusproblematiek. (VERWERPEN *op basis van de anamnese: de oogarts heeft vastgesteld dat er geen visusproblemen zijn*)
H4	De schuifelende pas en het regelmatig struikelen zijn het gevolg van myelopathie op basis van een stenose aan de cervicale wervelkolom die druk op het ruggenmerg veroorzaakt. (AANHOUDEN)
H5	De schuifelende pas en het regelmatig struikelen bestaan op basis van een verminderde mobiliteit aan het heup-, knie- of enkelgewricht. (AANHOUDEN)
H6	De schuifelende pas en het regelmatig struikelen zijn het gevolg van evenwichtstoornissen. (AANHOUDEN)
H7	De schuifelende pas en het regelmatig struikelen zijn ontstaan door verminderde spierkracht rond het heup-, knie- of enkelgewricht. (AANHOUDEN)
H8	De schuifelende pas en het regelmatig struikelen zijn het gevolg van valangst. (TOEVOEGEN *op basis van (hetero)anamnese. Valangst neemt toe naarmate mensen vaker vallen.*[14] *Cautious gait – het lopen met een breed gangspoor, langzaam en met kleine passen en een lange bipedale fase – kan het gevolg zijn van angst om ten val te komen.*[15-17])
H9	De schuifelende pas en het regelmatig struikelen zijn het gevolg van beginnende dementie (ziekte van Alzheimer) in combinatie met vasculaire problematiek. (TOEVOEGEN *op basis van heteroanamnese. De echtgenoot geeft aan dat het geheugen van mevrouw achteruitgaat. Ook bij cognitieve problematiek, zoals dementie, worden loopstoornissen waargenomen.*[17])
H10	De schuifelende pas en het regelmatig struikelen zijn het gevolg van de ziekte van Parkinson. (TOEVOEGEN)

STROOMDIAGRAM FASE II: ONDERZOEK OP ICF-NIVEAU

Methode

De fysiotherapeut kiest voor relevante, dikwijls ziektespecifieke, meetinstrumenten om de aangehouden bijgestelde hypotheses te toetsen. Alle instrumenten zijn geschikt om in een eerstelijnspraktijk door een fysiotherapeut af te nemen. De resultaten van de afgenomen tests staan verderop in tabel 10.3.

NPIP's

Mevrouw Kosters is lopend aan de arm van haar man binnengekomen. Zij heeft een normaal postuur en ziet er conform haar leeftijd uit. Tijdens de anamnese heeft zij een vrij passieve houding en is zij niet echt betrokken bij het gesprek. Mevrouw heeft een maskergelaat; er zijn geen tremoren waarneembaar. Als haar wordt gevraagd om op te staan uit haar stoel, doet zij dat sneller dan verwacht. Zij staat recht, met een breed steunvlak en beide voeten iets in exorototatie. Zij wil zich graag met één hand vasthouden aan de tafel, maar kan ook zonder steun goed recht blijven staan.

Functies en anatomische eigenschappen

Er is gekeken naar de sensibiliteit. In de exterocepsis van de onderbenen en voeten zijn geen afwijkingen. Ook in de propriocepsis zijn er geen afwijkingen.
De mobiliteit van de wervelkolom en onderste en bovenste extremiteit is zowel actief als passief onbeperkt. De spierkracht van de onderste extremiteiten werd bepaald met gebruikmaking van de MRC-schaal.[18] Alle grote spiergroepen van de onderste extremiteit hebben kracht 4.
Een indruk van de kracht kan ook verkregen worden met de Timed Stand Test, waarbij een oudere vanuit zit, zonder gebruik van de armleuningen, tien keer opstaat en weer gaat zitten.[19] Het lukt mevrouw drie keer om zonder gebruik te maken van de handen omhoog te komen uit de stoel.
Tonusveranderingen kunnen optreden bij dementie.[20-22] Om deze tonusveranderingen te objectiveren, kan gebruik worden gemaakt van de Paratonia Assessment Instrument (PAI).[23] Er is weerstand voelbaar in beide armen en beide benen.

Activiteiten

Om de mate van zelfstandigheid bij het lopen in kaart te brengen, wordt gebruikgemaakt van de FAC.[3,24] Mevrouw Kosters loopt zonder hulpmiddel: haar score op de FAC is 3. Bij het gaan is een breed gangspoor te zien met een traag tempo. Er is geen sprake van een echte zwaaifase. De voorvoeten worden niet opgetild en schuiven over de vloer. De paslengte varieert sterk en de bipedale fase is verlengd. Bij verbale aansporing kan mevrouw haar voeten wel optillen, maar na drie, vier passen vervalt ze weer in haar eigen looppatroon.
De 2-minuten-wandeltest (2MWT) is een meetinstrument dat kan worden gebruikt om de loopvaardigheid in kaart te brengen.[25] De loopafstand in 2 minuten bedraagt bij mevrouw Kosters 56 meter.
De Timed 'Up and Go'-test (TUG) is een gemakkelijk afneembare test die informatie geeft over de mate van zelfstandigheid bij ADL.[26] Ook bij mensen met een (mogelijke) dementie blijkt deze test uitvoerbaar en betrouwbaar te zijn.[27] Mevrouw doet 28 seconden over deze test.
Voor het kwantificeren van de balans en het lopen wordt de Performance Oriented Mobility Assessment (POMA) uitgevoerd.[28] Deze test bestaat uit een balansdeel (16 punten) en een gangdeel (12 punten) en beoordeelt, onder andere, aspecten van de stand- en de zwaaifase. De maximaal haalbare score is 28, waarbij een score onder de 26 gezien wordt als een verhoogd valgevaar; een score van minder dan 19 geeft aan dat er een vijfvoudig verhoogd valgevaar is. De totale score bij mevrouw Kosters is 14.
Ten slotte vulde mevrouw Kosters de Freezing of Gait Questionnaire (FOG) in. Dit is een lijst met zes vragen met betrekking tot het 'freezing' fenomeen: het als het ware aan de grond genageld staan. Er bleek geen sprake te zijn van freezing of gait.[29]
Bij de retropulsietest laat mevrouw een goede opvangreactie zien.[29]
Om de angst om te vallen te objectiveren, kan gebruik worden gemaakt van de Falls Efficacy Scale (FES).[30] Bij het beantwoorden van de vragen geeft mevrouw aan helemaal niet bang te zijn, bij geen enkele activiteit.
De Elderly Mobility Scale (EMS) is een performancetest van een zevental activiteiten van het dagelijks leven, waarbij ook het evenwicht wordt getest.[31,32] De totaalscore kan varieren tussen de 0 en 20 punten: hoe lager de score, des te slechter is het functioneren. Een score van 14 of hoger betekent ADL-zelfstandig, tussen de 10 en de 13 is een grensgebied wat betreft onafhankelijkheid en onder de 10 betekent ADL-afhankelijk. Mevrouw Kosters scoort 13 punten.

Tabel 10.3 Bevindingen onderzoek casus C, mevrouw Kosters

Test	Resultaat	Interpretatie
	Functies en anatomische eigenschappen	
exterocepsis	geen afwijkingen	geen sensibiliteitsproblemen
propriocepsis	geen afwijkingen	geen sensibiliteitsprobleme
ROM wervelkolom onderste/bovenste extremiteiten	geen afwijkingen	geen problemen in de gewrichtsmobiliteit
MRC	Alle spiergroepen onderste extremiteit 4	licht krachtsverlies in de onderste extremiteit
Timed Stand Test	3x opstaan	krachtverlies in de onderste extremiteit
PAI	verhoogde tonus (MAS 1) beide armen en benen; actieve weerstand tegen passieve beweging	er is sprake van een lichte paratonie
	Activiteiten	
FAC	3	
		patiënt heeft voor de veiligheid supervisie nodig van een persoon en behoeft hooguit verbale begeleiding
ganganalyse	schuifelend	
		gangbeeld passend bij dementie/parkinsonisme
2MWT-wandeltest	56 meter	
		verminderde loopcapaciteit
TUG	28 sec	
		verhoogd valrisic
POMA	14	
		vijfvoudig valgevaar
Freezing of Gait Questionnaire	4	
		geen freezing of gait
retropulsietest	goede opvangreactie	
		geen probleem met de houdingsreflexen
FES	6	
		mevrouw is niet bang

Test	Resultaat	Interpretatie
EMS	13	
		grensgebied ADL-onafhankelijkheid
	Contextuele factoren	
	verminderd initiatief	
	actieve en betrokken echtgenoot	

Samenvatting onderzoeksbevindingen – problemen

Patiënte is een 67-jarige vrouw met geheugenproblemen, verminderde kracht in de onderste extremiteiten en een lichte paratonie. Haar gangbeeld is schuifelend en haar loopcapaciteit is verminderd met een verhoogd valrisico. Op de EMS scoort zij op het grensgebied van ADL-zelfstandigheid. Gedacht kan worden aan een centraal neurologisch beeld, zoals parkinsonisme of een beginnende dementie.

Te verwachten problemen

Mevrouw Kosters vertoont verminderd initiatief en is verminderd actief. Dit zal leiden tot verdere afname van haar spierkracht en een toenemende kans op vallen. De ziekte van Alzheimer is een progressieve ziekte waarvoor momenteel nog geen curatieve behandeling bestaat. De verwachting is dat de cognitieve en motorische problemen in de loop van de tijd verder zullen toenemen.

STROOMDIAGRAM FASE III: DEFINITIEVE HYPOTHESES, ADVIES EN BEHANDELDOELSTELLINGEN

Definitieve hypotheses casus C, mevrouw Kosters	
H1	De schuifelende pas en het regelmatig struikelen zijn het gevolg van parkinsonisme. *(AANHOUDEN: deze hypothese zal nog worden getoetst door de neuroloog)*
H2	De schuifelende pas en het regelmatig struikelen zijn secundair aan spierkrachtverlies ten gevolge van een polyneuropathie. *(VERWORPEN: bij het onderzoek werden geen aanwijzingen gevonden van veranderde vitale sensibiliteit en/of propriocepsis in beide onderbenen en voeten)*
H3	*(Was reeds verworpen)*
H4	De schuifelende pas en het regelmatig struikelen zijn het gevolg van myelopathie op basis van een stenose aan de cervicale wervelkolom die druk op het ruggenmerg veroorzaakt. *(VERWORPEN op basis van de intacte propriocepsis)*

H5	De schuifelende pas en het regelmatig struikelen bestaan op basis van een verminderde mobiliteit aan het heup-, knie- of enkelgewricht. *(VERWORPEN: omdat er tijdens het onderzoek geen beperkingen werden gevonden in de ROM van de betreffende gewrichten; ook is er geen sprake van pijn.)*
H6	De schuifelende pas en het regelmatig struikelen zijn het gevolg van evenwichtstoornissen. *(VERWORPEN: hoewel er zeker sprake is van evenwichtsproblematiek, blijft het de vraag of de verminderde balans het loopprobleem veroorzaakt. Meer waarschijnlijk is dat op basis van het veranderde looppatroon het valrisico toeneemt.)*
H7	De schuifelende pas en het regelmatig struikelen zijn het gevolg van verminderde spierkracht rond het heup-, knie- of enkelgewricht. *(AANGENOMEN: tijdens het lichamelijk onderzoek werd een vermindering van kracht geconstateerd)*
H8	De schuifelende pas en het regelmatig struikelen zijn het gevolg van valangst. *(VERWORPEN: valangst kon bij het onderzoek niet worden geobjectiveerd. Op basis van de valgeschiedenis is valangst aannemelijk, maar gezien de cognitieve problemen staat deze niet op de voorgrond.)*
H9	De schuifelende pas en het regelmatig struikelen zijn het gevolg van beginnende dementie (ziekte van Alzheimer) in combinatie met vasculaire problematiek. *(AANHOUDEN: op basis van de gevonden paratonie, de door de echtgenoot vermelde geheugenproblematiek en het afgenomen intitiatief is een beginnende dementie een mogelijke verklaring van de stoornissen; een beginnende dementie kan worden vastgesteld door een geriater, psycholoog of psychiater.[33])*
H10	De schuifelende pas en het regelmatig struikelen zijn het gevolg van de ziekte van Parkinson. *(VERWORPEN: aangezien er tijdens het onderzoek geen sprake is van freezing of gait en/of tremoren en mevrouw ook bij de retropulsietest een normale opvangreactie liet zien, en op basis van de aanwezigheid van paratonie, wordt deze hypothese verworpen.*

Verklaring

Onderzoek door een geriater heeft uitgewezen dat sprake is van alzheimerdementie met vasculaire componenten. Een schuifelende gang met een variabele paslengte en daardoor een verhoogde valkans is een kenmerkende loopstoornis bij dementie. De ziekte van Alzheimer is de meest voorkomende vorm van dementie, maar ook bij vasculaire dementie en Lewy-bodydementie komen genoemde loopstoornissen voor. Bij Lewy-bodydementie is veelal sprake van freezing, rigiditeit en retropulsie/propulsie en dit staat in deze casus niet op de voorgrond. Bij vasculaire dementie is de loopstoornis vaak al aanwezig voordat er sprake is van geheugenproblematiek.[17,34]
Door het veranderde looppatroon en het afgenomen initiatief ver-

minderen de spierkracht en het uithoudingsvermogen van mevrouw Kosters.

Probleemstelling

Patiënte heeft een loopstoornis die zorgt voor een verhoogd valrisico. Het verminderde initiatief en het verminderde activiteitenniveau leiden tot afname van de spierkracht en het uithoudingsvermogen.

Indicatie fysiotherapie

Fysiotherapie, gericht op verbeteren van de spierkracht, het uithoudingsvermogen en demobiliteit, kan het motorische verval vertragen [35]

Doelstellingen

1 Op korte termijn wordt mevrouw Kosters door middel van functionele training gestimuleerd actief te handelen. De nadruk daarbij ligt op kracht en coördinatie, die naar verwachting binnen 2 tot 3 weken een verbetering kunnen laten zien.[35]
2 Voor de lange termijn (binnen 2 tot 3 maanden) is het van belang gebruik te maken van impliciete leerstrategieën om mevrouw Kosters te mobiliseren en activeren.[36]
3 De mantelzorger(s) dient/dienen informatie te krijgen om mevrouw Kosters op de juiste wijze actief te houden en te begeleiden.[37]

10.5 Afkortingen en begrippen

In de volgende tabel staan de afkortingen en begrippen die in dit hoofdstuk ter sprake zijn gekomen bij de behandeling van de verschillende patiënten.

Afkortingen en begrippen	
Afkorting/begrip	**Verklaring**
0-methode	de gewrichtsmobiliteit wordt gemeten met een gradenboog waarbij de leggers van de gradenboog langs de anatomische assen van een gewricht worden gelegd, evenwijdig aan de botten die het gewricht vormen; de gewrichtsuitslagen worden gemeten in graden, waarbij 0 graden de neutrale stand van het gewricht is (bijv. plantiar-dorsaalflexie van de enkel: 50°/0°/20°)
ACM	arteria cerebri media
BBS	Berg Balance Scale instrument om het evenwicht en het risico op vallen te meten
chair rise	test waarbij de patiënt uit een stoel moet opstaan

Afkorting/begrip	Verklaring
EMS	Elderly Mobility Scale performancetest van een zevental activiteiten van het dagelijks leven, waarbij ook het evenwicht wordt getest
FAC	Functional Ambulation Categories instrument om de mate van zelfstandigheid bij het lopen te meten
FES	Falls Efficacy Scale instrument om valangst objectief in beeld te brengen
FIM	Functional Independence Measure instrument om de ernst van iemands beperkingen in ADL te meten
FOG	Freezing of Gait Questionnaire vragenlijst om 'bevriezen' (als aan de grond genageld staan) te meten bij parkinsonpatiënten; de score gaat van 0 (normaal/geen/nooit) tot 4 (onmogelijk/altijd/maximale tijd)
GALN	Ganganalyse Lijst Nijmegen instrument om de ganganalyse te meten
MAS	Modified Ashworth Scale instrument om de spiertonus te meten
MI	Motricity Index instrument voor het meten van de willekeurige bewegingsactiviteit, dan wel het meten van de maximale isometrische spierkracht; dit gebeurt op een ordinale 6-puntschaal
MNSA	Modified Notthingham Sensory Assessment instrument om de sensibiliteit te meten
MRC	Medical Research Council (Scale for Muscle Strength) instrument om de spierkracht te bepalen
MTWT	Meter Timed Walking Test wandeltest van een bepaald aantal (bijvoorbeeld 10) meters
MWT	minuten-wandeltest submaximale inspanningstest van een bepaald aantal minuten (bijvoorbeeld 2) om de functionele inspanningscapaciteit te meten
NPIP's	Non-Patient Identified Problems door anderen gesignaleerde problemen
One Leg Stance-test	evenwichtstest waarbij de patiënt 5 seconden op één been moet blijven staan
PAI	Paratonia Assessment Instrument instrument om veranderingen in de spiertonus te meten
PIP's	Patient Identified Problems door de patiënt ervaren problemen

Afkorting/begrip	Verklaring
POMA	Performance Oriented Mobility Assessment test voor het kwantificeren van de balans en het lopen
propriocepsis	het vermogen van een organisme om de positie van het eigen lichaam en lichaamsdelen waar te nemen
PSK	Patiënt Specifieke Klachtenlijst instrument dat de individuele beperkingen in activiteiten in het dagelijks leven meet
ROM	range of motion gewrichtsmobiliteit, bewegingsuitslag
Romberg-test	instrument waarmee wordt getest of de patiënt met gesloten ogen stil of vrijwel stil kan blijven staan
SLR	straight leg raise test waarbij de patiënt met een been gestrekt zit en zijn nek passief wordt gebogen
Timed Stand Test	test om de kracht van een oudere te meten door hem een aantal malen vanuit zit zonder gebruik van leuningen uit een stoel te laten opstaan
TUG	Timed 'Up and Go'-test test om balans, mobiliteit en loopsnelheid te meten

Literatuur

1 Beurskens AJ, de Vet HC, Köke AJ. Responsiveness of functional status in low back pain: a comparison of different instruments. Pain 1996;65:71-6.
2 Lohman AHM. Vorm en Beweging. Negende herziene druk. Houten/Diegem: Bohn Stafleu van Loghum, 2000.
3 Holden MK, Gill KM, Magliozzi MR, Nathan J, Piehl-Baker L. Clinical gait assessment in the neurologically impaired. Reliability and meaningfulness. Phys Ther 1984;64:35-40.
4 Bueno-Cavanillas A, Padilla-Ruiz F, Jimenez-Moleon JJ, Peinado-Alonso CA, Galvez-Vargas R. Risk factors in falls among the elderly according to extrinsic and intrinsic precipitating causes. Eur J Epidemiol 2000;16: 849-59.
5 Wolters ECh, Hazenberg GJ. Neurologie: Leidraad bij het klinisch-neurologisch onderzoek. Tweede herziene druk. Houten/Diegem: Bohn Stafleu van Loghum, 2001.
6 Geboers JF, Drost MR, Spaans F, Kuipers H, Seelen HA. Immediate and long-term effects of ankle-foot orthosis on muscle activity during walking: a randomized study of patients with unilateral foot drop. Arch Phys Med Rehabil 2002;83:240-5.
7 Geboers JF, Janssen-Potten YJ, Seelen HA, Spaans F, Drost MR. Evaluation of effect of ankle-foot orthosis use on strength restoration of paretic dorsiflexors. Arch Phys Med Rehabil 2001;82: 856-60.
8 Geboers JF, Tuijl JH van, Seelen HA, Drost MR. Effect of immobilization on ankle dorsiflexion strength. Scand J Rehabil Med 2000;32:66-71.
9 Peppen RPS van, Kwakkel G, Harmeling-van der Wel BC, Kollen BJ, Hobbelen JSM, Buurke JH, Halfens J, Wagenborg L, Vogel MJ. Berns M, Klaveren R van, Hendriks HJM, Dekker J. KNGF Richtlijn Beroerte. Nederlands Genootschap voor Fysiothe-

rapie (KNGF). Supplement bij het Nederlands Tijdschrift voor Fysiotherapie 2004; 114(5);1-82.
10 Cheng PT, Liaw MY, Wong MK, Tang FT, Lee MY, Lin PS. The sit-to-stand movement in stroke patients and its correlation with falling. Arch Phys Med Rehabil 1998;79:1043-6.
11 Michikawa T, Nishiwaki Y, Takebayashi T, Toyama Y. One-leg standing test for elderly populations. J Orthop Sci 2009;14:675-85.
12 Hefford C. McKenzie classification of mechanical spinal pain: profile of syndromes and directions of preference. Man Ther 2008;13:75-81.
13 Masiero S, Avesani R, Armani M, Verena P, Ermani M. Predictive factors for ambulation in stroke patients in the rehabilitation setting: a multivariate analysis. Clin Neurol Neurosurg 2007;109:763-9.
14 Rochat S, Bula CJ, Martin E, et al. What is the relationship between fear of falling and gait in well-functioning older persons aged 65 to 70 years? Arch Phys Med Rehabil 2010;91:879-84.
15 Giladi N, Herman T, Reider G, II, Gurevich T, Hausdorff JM. Clinical characteristics of elderly patients with a cautious gait of unknown origin. J Neurol 2005;252: 300-6.
16 Herman T, Giladi N, Gurevich T, Hausdorff JM. Gait instability and fractal dynamics of older adults with a 'cautious' gait: why do certain older adults walk fearfully? Gait Posture 2005;21:178-85.
17 Scherder E, Eggermont L, Swaab D, et al. Gait in ageing and associated dementias; its relationship with cognition. Neurosci Biobehav Rev 2007;31:485-97.
18 John J. Grading of muscle power: comparison of MRC and analogue scales by physiotherapists. Medical Research Council. Int J Rehabil Res 1984;7:173-81.
19 Csuka M, McCarty DJ. Simple method for measurement of lower extremity muscle strength. Am J Med 1985;78:77-81.
20 Hobbelen JS, Koopmans RT, Verhey FR, Peppen RP van, Bie RA de. Paratonia: a delphi procedure for consensus definition. J Geriatr Phys Ther 2006;29:50-6.
21 Middelveld-Jacobs I, Boogerd M van den. Paratonia, a form of hypertonia in a nursing home population. Ned Tijdschr Fysiother 1986;96:85-7.
22 Souren LE, Franssen EH, Reisberg B. Neuromotor changes in Alzheimer's disease: implications for patient care. J Geriatr Psychiatry Neurol 1997;10:93-8.
23 Hobbelen JS, Koopmans RT, Verhey FR, Habraken KM, Bie RA de. Diagnosing paratonia in the demented elderly: reliability and validity of the Paratonia Assessment Instrument (PAI). Int Psychogeriatr 2008;20:840-52.
24 Viosca E, Martinez JL, Almagro PL, Gracia A, Gonzalez C. Proposal and validation of a new functional ambulation classification scale for clinical use. Arch Phys Med Rehabil 2005;86:1234-8.
25 Morton NA de, Berlowitz DJ, Keating JL. A systematic review of mobility instruments and their measurement properties for older acute medical patients. Health Qual Life Outcomes 2008;6:44.
26 Podsiadlo D, Richardson S. The timed 'Up & Go': a test of basic functional mobility for frail elderly persons. J Am Geriatr Soc 1991;39:142-8.
27 Nordin E, Rosendahl E, Lundin-Olsson L. Timed 'Up & Go' test: reliability in older people dependent in activities of daily living–focus on cognitive state. Phys Ther 2006;86: 646-55.
28 Tinetti ME. Performance-oriented assessment of mobility problems in elderly patients. J Am Geriatr Soc 1986;34:119-26.
29 Keus SHJ, Hendriks HJM, Bloem BR, Bredero-Cohen AB, Goede CJT de, Haaren M

van, Jaspers M, Kamsma YPT, Westra J, Wolff BY de, Munneke M. KNGF Richtlijn Parkinson. Ned Tijdschr Fysiother 2004;114(3);1-88.
30 Yardley L, Beyer N, Hauer K, Kempen G, Piot-Ziegler C, Todd C. Development and initial validation of the Falls Efficacy Scale-International (FES-I). Age Ageing 2005; 34:614-9.
31 Prosser L, Canby A. Further validation of the Elderly Mobility Scale for measurement of mobility of hospitalized elderly people. Clin Rehabil 1997;11:338-43.
32 Smith R. Validation and reliability of the elderly mobility scale. Physiotherapy 1994; 80:744-7.
33 Neelesh K, Elysha M, McIlroy WE, Black SE. Spatial and temporal gait parameters in Alzheimer's disease and aging. Gait & Posture. 2009;30(4):452-4.
34 Iersel MB van, Hoefsloot W, Munneke M, Bloem BR, Olde Rikkert MG. Systematic review of quantitative clinical gait analysis in patients with dementia. Z Gerontol Geriatr 2004;37:27-32.
35 Heyn P, Abreu BC, Ottenbacher KJ. The effects of exercise training on elderly persons with cognitive impairment and dementia: a meta-analysis. Arch Phys Med Rehabil 2004;85:1694-704.
36 van Halteren-van Tilborg IA, Scherder EJ, Hulstijn W. Motor-skill learning in Alzheimer's disease: a review with an eye to the clinical practice. Neuropsychol Rev 2007;17:203-12.
37 Teri L, Gibbons LE, McCurry SM, et al. Exercise plus behavioral management in patients with Alzheimer disease: a randomized controlled trial. Jama 2003;290: 2015-22.

Arbeidsrelevante rugklachten

Chris Kuiper, Marlies Wagener, Pepijn Roelofs, Harald Miedema

11.1 Inleiding

Klachten zijn arbeidsrelevant als die het functioneren op het werk nadelig beïnvloeden.[1] De klachten kunnen, maar niet noodzakelijkerwijs, door het werk veroorzaakt zijn. Het gebruik van de term arbeidsrelevant zegt iets over de relatie tussen klachten en het werk, maar niets over de oorzaak van de klachten. Het is een veelomvattend begrip, want alles wat het werk nadelig beïnvloedt, kan eronder vallen. Een werknemer met arbeidsrelevante klachten kan zowel bij de gezondheidszorg als de arbozorg terecht. Dit is onafhankelijk van de oorzaak van de klachten. Vaak gaat het bij arbeids*relevante* klachten om een combinatie van oorzaken.[2] Dit ter onderscheid van andere terminologie als arbeids*gerelateerde* en arbeids*gebonden* aandoeningen en beroepsziekten. Deze termen worden niet eenduidig toegepast en worden daarom verder niet gebruikt in dit hoofdstuk.[3]
Een beroepsziekte wordt in de arbowet gedefinieerd als:
Een ziekte of aandoening als gevolg van een belasting die in overwegende mate in arbeid of arbeidsomstandigheden heeft plaatsgevonden.[4]
Deze definitie is dus veel minder breed dan die van arbeidsrelevante aandoeningen.

Gezondheidskenmerken zijn – niet verrassend – de belangrijkste voorspellers van langdurig verzuim. Het merendeel van de mensen (53%) geeft aan dat de oorzaak van langdurig verzuim fysieke klachten zijn.[5] De meest genoemde fysieke aandoeningen zijn klachten aan het bewegingsapparaat (65%), waaronder rugklachten (25%), hart- en vaatziekten (13%) en kanker (9%). Psychische klachten worden door 21% genoemd als de reden van het langdurige verzuim. Ongeveer een kwart van de langdurig zieke werknemers schrijft het eigen verzuim toe aan gezondheidsklachten van zowel fysieke als psychische aard.

Het verzuim wordt door 34% volledig of voor een belangrijk deel aan het werk toegeschreven, terwijl nog eens 20% aangeeft dat er sprake is van een meer beperkte relatie met het werk. Een kleine meerderheid van de langdurig zieke werknemers (54%) geeft dus aan dat hun ziekmelding (deels) verband houdt met het werk.[5]

STROOMDIAGRAM FASE I: VERWIJZING, AANMELDING EN INITIËLE HYPOTHESES

Casus: Mevrouw Gerritse

Mevrouw Gerritse, 56 jaar, wordt door de bedrijfsarts aangemeld bij EMcare (zie kader 11.1) vanwege radiculaire rugklachten subacuut met ongunstige prognose. De ziektekostenverzekering van mevrouw vergoedt geen fysiotherapie. De huisarts en bedrijfsarts vinden dit wel geïndiceerd en de werkgever is bereid het EMcare-traject te betalen.

De huisarts heeft op grond van de anamnese en lichamelijk onderzoek hernia nuclei pulposi (HNP) gediagnosticeerd.

De bedrijfsarts geeft aan dat mevrouw een zeer gemotiveerde medewerkster is met een actieve copingstijl. Bij lichamelijk onderzoek heeft zij forse pijnklachten. De flexie lumbale wervelkolom (LWK) is maximaal 30°, kloppijn laag lumbaal: ++. Kniepeesreflex en achillespeesreflex: +/+. Bij het achillespeesreflex slaan links trekt haar pijn door naar boven. De test van Lasègue (SLR-test) is een test om te evalueren of er sprake is van prikkeling van een zenuwwortel. De patiënt ligt op de rug en het gestrekte been wordt passief opgetild. Bij mevrouw Gerritse is de uitkomst van de test van Lasègue rechts negatief, maar links is positief bij 20°. Na het lichamelijke onderzoek kan mevrouw Gerritse haar veters niet meer zelf strikken en heeft zij zichtbaar veel pijn.

Er zijn geen complicerende of belemmerende factoren thuis of op het werk. Mevrouw is goed gemotiveerd en zij krijgt van haar werkgever alle medewerking voor aangepast werk.

De hulpvraag van de bedrijfsarts is: graag uw onderzoek en behandeltraject inzetten ten aanzien van de rugklachten.

Het eerste contact met mevrouw is telefonisch. Er wordt een afspraak gemaakt voor een intake. Mevrouw geeft telefonisch aan heel veel klachten te hebben en dat ze zich kan vinden in de

verwijzing van de bedrijfsarts. Desondanks is ze erg vrolijk, omdat ze diezelfde middag gaat trouwen. Ze moet over een half uur weg.
Mevrouw geeft aan daarna op huwelijksreis te gaan. De intake kan dus niet binnen de normaal af te spreken tijd van negen werkdagen plaatsvinden. Dit moet bij de bedrijfsarts gemeld worden omdat zij haar had verwezen en de werkgever de intake betaalt. Mevrouw begrijpt dit. Het aanmeldingsformulier wordt telefonisch doorgenomen.
Er wordt een intake gepland over twee weken.

Initiële hypotheses casus mevrouw Gerritse	
H1	De radiculaire klachten van mevrouw Gerritse zijn het gevolg zijn van een HNP.
H2	De radiculaire klachten zijn arbeidsrelevant.
H3	Er zijn geen belemmerende factoren voor herstel.

Kader 11.1 EMcare[6]

EMcare is een polikliniek Arbeidsgeneeskunde voor werkenden met aandoeningen aan het houdings- en bewegingsapparaat. Het functioneert als een interface tussen de werkgever en zijn bedrijfsarts enerzijds en de reguliere of private re-integratiezorg anderzijds. EMcare biedt vervolgens snelle toegang tot de juiste zorg bij de patiënt in de buurt.
De patiënt weet direct waar hij aan toe is: op de intakedag stelt het team van specialisten de diagnose, geeft vervolgens de prognose en stelt daarna het behandelplan op. De patiënt krijgt een evidence-based behandeling die gericht is op snel herstel en/of werkhervatting. Indien nodig wordt doorverwezen naar andere disciplines, bijvoorbeeld voor een gelijktijdige behandeling door een psycholoog of nader onderzoek door een neuroloog.

11.2 Uitwerking casus mevrouw Gerritse

STROOMDIAGRAM FASE II: ANAMNESE EN BIJGESTELDE HYPOTHESES

PIP's

Ruim twee weken later komt mevrouw Gerritse samen met haar man bij EMcare voor de intake. Ze kan zelf niet autorijden vanwege de pijn. Het is duidelijk te zien dat ze veel pijn heeft, aangezien ze zich heel moeizaam verplaatst.
Tijdens de intake bezoekt mevrouw eerst de caremanager (tevens fysiotherapeute). Samen nemen zij de ingevulde vragenlijst door (zie kader 11.1). De volgende onderwerpen komen daarbij aan bod.

Arbeidssituatie

Mevrouw Gerritse geeft aan dat ze bijna twintig jaar werkt als postbezorger, waarvan de laatste twee jaar op de huidige vestiging in Gouda. Ze heeft een contract voor 12,4 uur per week, verdeeld over vier dagen. Een normale werkdag begint om 11.00 uur. Ze start met het ophalen van de posttassen, vervolgens fietst ze ongeveer een halfuur naar haar eerste wijk en bezorgt daar per fiets de post. Bij een depot haalt ze een tweede tas met post op die ze in een andere wijk bezorgt. Soms moet ze invallen voor een collega en ook nog in een derde wijk bezorgen.
Mevrouw geeft aan normaal gesproken tot 15.00 uur bezig te zijn en altijd langer te werken dan waarvoor ze wordt uitbetaald. Ze vindt haar werk leuk, maar vanwege de bezuinigingen neemt de werkdruk toe. De relatie met haar leidinggevende wordt omschreven als problematisch. Er dreigt een arbeidsconflict over de bereidheid over te werken.

Verzuimhistorie

Mevrouw Gerritse heeft één week volledig verzuimd en voert sindsdien, nu tien weken, aangepast werk uit. Dat bestaat uit het sorteren van de post gedurende drie uur per dag.

Psychosociale gegevens

Patiënte is gescheiden en sinds kort hertrouwd. Ze heeft twee uitwonende kinderen uit haar eerste huwelijk. Mevrouw heeft nooit aan sport gedaan, maar tijdens haar werk heeft ze veel lichaamsbeweging. Het huishouden doet ze samen met haar man en in haar eigen tempo, waardoor het ondanks de klachten goed te doen is. Haar hobby's zijn

computerspelletjes, lezen en in de tuin werken. Ze geeft aan dat er in de privésituatie verder geen bijzonderheden zijn.
Bij het bespreken van de vragenlijst valt op dat zij erg hoog scoort op bewegingsangst. Mevrouw Gerritse herkent zich hier wel in; ze geeft aan ook bijna niet te durven bewegen omdat ze zoveel pijn heeft. Verder komen er weinig bijzonderheden uit de vragenlijst naar voren.

Medische voorgeschiedenis

Patiënte heeft voorheen nog nooit rugklachten gehad. Echter, acht weken geleden ontstonden acute lagerugklachten, toen ze haar rug verdraaide bij het bukken om een pen op te rapen. Op dat moment ontstond er een verlamd gevoel in haar linkerbeen, dat overging in een hevig uitstralende pijn. De huisarts constateerde de volgende dag in haar onderzoek een positieve test van Lasègue bij 60° heffen van het linkerbeen. Op basis van de werkdiagnose HNP schreef zij diclofenac (non-steroïde ontstekingsremmende pijnstiller) en diazepam (kalmerend/spierverslappend medicament) voor, naast 24 uur bedrust, waarna mobilisatie. In een later consult adviseerde de huisarts fysiotherapie. Patiënte bleek hiervoor echter niet aanvullend verzekerd te zijn en heeft dit advies daarom niet opgevolgd.[1] Hoewel de behandeling met medicatie van de huisarts wel iets heeft geholpen, persisteren tot op heden de lagerugklachten met uitstraling in het linkerbeen.

Anamnese

Functies en anatomische eigenschappen

Op moment van intake bestaan er lagerugklachten in het midden van de rug, met uitstraling naar het linkerbeen tot net onder de linkerbil. De uitstraling in de linkerbil neemt toe bij heel diep hoesten, niezen of persen. De pijnklachten zijn zeurend van karakter en nemen toe bij lang staan en lopen. Zitten en liggen geven vermindering van pijnklachten. De pijnscore is 6-7 op een schaal van 0-10.
Patiënte zegt dat ze bij alle bewegingen moet nadenken, anders nemen de pijnklachten toe. Bij het op de hurken zitten steunt ze vooral op het rechterbeen en bij het knielen op de rechterknie. Er is geen sprake van tintelingen of gevoelsstoornissen in het linkerbeen. Evenmin is er sprake van krachtverlies, incontinentie, onverklaarde koorts of malaisegevoel (rode vlaggen).
De medicatie nam haar smaak en eetlust weg, waardoor ze vijf kilo is

1 Indien iemand wegens een HNP wordt geopereerd, wordt postoperatief fysiotherapie vanaf de tiende behandeling vergoed. Voor iemand die niet geopereerd is, geldt dit niet.

afgevallen. Daarom is ze ermee gestopt. Sindsdien is ze drie kilo aangekomen. In haar bewegingen en tijdens het uitvoeren van het aangepaste werk probeert ze haar grenzen te verleggen. Sinds afgelopen maandag wordt ze 's nachts weer vaker wakker van de pijn.

Conclusies

- Mevrouw Gerritse geeft aan het erg vervelend te vinden om niet meer haar eigen werkzaamheden te kunnen uitvoeren. Ze vindt juist het zelfstandig en in de buitenlucht werken het grote voordeel van haar werk. Ze vindt het postzetten niet erg leuk werk en moet haar grenzen overschrijden om het werk te kunnen uitvoeren.
- Mevrouw geeft aan erg veel pijn te hebben, wat haar in alle activiteiten beperkt en haar minder zelfstandig maakt.
- Vanwege de klachten slaapt mevrouw slechter.

NPIP's

Meneer Gerritse geeft aan dat zijn echtgenote zich tijdens de anamnese erg groot houdt. Thuis ondervindt zijn vrouw vanwege de enorme pijn veel beperkingen in ADL-activiteiten. Ze probeert te doen wat ze kan in het huishouden, maar dit is veel minder dan ze voorheen kon. Ook geeft hij aan dat haar humeur onder de klachten te lijden heeft. Ze is vaker geïrriteerd en reageert haar frustratie op hem af.
De volgende problemen zijn niet door mevrouw Gerritse genoemd, maar zijn volgens de caremanager en klinisch arbeidsgeneeskundige wel van invloed op haar herstel:

- de hoge mate van bewegingsangst: mevrouw scoort afwijkend op bewegingsangst in de vragenlijst; dit gaat gepaard met het pijngedrag;
- de lage algehele belastbaarheid;
- ze rookt veel;
- sommige activiteiten in het werk kunnen provocerend zijn voor de klachten (zware tassen tillen, op- en afstappen van de fiets); dit vraagt niet direct om een interventie, maar er moet bij de re-integratie wel rekening mee gehouden worden;
- de verstoorde relatie met haar leidinggevende werkt (mogelijk) belemmerend voor haar herstel.

Activiteiten

Voor het in kaart brengen van de beperking in activiteiten worden componenten uit de Functionele Mogelijkheden Lijst gebruikt (zie kader 11.2).[7] Deze lijst geeft een overzicht van mogelijkheden om in het algemeen gedurende een hele werkdag (ten minste 8 uur) te functioneren. De FML van mevrouw Gerritse is ingevuld door de klinisch arbeidsgeneeskundige, omdat dit instrument een beperkte geldigheid heeft wanneer deze door de cliënt zelf ingevuld wordt.[8]

Kader 11.2 Functionele Mogelijkheden Lijst (FML) mevrouw Gerritse

Deze lijst geeft een overzicht van mogelijkheden om in het algemeen gedurende een hele werkdag (ten minste 8 uur) te functioneren. Beperkingen van deze mogelijkheden ten opzichte van normale waarden worden in aparte rubrieken weergegeven, voor zover deze naar het oordeel van de arts uitingen zijn van ziekten, gebreken of ongevallen. De lijst is opgenomen in het hoofdstuk als illustratie voor de lezer om het denken van de arbeidsgeneeskundige te kunnen volgen: wat zijn relevante vragen in verband met werk en gezondheid? Definitie, maat en getal volgen direct uit de lijst.

De lijst leidt de invuller tot het invullen van onderstaande conclusie:

☐ De cliënt beschikt over duurzaam benutbare mogelijkheden

☐ De cliënt beschikt niet over duurzaam benutbare mogelijkheden

Toelichting:

☐ De cliënt is in staat om het eigen werk volledig uit te voeren

☐ De cliënt is in staat tot normaal functioneren (zie rubrieken)

☐ De cliënt heeft beperkingen ten opzichte van normaal functioneren (zie rubrieken)

☐ Anders, zie rapportage verzekeringsarts

Rubriek 1: Persoonlijk functioneren

Geen beperkingen

Rubriek 2: Sociaal functioneren

Geen beperkingen

Rubriek 3: Aanpassing aan fysieke omgevingseisen

Q24 Koude: beperkt

Q25 Tocht: beperkt

Q30 Trillingsbelasting: beperkt

Rubriek 4: Dynamisch handelen

Q33 Dominantie: rechts
Q34 Lokalisatie beperkingen: links
Q42 Buigen: beperkt
Q43 Frequent buigen tijdens het werk (ongeveer 10 keer per minuut): sterk beperkt
Q44 Torderen: beperkt
Q45 Duwen of trekken: sterk beperkt
Q46 Tillen of dragen: sterk beperkt
Q47 Frequent lichte voorwerpen hanteren tijdens het werk (ongeveer 10 keer per minuut): sterk beperkt
Q48 Frequent zware lasten hanteren tijdens het werk (ongeveer 10 keer per uur): sterk beperkt
Q50 Lopen: sterk beperkt
Q51 Lopen tijdens het werk: sterk beperkt
Q52 Trappenlopen: sterk beperkt
Q53 Klimmen: sterk beperkt
Q54 Knielen of hurken: beperkt
Q56 Specifieke voorwaarden voor het dynamisch handelen in arbeid (is het dynamisch handelen in arbeid door de genoemde beperkingen, of het daarop gerichte compensatiegedrag, afhankelijk van specifieke voorwaarden?): Er bestaan wel specifieke beperkingen t.a.v. dynamisch handelen

Rubriek 5: Statische houdingen

Q57 Zitten: licht beperkt
Q58 Zitten tijdens het werk: sterk beperkt
Q59 Staan: beperkt
Q60 Staan tijdens het werk: sterk beperkt
Q61 Geknield of gehurkt actief zijn: beperkt
Q62 Gebogen of getordeerd actief zijn: beperkt
Q63 Boven schouderhoogte actief zijn: beperkt
Q66 Afwisseling van houding: voorwaardelijk
Q67 Specifieke voorwaarden voor statische houdingen in arbeid (zijn statische houdingen in arbeid door de genoemde beperkingen, of het daarop gerichte compensatiegedrag, afhankelijk van specifieke voorwaarden?): er bestaan specifieke voorwaarden voor statische houdingen in arbeid

Rubriek 6: Werktijden
Q69 Uren per dag: beperkt
Q70 Uren per week: beperkt

Opmerking

Opvallend is dat er in de HOAC II[9,10] geen aandacht wordt geschonken aan het bepalen of er een juridische en/of financiële basis is om de diagnostiek en/of behandeling te kunnen beginnen. Bovendien wordt er niet stilgestaan bij de (wettelijke) mogelijkheden om toegang te krijgen tot medische gegevens. Op het gebied van de behandeling van arbeidsrelevante problemen blijken deze financiële en juridische randvoorwaarden medebepalend te zijn.

Bijgestelde hypotheses casus mevrouw Gerritse	
H1	De radiculaire klachten van mevrouw Gerritse zijn het gevolg zijn van een HNP. (AANHOUDEN)
H2	De radiculaire klachten zijn arbeidsrelevant. (AANHOUDEN)
H3	Er zijn geen belemmerende factoren voor herstel. (VERWORPEN *op basis van anamnese)*
H4	De radiculaire klachten bestaan op basis van aspecifieke lagerugklachten. (TOEVOEGEN)
H5	De radiculaire klachten zijn het gevolg van sacro-iliacale (SI-)problematiek. (TOEVOEGEN)
H6	De radiculaire klachten zijn het gevolg van het piriformissyndroom. (TOEVOEGEN)
H7	De radiculaire klachten worden veroorzaakt door een verstoorde arbeidsverhouding met haar leidinggevende. (TOEVOEGEN)

STROOMDIAGRAM FASE II: ONDERZOEK OP ICF-NIVEAU

Methode

Vervolgens gaat de patiënte naar de fysiotherapeut, die uitgebreid lichamelijk onderzoek doet. De therapeut kiest voor relevante meetinstrumenten om de bijgestelde hypotheses te toetsen. Alle instrumenten zijn geschikt om in een eerstelijnspraktijk door een fysiotherapeut af te nemen. De bevindingen worden hieronder weergegeven. De resultaten van de afgenomen tests staan verderop in tabel 11.1.

NPIP's

Functies en anatomische eigenschappen

Bij inspectie en palpatie is in stand een rechtsconvexe scoliose zichtbaar; de linker bekkenrand is hoger gepositioneerd dan de rechter. Lumbaal is de spiertonus verhoogd. De thoracale wervelkolom vertoont een versterkte kyfose. Het lichaamszwaartepunt is naar rechts geplaatst, waarbij het linkerbeen wordt ontlast. Tijdens het staan op het linkerbeen, waarbij het rechterbeen wordt opgetrokken, geeft mevrouw Gerritse aan pijn te voelen in de lage rug ter hoogte van de wervels L5-S1 en het SI-gewricht links. Daarbij verloopt de motorische uitvoering niet vloeiend. Bij het vooroverbuigen van de romp beweegt de linker bekkenhelft mee. De paravertebrale lumbale huid is verminderd oppakbaar. Bij het oppakken van de huid geeft mevrouw pijn aan.

Ook wordt bewegingsonderzoek verricht. De actieve flexie van de wervelkolom vertoont een haperend verloop, extensie is pijnlijk en rotatie naar links is stijf/beperkt en pijnlijk. De lateroflexie naar links is pijnlijk en beperkt.

Passief bewegingsonderzoek toont een beperkte mobiliteit van de thoracolumbale overgang. De lumbale wervelkolom is tijdens het onderzoek niet te beoordelen; bij aanraking geeft mevrouw al pijn aan en ontstaat er afweerspanning. Bij de compressietest volgens Kemp naar links is er een toename van de lokale pijn. De test van Lasègue links is pijnlijk in de eerste 30° in het homolaterale been. De linkerheup is pijnlijk bij flexie, endorotatie en exorotatie. Links is de m. piriformistest pijnlijk: als druk wordt gegeven, verergert de uitstralende pijn. Bij provocatie van het SI-gewricht[11] treedt een herkenbare pijn ter hoogte van het linker SI-gewricht op bij de Distraction-test en de thigh thrust test. De weerstandtests naar links- en rechtsrotatie zijn pijnlijk. Bij het specifiek en functioneel onderzoek blijkt dat de pijn bij palpatie van de sacro-iliacale banden provocerend is.

Ook wordt neurologisch onderzoek verricht. De bicepspeesreflex, kniepeesreflex en achillespeesreflex beiderzijds zijn symmetrisch positief. De tricepspeesreflex is links negatief en rechts positief. De test van Lasègue: links negatief. Er is sprake van pijnlijke hamstrings en een zeer gevoelige rug bij het heffen van het linkerbeen. De hamstrings en de rugspieren lijken tijdens het heffen te verkrampen, hetgeen gepaard gaat met forse pijnsensaties. De sensibiliteit is ongestoord. De Slumptest is negatief, de hakval is pijnprovocerend. Hakken- en tenenloop is goed mogelijk. De kracht in boven- en onderbenen en in de voeten is symmetrisch.

Activiteiten

Patiënte ondervindt beperking bij het bukken, tillen naar heuphoogte, duwen, trekken en draaien. Tillen naar schouderhoogte gaat normaal, maar is provocerend als ze daarbij moet reiken. De zithouding kan zij maximaal 30 minuten volhouden. Na 20 minuten lopen kan het linkerbeen gaan slepen. Tijdens traplopen ontziet ze het linkerbeen. Mevrouw geeft aan dat het over een drempel rijden met de auto eveneens pijnprovocerend is.

Persoonlijke factoren

Met de Pijn Coping en Cognitie Lijst (PCCL) is bij mevrouw Gerritse gekeken naar pijncoping en catastroferen.[12] De Vierdimensionale Klachtenlijst (4DKL) is afgenomen om distress, depressie, angst en somatisatie bij haar te meten.[13]
Ook werd mevrouw onderzocht met de Tampaschaal voor Kinesiofobie.[14] De TSK is een vragenlijst bestaande uit 17 items, die een indruk geeft van de mate van pijngerelateerde vrees (bewegingsangst) bij patiënten. De score varieert van 17 (geen angst) tot 68 (zeer veel angst).

Externe factoren

Mevrouw Gerritse vulde de Vragenlijst voor de Beleving en Beoordeling van Arbeid (VBBA) in om te bepalen in hoeverre de omstandigheden op het werk een fysieke en psychische belasting voor haar vormen.[15]

Tabel 11.1 Bevindingen onderzoek casus mevrouw Gerritse

Test	Resultaat	Interpretatie
	Functies en anatomische eigenschappen	
inspectie/palpatie	– scoliose rechts convex – verhoogde tonus lumbaal – verminderde oppakbaarheid van de huid lumbaal	afwijkend: aanwijzingen voor mogelijke pathologie
actief/passief bewegingsonderzoek	– lumbaal niet te beoordelen vanwege afweerspanning – mobiliteit thoracolumbale overgang beperkt	basisfunctieonderzoek geeft nog geen richting mogelijke diagnose, maar wel voor actualiteit: défence musculaire
compressietest volgens Kemp	negatief, wel pijnlijk, geen uitstraling	op basis van deze test is er geen discusprobleem

Test	Resultaat	Interpretatie
test van Lasègue	negatief, wel pijnlijk	geen aanwijzing voor neurologische problematiek
m. piriformis-test	pijnlijk	aanwijzing voor irritatie van de m. piriformis
Distraction-test (pelvic gapping test)	pijnlijk	SI-gewricht is geïrriteerd
thigh thrust test	pijnlijk	SI-gewricht is geïrriteerd
Slumptest	negatief, wel pijnlijk	pijn lijkt door afweerspanning veroorzaakt te worden; geen sprake van neurologische provocatie
hakval	negatief, wel pijnlijk	geen sprake van neurologische provocatie
	Activiteiten	
observatie	patiënte is beperkt bij het bukken, trekken, duwen, tillen, draaien en lang zitten	mevrouw Gerritse is functioneel sterk beperkt door de klachten
FML	patiënte is in vrijwel alle onderdelen van de FML beperkt	zij is beperkt in ADL-activiteiten
zelfrapportage	patiënte kan haar eigen werk niet uitvoeren en doet met veel pijn het aangepaste werk	zij is beperkt in het uitvoeren van haar werkzaamheden
RMDQ	patiënte scoort 15	zij geeft aan dat ze redelijk beperkt is door haar rugklachten
	Participatie	
Rubriek 1, 2 en 6 van de FML	– patiënte is niet beperkt in haar sociaal en persoonlijk functioneren – zij is beperkt in werktijden	het sociaal en persoonlijk functioneren zijn niet van invloed op haar arbeidsmogelijkheden
	Persoonlijke factoren	
observatie	patiënte maakt een trieste indruk: ze lijkt te lijden onder haar klachten	het is de vraag of de toestand van mevrouw Gerritse haar herstel zal beïnvloeden
pijncoping (PCCL)	gemiddeld	de score op pijncoping is normaal
catastroferen (PCCL)	gemiddeld	de score op catastroferen is normaal
Tampaschaal (TSK)	hoog	mevrouw scoort verhoogd op bewegingsangst
4DKL	scores op depressie, somatiseren, angst en distress zijn niet afwijkend	op basis van de vragenlijst lijkt er geen sprake te zijn van voornoemde problematiek

Test	Resultaat	Interpretatie
	Contextuele factoren	
privé	– mevrouw is onlangs voor de tweede keer getrouwd; ze geeft geen problemen in de privésituatie aan – ze is op huwelijksreis geweest zonder grote fysieke problemen – ze rookt een pakje sigaretten per dag	– de privésituatie lijkt niet belemmerend te zijn voor het herstel – roken is van invloed op de belastbaarheid en kan het herstel belemmeren
arbeidsanamnese	– bezuinigingen bij de werkgever beïnvloeden de werksfeer – verstoorde relatie met leidinggevende	dit kan een belemmerende factor voor herstel zijn
fysieke belasting (componenten VBBA)	de herstelbehoefte is verhoogd	de klachten zijn mogelijk mede veroorzaakt door lichamelijk belastende werkzaamheden; dit kan mogelijk het lichamelijk herstel en de re-integratie beïnvloeden
psychische belasting (componenten VBBA)	score is normaal	het risico op psychische vermoeidheid lijkt niet aanwezig

Samenvatting onderzoeksbevindingen – problemen

Het gepresenteerde beeld imponeert als een lumbago met een irritatie van het sacro-iliacale gewricht links en ischialgie van de n. ischiadicus ter hoogte van de gluteus musculatuur. Dit is gebaseerd op de anamnese en het lichamelijk onderzoek.

Te verwachten problemen

Patiënte rookt fors; dit kan het herstel belemmeren. Daarnaast kunnen de problemen op het werk (sfeerveranderingen door de bezuinigingen) belemmerend zijn voor het verdere herstel en de re-integratie naar eigen werk. Tot slot heeft de patiënte lichamelijk belastend werk. Dit verkleint mogelijk de kans om in haar eigen werk te kunnen terugkeren, hoewel in beginsel de arbeidsbelasting binnen de perken te houden is. De relatie met de leidinggevende kan gedurende dit proces eenvoudig verslechteren. Werkhervatting kan dan moeilijker worden.

Opmerking

In programma's voor werkhervatting en bij de behandeling van arbeidsrelevante aandoeningen gekoppeld aan de ICF[16] worden ook de externe factoren (denk aan het potentiële arbeidsconflict in de casus) en persoonlijke factoren (zoals pijncoping) nadrukkelijk geëvalueerd.[17]

STROOMDIAGRAM FASE III: DEFINITIEVE HYPOTHESES, ADVIES EN BEHANDELDOELSTELLINGEN

Bijgestelde hypotheses casus mevrouw Gerritse	
H1	De radiculaire klachten van mevrouw Gerritse zijn het gevolg zijn van een HNP. (VERWORPEN *op basis van anamnese en lichamelijk onderzoek*)
H2	De radiculaire klachten zijn arbeidsrelevant. (AANGENOMEN)
H3	Er zijn geen belemmerende factoren voor herstel. (AANGENOMEN: *roken en bewegingsangst zijn belemmerende factoren voor herstel*)
H4	De radiculaire klachten bestaan op basis van aspecifieke lagerugklachten. (AANGENOMEN)
H5	De radiculaire klachten zijn het gevolg van SI-problematiek. (AANGENOMEN)
H6	De radiculaire klachten zijn het gevolg van het piriformissyndroom. (VERWORPEN *op basis van anamnese en lichamelijk onderzoek*)
H7	De radiculaire klachten worden veroorzaakt door een verstoorde arbeidsverhouding met haar leidinggevende. (AANGENOMEN)
H8	De radiculaire klachten zijn het gevolg van een n. ischiadicusprobleem. (TOEGEVOEGD *en* AANGENOMEN)

Verklaring

Er blijkt bij deze patiënte sprake te zijn van aspecifieke lagerugklachten waarbij het SI-gewricht geïrriteerd is en van een ischialgie van de n. ischiadicus. Dat de klachten aspecifiek zijn wil zeggen dat er geen aantoonbare schade of beschadiging is vastgesteld (zie kader 11.3). Verscheidene tests die zijn uitgevoerd zijn wel pijnlijk, maar niet positief. De tests geven geen aanleiding om te denken aan radiculaire klachten ten gevolge van een hernia nuclei pulposi. Deze hypothese wordt dan ook verworpen.
Tevens is er sprake van factoren op het werk en een zogenaamde *gele vlag* die het herstel en re-integratie in de weg kunnen staan. Daarbij dient een kanttekening gezet te worden bij de interpretatie van gele vlaggen, aangezien deze volgens de laatste inzichten slechts een bescheiden rol lijken te spelen in het verklaren van chronische lagerugpijn.[18-20]

Kader 11.3 KNGF-richtlijn[21]

'Aspecifieke lage-rugpijn staat voor lage-rugpijn zonder aanwijsbare specifieke lichamelijke oorzaak, zoals compressie van een zenuwwortel (radiculair syndroom), een trauma, een ontsteking of een tumor. Dit is het geval bij circa 90% van alle patiënten met lage-rugpijn. Bij deze patiënten staat de pijn in de lumbosacrale regio op de voorgrond. Ook kan uitstraling in de gluteale regio en/of het bovenbeen optreden. De pijn kan verergeren door bepaalde houdingen, bewegingen en externe belasting (zoals tillen) en er kan sprake zijn van ochtendstijfheid.
Er zijn geen algemene ziekteverschijnselen zoals koorts of gewichtsverlies. De pijn kan continu aanwezig zijn of in episodes verlopen. De eerste episode begint meestal wanneer personen tussen de 20 en 55 jaar zijn. De duur van een lage-rugpijnepisode wordt ingedeeld in: acuut (0-6 weken), subacuut (7-12 weken) en chronisch (> 12 weken). Lage-rugpijn is recidiverend als er binnen een jaar meer dan twee rugpijnepisodes zijn opgetreden én de totale duur van de rugpijn korter dan zes maanden is.'

'Biopsychosociale factoren kunnen het afwijkende beloop veroorzaken en/of in stand houden. Voorbeelden zijn een verminderde mobiliteit, verminderde spierkracht of een verminderde coördinatie (biologische factoren), bewegingsangst of irreële gedachten over de lage-rugpijn (psychische factoren) en de werksituatie of steun/acceptatie in de omgeving (sociale factoren).
Psychosociale factoren kunnen de klachten ook positief beïnvloeden: bijvoorbeeld wanneer een patiënt op een adequate wijze met zijn klachten omgaat of wanneer de omgeving de patiënt juist stimuleert om activiteiten te ondernemen.'

Probleemstelling

De patiënt is een 56-jarige vrouw met aspecifieke lagerugklachten (waaronder irritatie van het sacro-iliacale gewricht en ischialgie van de n. ischiadicus). Zij heeft ook bewegingsangst. De patiënte heeft zwaar lichamelijk werk. Daar komt bij dat er onrust heerst vanwege bezuinigingen en een reorganisatie en dat haar relatie met de leidinggevende verstoord is.

STROOMDIAGRAM FASE IV: MEETINSTRUMENTEN, BEHANDELING EN EVALUATIE

Evaluatieve meetinstrumenten en evaluatie plan

1 Van de anamnese, het onderzoek, de conclusie en het behandeladvies wordt een verslag gemaakt. Dit verslag wordt (met toestemming van de patiënt) verstrekt aan patiënt, bedrijfsarts, huisarts en behandelend fysiotherapeut. Het vormt de leidraad voor de behandeling.

2 Gedurende het behandeltraject wordt eens per vier weken telefonisch contact opgenomen met patiënte om te evalueren hoe het gaat. Hierbij worden de doelstellingen 1, 2, 6 en 7 geëvalueerd, evenals het proces. Bovendien wordt besproken of er nieuwe problemen opduiken en of nieuwe doelstellingen geformuleerd moeten worden. Tussentijds kan patiënte altijd contact opnemen.

3 De behandelend fysiotherapeut maakt elke vier weken een schriftelijk verslag volgens een vast format.

4 Eenmaal per zes weken wordt een verkorte versie van de intakevragenlijst naar de patiënt verstuurd. Deze bevat onder andere de Roland Morris Disability Questionnaire (RMDQ), de 4DKL en de Tampaschaal voor Kinesiofobie (TSK).

5 Aangezien het soort werk van patiënte en de werksituatie van invloed kunnen zijn op het herstel en re-integratietraject, wordt één keer per vier weken telefonisch of per e-mail contact gelegd met de bedrijfsarts. In deze casus wordt eenmalig na twee weken contact gezocht met het bedrijfsmaatschappelijk werk ter controle. Inhoudelijk loopt het contact via de bedrijfsarts.

Indicatie fysiotherapie

Het gepresenteerde beeld leent zich goed voor een fysiotherapeutisch behandelprogramma, waarbij mevrouw Gerritse zal worden behandeld volgens een door EMcare opgesteld behandelprotocol. De fysiotherapiepraktijk bevindt zich in de woonplaats van de patiënte. Haar wordt geadviseerd om het roken te minderen in verband met de mogelijke relatie tussen roken en herstelbelemmering bij lagerugklachten.[22] De fysiotherapeut wordt geadviseerd om aandacht te besteden aan de bewegingsangst van patiënte. Indien de score op de TSK na zes weken niet verminderd is of als de fysiotherapeut het idee heeft dat de bewegingsangst nog steeds een negatieve invloed heeft op het herstel, zal de inzet van een psycholoog overwogen worden.

Doelstellingen

1 De patiënte heeft haar eigen werk (buiten!) na 6 weken weer gedeeltelijk hervat (minimaal 4 uur); de resterende tijd verricht zij aangepast werk.
2 De patiënte geeft na 4 weken een subjectieve verbetering aan van de uitvoer van activiteiten c.q. haar zelfstandigheid.
3 De score op de Roland Morris Questionnaire is na 6 weken verlaagd tot onder de 10.
4 De score op de TSK is na 6 weken verlaagd tot onder de 36 (dit is de grens waarboven gesproken wordt van bewegingsangst bij rugklachten).
5 De score op de 4 DKL is na 6 weken nog steeds normaal.
6 De patiënte heeft actie ondernomen om het roken te minderen dan wel te stoppen.
7 Binnen 2 weken is de begeleiding door een bedrijfsmaatschappelijk werker gestart voor de problematische relatie met de leidinggevende.

Opmerking

Naar onze mening is het actief betrekken van de patiënt bij de doelstellingen belangrijker dan het SMART definiëren daarvan (doelen dienen specifiek, meetbaar, acceptabel, realistisch en tijdgebonden te worden geformuleerd). De aanname is dat een SMART geformuleerde doelstelling richtinggevend is. Het geeft aan wat je wilt bereiken en stuurt het gedrag van de patiënt en van de therapeut. Bovendien wordt aangegeven welke resultaten wanneer moeten worden bereikt.
De Nederlandse vertaling is in de loop der tijd veranderd ten opzichte van de oorspronkelijk door Ken Blanchard geïntroduceerde SMART. Deze verwijst naar Specific and measurable, Motivating, Attainable and reasonable, Relevant, Trackable and time bound. Opvallend is dat in de loop der tijd de 'A' gebruikt werd voor onder andere Acceptable, Action-oriented, Achievable en Agreed. Helaas wordt de 'M' maar al te vaak gebruikt voor meetbaar (measurable) in plaats van motiverend (motivating).[23] Door deze verandering in betekenis lijkt de rol van de cliënt in het formuleren van de doelstellingen bijna verdwenen.
Willen de PIP's en de NPIP's een plaats krijgen in de geformuleerde doelstellingen, dan vraagt dit een actieve betrokkenheid van de patiënt bij het opstellen ervan. Deze stellingname is gebaseerd op de hypothese dat de patiënt de belangrijkste component van elke interventie is. Bovendien wordt in de beroepswaarden het belang van een actieve betrokkenheid van de patiënt verondersteld. Patiëntgericht (cliëntgericht) doelen formuleren vraagt volgens Sumsion (2006):

Dedicate time and energy to the analysis and understanding of the information gathered in the assessment before setting goals. The client must be in charge of the goals. However, a client's view of the goals they want to achieve may change over time. Goals should be re-evaluated over time.[24]
Wij pleiten met Schenkman en collegae voor het gebruik van zogenoemde 'enablement en disablement perspectives' bij het formuleren van doelstellingen en problemen.[25]

11.3 Afkortingen en begrippen

In de volgende tabel staan de afkortingen en begrippen die in dit hoofdstuk ter sprake zijn gekomen bij de behandeling van mevrouw Gerritse.

Afkortingen en begrippen

	Verklaring
4DKL	Vierdimensionale Klachtenlijst zelfbeoordelingsvragenlijst die vier dimensies van psychopathologie meet (distress, depressie, angst en somatisatie) om te bepalen of pijnklachten stressgerelateerd zijn
compressietest volgens Kemp	provocatietest voor zenuwwortelcompressie en vernauwing van het foramen, waarbij de wervelkolom vanuit stand in dorsaalflexie, lateroflexie en homolaterale rotatie gebracht wordt
Distraction-test	ook vaak aangeduid als pelvic gapping test dorsolaterale provocatietest voor rekbelasting van ligamentaire structuren van het SI-gewricht
NPIP's	Non-Patient Identified Problems door anderen gesignaleerde problemen
PCCL	Pijn Coping en Cognitie Lijst vragenlijst waarmee de pijncognities 'catastroferen', 'interne pijnbeheersing', 'externe pijnbeheersing' en de mate van 'pijncoping' worden gemeten
pelvic gapping test	zie Distraction-test
PIP's	Patient Identified Problems door de patiënt ervaren problemen
SLR	straight leg raise; zie test van Lasègue
Slumptest	test waarbij de patiënt vanuit zit de kin naar de borst brengt met actieve flexie van de lumbale en thorocale wervelkolom, wat leidt tot rek van de dura mater en de zenuwwortels van L4 tot en met S2
TSK	Tampaschaal voor Kinesiofobieinstrument om de kinesiofobie (bewegingsangst) te bepalen

	Verklaring
test van Lasègue	(ook wel SLR) test om te evalueren of er sprake is van prikkeling van een zenuwwortel, waarbij de patiënt op de rug ligt en het gestrekte been passief wordt opgetild
thigh thrust test	pijnprovocatietest voor het sacro-iliacale gewricht (afschuiving van SI naar posterior)
VBBA	Vragenlijst voor de Beleving en Beoordeling van Arbeid meet de psychosociale arbeidsbelasting en werkstress rond de thema's taakeisen, veelzijdigheid van het werk, regelmogelijkheden in het werk, sociaal-organisatorische aspecten, arbeidsvoorwaarden, welbevinden en spanning
RMDQ	Roland Morris Disability Questionnaire meetinstrument voor rugklachten specifieke functionele status; score van 0 (= geen beperkingen in ADL) tot 24 (= volledig beperkt)

Literatuur

1 SER. Advies Sociale zekerheid en gezondheidszorg. Publicatienr. 98/13. Den Haag: Sociaal-Economische Raad, 1998.
2 CVZ. Arbeidsrelevante paramedische zorg in de eerste lijn. Rapport 204. Diemen: College voor Zorgverzekeringen, 2004.
3 Kuiper C, Heerkens Y. Wat is arbeid en wat is gezondheid? In: C. Kuiper, Y. Heerkens, M. Balm, H.J. Bieleman, N. Nauta. Arbeid en Gezondheid: preventie, behandelen en reïntegratie, een handboek voor paramedici. Houten: Bohn Stafleu van Loghum, 2005.
4 Arboportaal http://www.arboportaal.nl/beroepsziekten/inleiding. Geraadpleegd op 19-09-2010.
5 Jehoel-Gijsbers G (red.). Beperkt aan het werk. Rapportage ziekteverzuim, arbeidsongeschiktheid en arbeidsparticipatie. Den Haag: Sociaal en Cultureel Planbureau, 2010.
6 EMcare http://www.emcare.nu. Geraadpleegd op 19-09-2010.
7 LISV. Functionele Mogelijkheden Lijst (FML). [Functional Ability List (FAL)]. ClaimBeoordelings- en BorgingsSysteem (CBBS). Amsterdam: UWV, Afdeling Beleid AG, 2002.
8 Brouwer S, Dijkstra PU, Schiphorst-Preuper, Göeken LNH, Groothoff JW, Geertzen JHB. 'Test-hertestbetrouwbaarheid van de Functionele mogelijkhedenlijst' en de 'Werk & Handicap Vragenlijst' ingevuld door de patiënt. Tijdschrift voor Bedrijfs- en Verzekeringsgeneeskunde 2006;14(5):258-66.
9 Rothstein JM, Echternach JL. Hypothesis-oriented algorithm for clinicians: a method for evaluation and treatment planning. Phys Ther 1986;66:1388-94.
10 Rothstein JM, Riddle DL, Echternach JL. The Hypothesis-Oriented Algorithm for Clinicians II (HOAC II): a guide for patient management. Phys Ther 2003;83:455-70.
11 Laslett, M. Pain Provocation Tests for Diagnosis of Sacroiliac Joint Pain. Australian Journal of Physiotherapy, 2006;52:229.
12 Stomp-van den Berg SGM, Vlaeyen JW, Kuile MM ter, Spinhoven P, Breukelen GJ van, Kole-Snijders AMJ. Meetinstrumenten chronische pijn, deel 2: Pijn Coping en Cognitie lijst (PCCL). [Measurements for chronic pain, part 2: Pain Coping Cognition List (PCCL)]. Maastricht: Grafische Dienstverlening FB/Academisch Pijncentrum (AZM), 2001.

13 Terluin B, Rhenen W van, Schaufeli W, Haan M de. The Four-Dimensional Symptom Questionnaire (4DSQ): measuring distress and other mental health problems in a working population. Work & Stress 2004;18(3):187-207.
14 Miller RP, Kori SH, Todd DD (1991). The Tampa Scale for Kinesophobia. Unpublished Report, Tampa, USA. In: J.W.S. Vlaeyen, A.M.J. Kole-Snijders, A.M. Rotteveel, R.G. Ruesink, P.H.T.G. Heuts. The role of fear of movement/(re)injury in pain disability. J Occ Rehabil 1995;5:235-52.
15 Veldhoven M van, Meijman TF. Het meten van psychosociale arbeidsbelasting met een vragenlijst: de vragenlijst beleving en beoordeling van de arbeid (VBBA). Amsterdam: NIA, 1994.
16 RIVM. Nederlandse vertaling van de WHO-publicatie: International Classification of Functioning, Disability and Health: ICF, Geneva 2001. Houten: Bohn Stafleu van Loghum, 2002.
17 Heerkens Y, Engels J, Kuiper C, Gulden J van der, Oostendorp R. The use of the ICF to describe work-related factors influencing the health of employees. Dis Rehabil 2004;26(17):1060-6.
18 Reneman MF, Schiphorts Preuper HR, Kleen M, Geertzen JHB, Dijkstra PU. Are pain intensity and pain related fear related to functional capacity evaluation performances of patients with chronic low back pain? J Occ Rehabilit 2007;17:247-58.
19 Foster NE, Thomas E, Bishop A, Dunn KM, Main CJ. (2010). Distinctiveness of psychological obstacles to recovery in low back pain patients in primary care. Pain 2010;148:398-406.
20 Roelofs P D, Bramsen I, Kuiper C. Psychological constructs are of minor predictive value in the course of low back pain in primary care: Call for correction of Foster et al. Pain 2010;150(1):208.
21 Bekkering GE, Hendriks HJM, Koes BW, et al. KNGF-richtlijn bij lage-rugpijn. Supplement bij het Ned Tijdschr Fysiother 2005;115(1).
22 Bongers P, Hoogendoorn L, Heuvel S van den, Douwes M, Miedema M. Risicofactoren voor lage rugklachten: resultaten van een longitudinaal onderzoek. Onderzoek verricht in opdracht van het ministerie van SZW, het ministerie van VWS en het LISV door TNO arbeid, 2000.
23 Kuiper, CHZ. The Eventmaker. The hybrid art of performing professionals, worksetting rehabilitation. Academic Thesis, Universiteit voor Humanistiek. Den Haag: Lemma, 2007.
24 Sumsion T (ed.). Client-centred practice in occupational therapy a guide to implementation second edition. Edinburgh: Churchill Livingstone Elsevier, 2006.
25 Schenkman M, Deutsch JE, Gill-Body KM. An integrated framework for decision making in neurologic physical therapist practice. Phys Ther 2006;86:1681-702.

Over de auteurs

Pauline de Bakker, BSc,is fysiotherapeut en docent bij de Nederlandstalige en Engelstalige variant van de opleiding Fysiotherapie van de Amsterdam School of Health Professions (Hogeschool van Amsterdam).

Ina Bettman is geriatriefysiotherapeut. Zij is werkzaam als afstudeercoördinator geriatriefysiotherapie van de opleiding Master Fysiotherapie van de Hogeschool Utrecht en als geriatriefysiotherapeut voor het expertisecentrum van zorgorganisatie Aveant te Utrecht.

Manon Bloemen, MSc, is kinderfysiotherapeut en afgestudeerd fysiotherapiewetenschapper. Ze is werkzaam als hogeschooldocent bij de Master Fysiotherapie, afstudeerrichting Kinderfysiotherapie, Hogeschool Utrecht. Daarnaast werkt ze als kinderfysiotherapeut in Revalidatiecentrum De Hoogstraat, locatie Mytylschool Ariane de Ranitz.

Lieke Dekkers is kinderfysiotherapeut en geeft les aan de opleiding voor fysiotherapie aan de HAN (Hogeschool van Arnhem en Nijmegen), waar zij onder andere studenten tijdens hun minoren en afstudeeropdrachten begeleidt. Daarnaast maakt Dekkers als kenniskringlid deel uit van het lectoraat Neurorevalidatie van de HAN. In die hoedanigheid is zij betrokken bij onderzoek op het gebied van neurorevalidatie bij volwassenen en kinderen.

Norman D'hondt, MSc, is fysiotherapeut. Hij is docent aan de opleidingen Fysiotherapie en Sportfysiotherapie van de Utrecht University of Applied Health & Rehabilitation Sciences (Hogeschool Utrecht) en hoofd van de Expertisegroep Musculoskeletale Fysiotherapie, divisie extremiteiten. Daarnaast is hij researchfellow op de schouderpoli van de afdeling Orthopedie van de Bergmankliniek Naarden.

Rob Douma, BSc, is fysiotherapeut en docent op de Hanze Hogeschool Groningen. Hij is verbonden aan het Lectoraat voor Transparante Zorgverlening en verricht onderzoek op het terrein van de paramedische zorgverlening bij de Research and Innovation Group in Health care and Nursing.

Dr. **Raoul Engelbert** is kinderfysiotherapeut. Hij is lector Zorg op Maat bij het domein Gezondheid van de Amsterdam School of Health Professions (Hogeschool van Amsterdam). Daarnaast is hij opleidingsmanager van de Nederlandstalige en Engelstalige variant van de opleiding Fysiotherapie van de Amsterdam School of Health Professions (Hogeschool van Amsterdam). Hij verricht en coördineert onderzoek bij kinderen en volwassenen op het gebied van bewegen en gezondheid.

Chiel Hamann is fysiotherapeut. Hij is in juli 2010 afgestudeerd aan de HAN (Hogeschool van Arnhem en Nijmegen). De casuïstiek in hoofdstuk 4 is geschreven naar aanleiding van zijn stage-ervaringen in India. Deze stage was onderdeel van zijn gekozen minor, onderdeel van de bachelor-opleiding Fysiotherapie, in de periode van september 2009 tot januari 2010 in Zuid-Oost India. Momenteel is Hamann werkzaam in een eerstelijnspraktijk voor fysiotherapie. Daarnaast is hij parttime docent aan de opleiding fysiotherapie op de HAN.

Dr. **Hans Hobbelen** is fysiotherapeut en bewegingswetenschapper. Hij is als docent verbonden aan de masteropleiding Fysiotherapie in de geriatrie en de verkorte master aan de Hogeschool Utrecht. Daarnaast is hij senior-onderzoeker bij het Nederlands Paramedisch Instituut (NPi) in Amersfoort, met als aandachtsgebied geriatrie.

Drs. **Marijke Hoppenbrouwers** is GZ-psycholoog en cognitief gedragstherapeut VGCt. Zij is werkzaam in het Ontwikkelcentrum pijnrevalidatie van het UMCG. Zij begeleidt patiënten met chronische pijnklachten en geeft scholing op het terrein van chronische pijn.

Henny van de Koekelt is fysiotherapeut. Ze is docent aan de Amsterdam School of Health Professions (Hogeschool van Amsterdam).

Ella Kruger, MSc, is fysiotherapeut. Ze is docent aan de Amsterdam School of Health Professions (Hogeschool van Amsterdam).

Dr. **Chris Kuiper** is ergotherapeut en werkt sinds 2001 als lector bij de Kenniskring Participatie Arbeid en Gezondheid van de Hogeschool Rotterdam en is verbonden aan de drie masteropleidingen Fysiotherapie van de Transfergroep Rotterdam. Zijn aandachtsgebieden zijn Participatie, in de betekenis van deelname aan het leven van alledag, participatieve besluitvorming en participatie in onderzoek door middel van learning communities, zelfmanagement, evidence-based practice en evidence-based argumentation. Hij promoveerde in 2007 aan de Universiteit van Humanistiek op emotionele en interactieve overwegingen in het besluitvormingsproces van commercieel werkende fysiotherapeuten in de arbeidsre-integratie. Hij was van 2004 tot 2008 voorzitter van de Stichting Register BedrijfsFysiotherapie.

Drs. **Maarten van der List** is orthopedisch chirurg. Hij is werkzaam op de afdeling Orthopedie van de Bergmankliniek Naarden. Daarnaast is hij als gastdocent verbonden aan diverse opleidingsinstituten in binnen- en buitenland.

Drs. **Tiny Looijen** is fysiotherapeut en bewegingswetenschapper. Zij doceert aan de masteropleiding Fysiotherapie in de geriatrie aan de Hogeschool Utrecht.

Drs. **Harald Miedema** is arts en epidemioloog. Sinds januari 2005 is hij in deeltijd lector Arbeid en Gezondheid aan de Hogeschool Rotterdam. Speciale aandachtspunten in het onderzoek zijn ontwikkeling en verbetering van re-integratie-interventies, kwaliteit van arbeidsgerelateerde zorg en arbocuratieve samenwerking. Van 2000 tot 2010 was hij verbonden aan het Erasmus MC als directeur van het Kenniscentrum Arbeid en Klachten Bewegingsapparaat (AKB), dat zich heeft gericht op implementatie en kennisontwikkeling ten behoeve van artsen en paramedici in de curatieve zorg en de arbozorg. Van daaruit heeft hij in 2005 de EMcare polikliniek ontwikkeld en opgezet. In 2009 is vanuit een deel van het aan EMcare verbonden fysiotherapienetwerk het kwaliteitsnetwerk fysiotherapie Preferred Care opgezet. Van beide bedrijven is Miedema vanaf de oprichting algemeen directeur. Miedema is van 2001 tot op heden lid van de Wetenschappelijke Raad van de KNGF. Hij was van 2003 tot 2006 lid van het Arboplatform en van 2000 tot 2005 bestuurslid van het Nederlandse onderdeel van the Bone and Joint Decade (Decennium Bewegingsapparaat).

Jacqueline Nuysink, MSc, is kinderfysiotherapeut. Zij is coördinator van de afstudeerrichting Kinderfysiotherapie van de master Fysiotherapie, Hogeschool Utrecht. Daarnaast doet zij een promotieonderzoek bij het Kinderbewegingscentrum van het Wilhelmina Kinderziekenhuis, Universitair Medisch Centrum Utrecht.

Drs. **Janke Oosterhaven** is bewegingswetenschapper en fysiotherapeut. Zij is docent aan de Hogeschool Utrecht bij de bachelor en de masteropleiding Fysiotherapie in de geriatrie.

Drs. **Jacqueline Outermans** is fysiotherapeut. Zij is docent op de Hogeschool Utrecht bij de bachelor- en masteropleidingen Fysiotherapie. Daarnaast is zij lid van de kenniskring van het lectoraat Leefstijl en Gezondheid bij de faculteit Gezondheidszorg van de HU. Daar verricht zij onderzoek op het gebied van bewegen en gezondheid.

Dr. **Pepijn Roelofs** is onderzoeker en docent bij de Hogeschool Rotterdam, kenniskring Participatie Arbeid en Gezondheid. Na het voltooien van de opleidingen Fysiotherapie en Gezondheidswetenschappen, afstudeerrichting Arbeid & Gezondheid, is hij gepromoveerd op een onderzoek naar onder andere de (kosten)effectiviteit van ruggordels als secundair preventief hulpmiddel bij thuiszorgpersoneel. Naast zijn werkzaamheden als onderzoeker is hij als docent actief bij onder meer de Minor Arbeid en Gezondheid en het wetenschappelijke bachelor- en masteronderwijs van de paramedische opleidingen.

Prof. dr. **Cees van der Schans** is fysiotherapeut en klinisch epidemioloog. Hij is lector Transparante Zorgverlening aan de Hanze Hogeschool Groningen en hoogleraar Revalidatiegeneeskunde, in het bijzonder de paramedische zorgverlening, aan het Universitair Medisch Centrum Groningen. Hij verricht en coördineert onderzoek op het terrein van paramedische en verpleegkundige zorgverlening op de thema's 'gedrag en gezondheid' en 'organisatie van zorg'.

Jan Simons is fysiotherapeut en master manueel therapeut. Hij is docent fysiotherapie aan de Amsterdam School of Health Professions (Hogeschool van Amsterdam) en docent manuele therapie bij SOMT, Amersfoort.

Dr. **Remko Soer** is fysiotherapeut en bewegingswetenschapper bij het Ontwikkelcentrum Pijnrevalidatie van het UMCG. Daarnaast is hij onderzoeker op het Wervelkolom Centrum van het UMCG en scholingscoördinator voor het Ontwikkelcentrum Pijnrevalidatie.

Drs. **Marlies Wagener** is onderzoeker en docent bij de Hogeschool Rotterdam, kenniskring Participatie Arbeid en Gezondheid. Na haar studie fysiotherapie heeft zij de opleiding Gezondheidswetenschappen, afstudeerrichting Arbeid en Gezondheid, voltooid. Vervolgens heeft ze ruim vier jaar als adviseur binnen de arbozorg gewerkt. Vanaf 2005 is ze betrokken geweest bij de opzet van de arbeidspolikliniek EMcare en heeft ze daarbinnen de functie van caremanager vervuld. Bij de Hogeschool doet ze promotieonderzoek naar werken met hiv en is ze wetenschappelijk medewerker bij de ontwikkeling van de richtlijn *HIV en Arbeid*. Tevens geeft ze onderwijs binnen de minor Arbeid en Gezondheid.

Joost van Wijchen is fysiotherapeut en manueel therapeut en geeft les aan de opleiding voor fysiotherapie aan de HAN (hogeschool van Arnhem en Nijmegen). Als docent begeleidt hij onder andere studenten tijdens hun minoren en afstudeeropdrachten. Als kenniskringlid maakt hij deel uit van het lectoraat Musculoskeletale revalidatie van de HAN. Via het lectoraat is Van Wijchen betrokken bij de ontwikkeling van onderwijs op het gebied van musculoskeletale fysiotherapie.

Dr. **Harriët Wittink** is fysiotherapeut. Zij is lector Leefstijl en Gezondheid bij de faculteit Gezondheidszorg van de Hogeschool Utrecht. Zij verricht en coördineert onderzoek op het gebied van bewegen en gezondheid.

Register

G

H

I

J

K

L

Printed in Dunstable, United Kingdom

91343451R00161